回復期リハビリテーションへの挑戦

よりよいチーム医療と質の向上をめざして

湯布院厚生年金病院

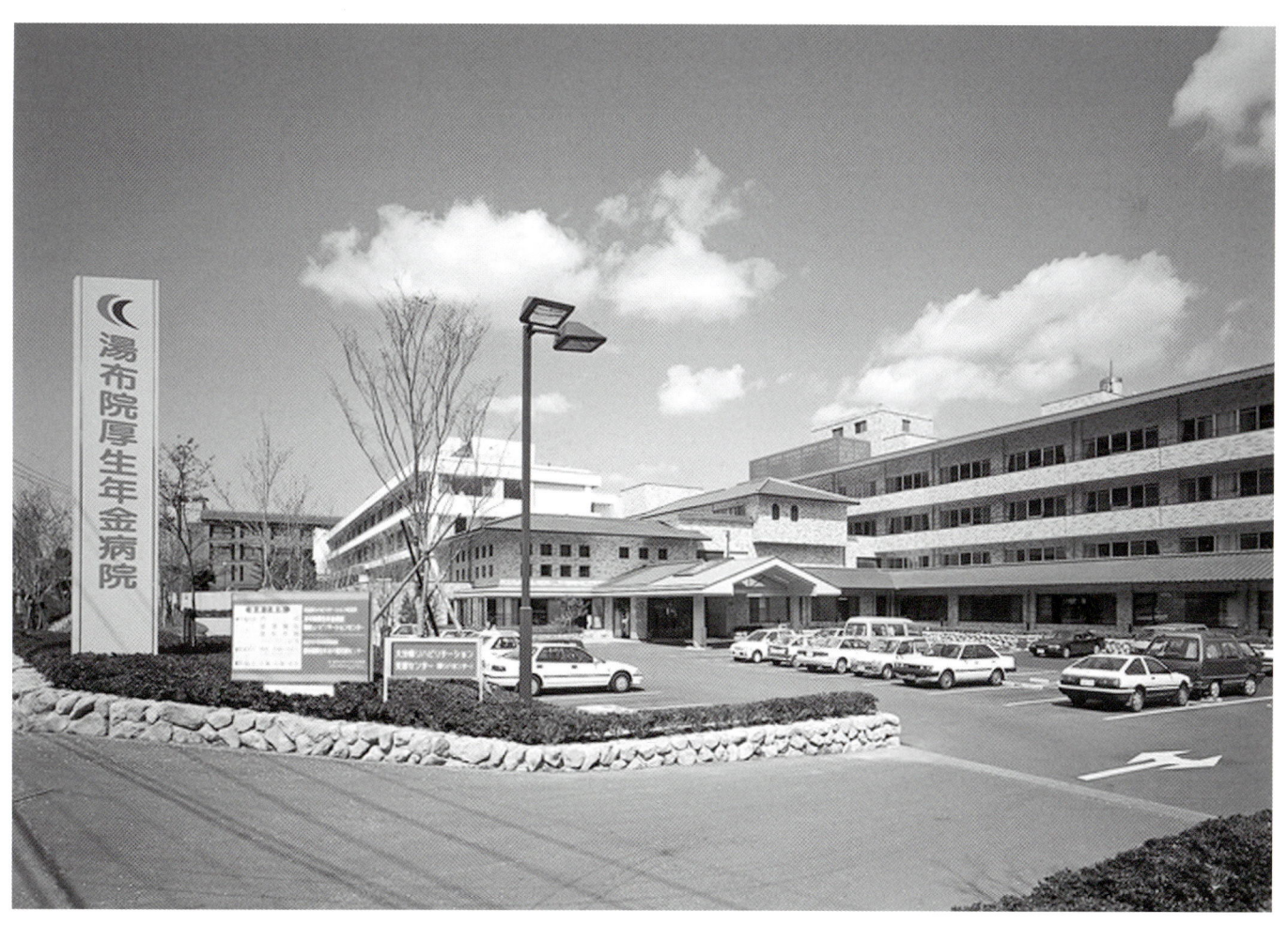

巻　頭　言

湯布院厚生年金病院長　森　照明

　私たちは温泉と由布岳の大自然に恵まれ，ゆったりとした癒しの郷である湯布院の地で，ひたすらリハビリテーション医療を中心に取り組み，今年，病院開設50周年を迎えます。

　回復期リハビリテーション病棟も開設10年を経過しました。これらを契機に，「私たちの取り組みをまとめて紹介し，世の中に貢献できる本を出版しよう」と，このたび本書を上梓することになりました。

　本書には「成人病のリハビリテーションを中心に地域の医療を担う拠点病院としての誇りと自覚に立ち，患者さんを大切に，いつも笑顔で真心こめて高度な医療を提供します」の病院理念のもとに，291床で500名の職員全員が総力を挙げて，脳卒中，整形外科，循環器科リハビリテーションに取り組んだ回復期リハビリテーション10年の軌跡のすべてを掲載いたしました。

　本書は決して記念誌ではありませんし，教科書でもありません。

　是非，目次をご覧ください。回復期リハビリテーションの質の向上とチーム医療の発展，患者中心の医療を目指し，真摯に誠実に取り組んできた当院の航跡とリハビリテーションの「心・技・体・知」のすべてを濃縮，網羅して紹介しております。

　17章に分類した内容には，回復期リハ病棟への道のりから始まり，チーム医療の具体的手段，リハ技術の伝承，脳卒中患者の基礎疾患・併発症，リハビリ看護，摂食嚥下，リスク管理，メンタルケア，地域リハ，人材育成などを取り上げております。

　最後は，2年前に立ち上げ，私たちと患者さんの夢と希望につながる「先進リハビリテーション・ケアセンター湯布院」を紹介しております。このセンターは24チームの臨床研究チームで構成されており，その内容の豊富さと設備は日本にも誇れるものではないかと考えております。

　本書は，リハビリテーション関係者の皆様にはもちろん，学生や患者さん，広く読者の皆様に必ず貢献できると確信しております。

　本書出版にあたっては当院の大隈和喜心療内科部長・学術委員長を中心に全職員が情熱をもって一所懸命に取り組みました。読者の皆様のお役に立つものができたのではないかと考えております。ありがとうございました。

　2012年9月

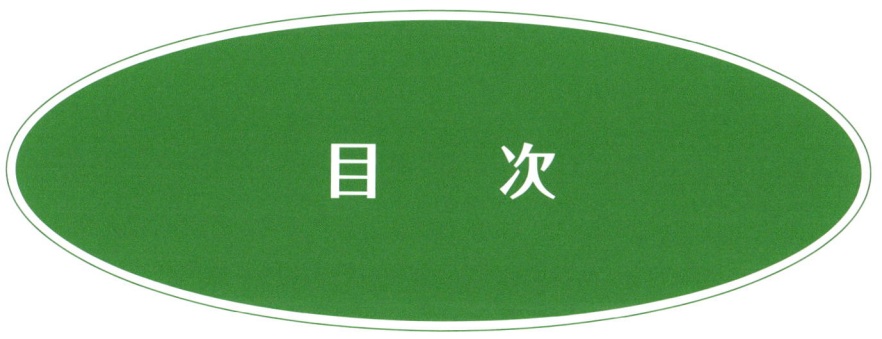

目　次

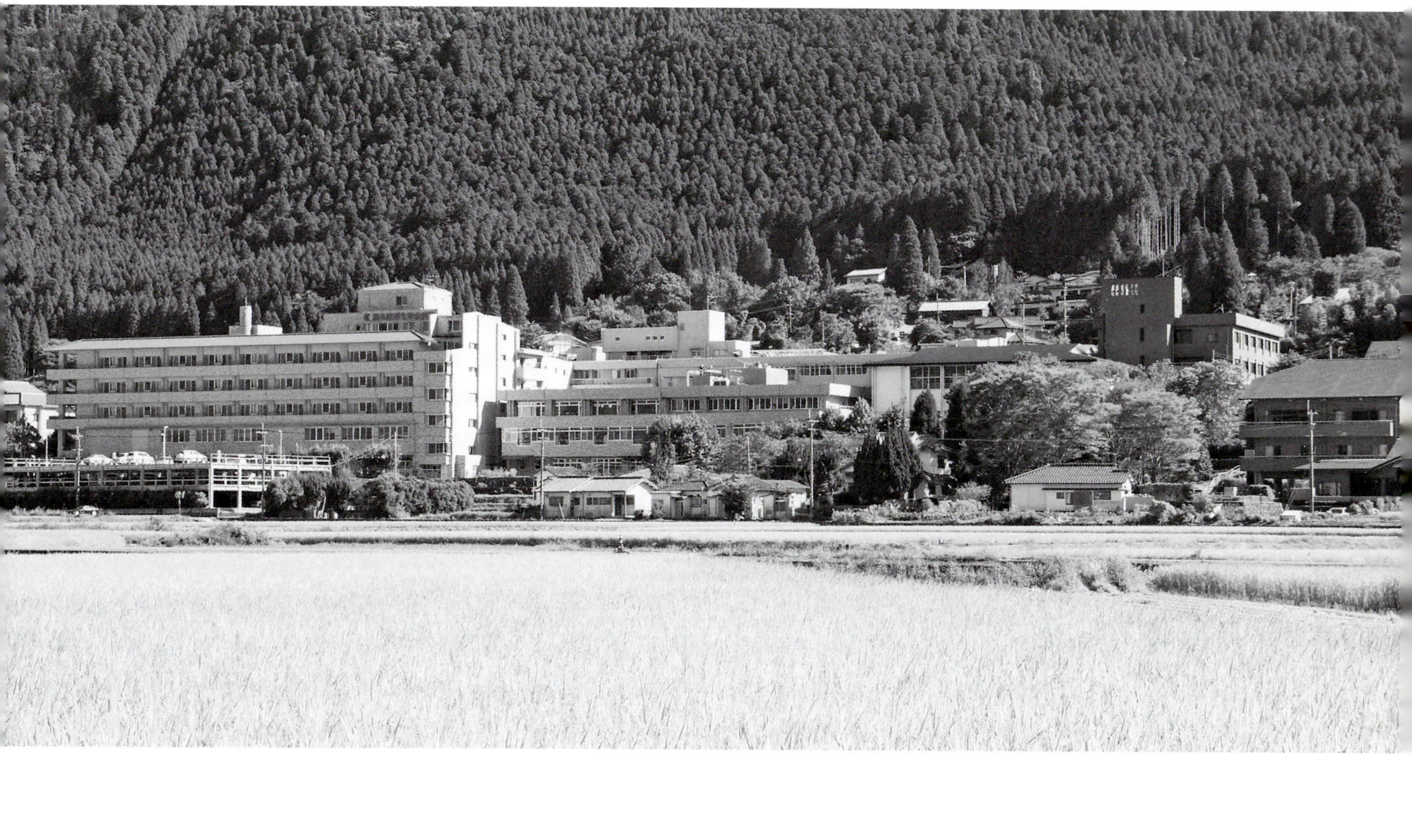

巻頭言 ……………………………………森 照明 3

第1章 回復期リハビリテーション病棟への道のり

1. 老舗のリハビリテーション病院から回復期リハ病棟へ ……………………………………有田 眞 10
2. 回復期リハビリテーション病棟の立ち上げ ……………………………………加藤ふみ子 14
3. 重症例でも頑張る ………………井上龍誠 15

第2章 回復期リハ病棟・チーム医療の具体的手段

1. ハード，ソフトの整備　カンファレンスとゆふりはリハビリテーション部 ……………………佐藤浩二 20
2. ICFの理念を掲げて ……………佐藤浩二 22
3. リハ・チーム医療への関わり方と役割分担 ………24
   1) 看護師の立場から ……………古椎久美
   2) 言語聴覚士の立場から ………木村暢夫
   3) 医療ソーシャルワーカーの立場から ……割石高史
   4) 臨床心理士の立場から ………羽坂雄介
   5) 治療体操訓練士の立場から …芝崎信也
4. 当院における電子カルテ導入 …後藤洋一 28

第3章 当院脳卒中回復期リハ病棟での実践

1. 10年間における当院リハ対象患者の変遷 ……………………………………佐藤浩二 32
2. 治療成績とその推移 ……………佐藤浩二 35
3. 思い出深い症例から …………………………40
   1) 脳出血症例 ……………………江口志穂
   2) 脳梗塞症例 ……………………洲上さゆり
   3) くも膜下出血症例 ……………山下泰裕
   4) 頸髄損傷症例 …………………江藤江利香
   5) 言語訓練に趣味活動を取り入れて活動性が向上した一例 ……………………友重裕一

第4章 理学療法士・作業療法士・言語聴覚士の専門技術とその伝承

1. 理学療法士の仕事 ………………渡辺亜紀 48
2. 作業療法士の仕事 ………………矢野高正 50
3. 言語聴覚療法の実際 ……………木村暢夫 53
4. リハビリテーション部における組織作り　集団を統治する工夫 …………………………矢野高正 55
5. リハマインドの伝承 ……………黒瀬一郎 56

第5章 回復期リハ病棟の強力な院内サポーター

1. 回復期リハ病棟と薬剤師 ………末松文博 60
2. 回復期リハ病棟と放射線技師 …牧野秀昭 62
3. 回復期リハ病棟と中央検査室 ……………………………………佐藤清八／河野大吾 63
4. 回復期リハ病棟と栄養士，調理師 ……後藤菜穂子 64
5. 施設管理部門「コントロール」の役割 ……………………………………近藤正雄 66

第6章 回復期リハ病棟でよくみる基礎疾患・合併症

1. 心疾患 ……………………………福永 充 68
2. 高血圧 ……………………………安部隆子 69
3. リスク管理の対象としての糖尿病，肥満 ……………………………………大隈まり 71
4. 回復期脳卒中患者と基礎疾患・脂質異常症 ……………………………………大隈まり 73
5. 消化器疾患，排便障害 …………宮崎吉孝 74
6. 回復期リハビリテーションの時期における尿失禁の分類と治療 …………住野泰弘／三股浩光 78
7. 尿路感染症 ………………………井上龍誠 80
8. 肺炎　特に院内肺炎と嚥下性肺炎 ……後藤洋一 81
9. 不眠 ………………………………大隈和喜 83
10. 脳血管障害後うつ状態 …………大隈和喜 84
11. 不穏，せん妄 ……………………大隈和喜 88
12. パーキンソン病とリハビリテーション …森 敏雄 91
13. 喫煙と禁煙対策 …………………井上清子 93

第7章 リハビリテーション看護

1. 回復期リハビリテーション看護の基本 ……………………………………河野寿々代 96
2. 患者さんと共に ……………………安部寿美 98
3. 認定看護師の活動 ……………………………99

1）脳卒中リハビリテーション看護認定看護師について……………………………………………………佐藤　史
2）回復期リハビリテーション認定看護師とは………………………………………………畑中美奈
3）認知機能が低下した患者さんに接して……泉美沙子
4）摂食・嚥下障害看護認定看護師………木本ちはる
4　思い出に残る患者さんたち………………………101
1）自宅退院された高齢患者で家族との関わりが印象深かった一例……………………………………大嶋典子
2）回復期リハ病棟で終末期医療を行ったケースをめぐって………………………………………矢山雪江
3）くも膜下出血患者の全介助状態から在宅復帰までを支えて…………………………………………佐藤　史
4）喫煙の認可でようやく心を開いた脊髄損傷患者の一例……………………………………………平井雅子

第8章　食の復権－摂食嚥下訓練のチーム医療

1　食の復権　嚥下チーム発足からおおいた食リハビリテーション研究会発足まで……………森　淳一　106
2　摂食機能療法の実際………………外山　稔　111
3　摂食・嚥下障害看護認定看護師の役割………………………………………………木本ちはる　114
4　栄養士の役割………………………後藤菜穂子　115
5　経管経鼻栄養の工夫………………後藤菜穂子　116
6　嚥下造影……………………笹尾俊文／牧野秀昭　117
7　当院での胃瘻の適応とその導入………宮崎吉孝　119
8　口腔内ケアと歯科衛生士………………衛藤恵美　123
9　脳卒中歯科医療を推進するために　歯科の立場から……………………………………………山原幹正　126
10　当院のNST活動………後藤菜穂子／大隈まり　127

第9章　回復期リハ病棟のリスク管理

1　当院の医療安全体制について………梅尾さやか　130
2　転倒予防活動………………………梅尾さやか　134
3　スナフキンファイル　無断離院対策…梅尾さやか　137
4　感染症対策……………………………井上龍誠　139
5　死亡・転院事例検討会……井上龍城／梅尾さやか　140
6　模擬患者（SP）活動………井上龍城／梅尾さやか　142

第10章　回復期リハ病棟のメンタルケア

1　回復期リハ病棟の心理的問題…………羽坂雄介　146
2　家族も問題を抱えていた………………羽坂雄介　147
3　臨床心理士の役割………………………羽坂雄介　149

第11章　地域発リハビリテーション

1　星空に蛍舞う静かな山里で……………井上龍誠　152
2　全国区観光温泉地"湯布院"にて…桑野慎一郎　152
3　豊富な温泉を活用して…………………福林美佐　153
4　当院併設「保養ホーム」について……大隈和喜　156
5　湯布院と病院と患者をつなぐ「ゆふいんだより」……………………………………………大久保通子　157

第12章　病棟運営と病病・病福連携，前方・後方支援

1　医療ソーシャルワーカー（MSW）の役割……………………………………………割石高史　160
2　地域連携室の役割………………………松尾美穂　161
3　病床管理の要点………………………桑野慎一郎　163

第13章　退院後の在宅生活を支える地域リハビリテーション

1　在宅総合ケアセンター"ムーミン"の誕生……………………………………………日隈武治　166
2　訪問リハビリテーション………………松尾　理　169
3　通所リハビリテーション………………永徳研二　174
4　訪問看護………………………………平井豊美　177
5　大分県リハビリテーション支援事業を支えて……………………………………稲積幸子／佐藤浩二　178

第14章　当院の人材育成・研修プログラム

1　新人教育プログラム（オリエンテーション）……………………………………………田中克典　182
2　若いリハ・スタッフを育てる…………篠原美穂　183
3　当院の看護教育について……………麻生真紀子　185

4	ケアワーカーの役割と人材育成 ……… 安部寿美	188
5	院内における研修・学習企画 ……………… 大隈和喜	188
6	学術委員会活動 ……………………………… 大隈和喜	189

第15章　整形外科疾患とリハビリテーション

1	立てない，歩けないを回避するために ……………………………………………… 針　秀太	192
2	整形外科看護の10年 ………………… 日野幸子	193
3	大腿骨頸部骨折に対する人工骨頭置換術後のリハビリテーション ………………… 篠原香代美	194
4	人工膝関節置換術後のリハビリテーション　当院版クリニカルパスを活用した活動向上訓練 …… 高嶋一慶	197
5	肩関節手術後のリハビリテーション …… 野下博司	200

第16章　当院の心臓リハビリテーション

| 1 | 当院における心臓リハビリテーションの展開 ……………………………………………… 村上　仁 | 204 |
| 2 | 心臓リハビリテーションの実際 ……… 安部隆子 | 205 |

第17章　より質の高い脳卒中リハビリテーション病院をめざして

1	365日リハの導入 ……………………… 佐藤浩二	208
2	先進リハ・ケアセンター構想 ………… 大隈和喜	210
3	新しいリハビリテーション技術の導入 ……………	212
	1）ホンダリズム歩行アシスト ………… 宮崎吉孝	
	2）三次元動作解析 ……………………… 宮崎吉孝	
	3）ロボットスーツHAL® ………………… 針　秀太	
	4）経皮的電気刺激 ……………………… 森　敏雄	
	5）磁気刺激 ……………………………… 森　敏雄	
4	湯布院厚生年金病院のこれから ……… 森　照明	219

【付表】湯布院厚生年金病院沿革略年表 …………………… 221
おわりに ……………………………………………… 大隈和喜　222

第1章
回復期リハビリテーション病棟への道のり

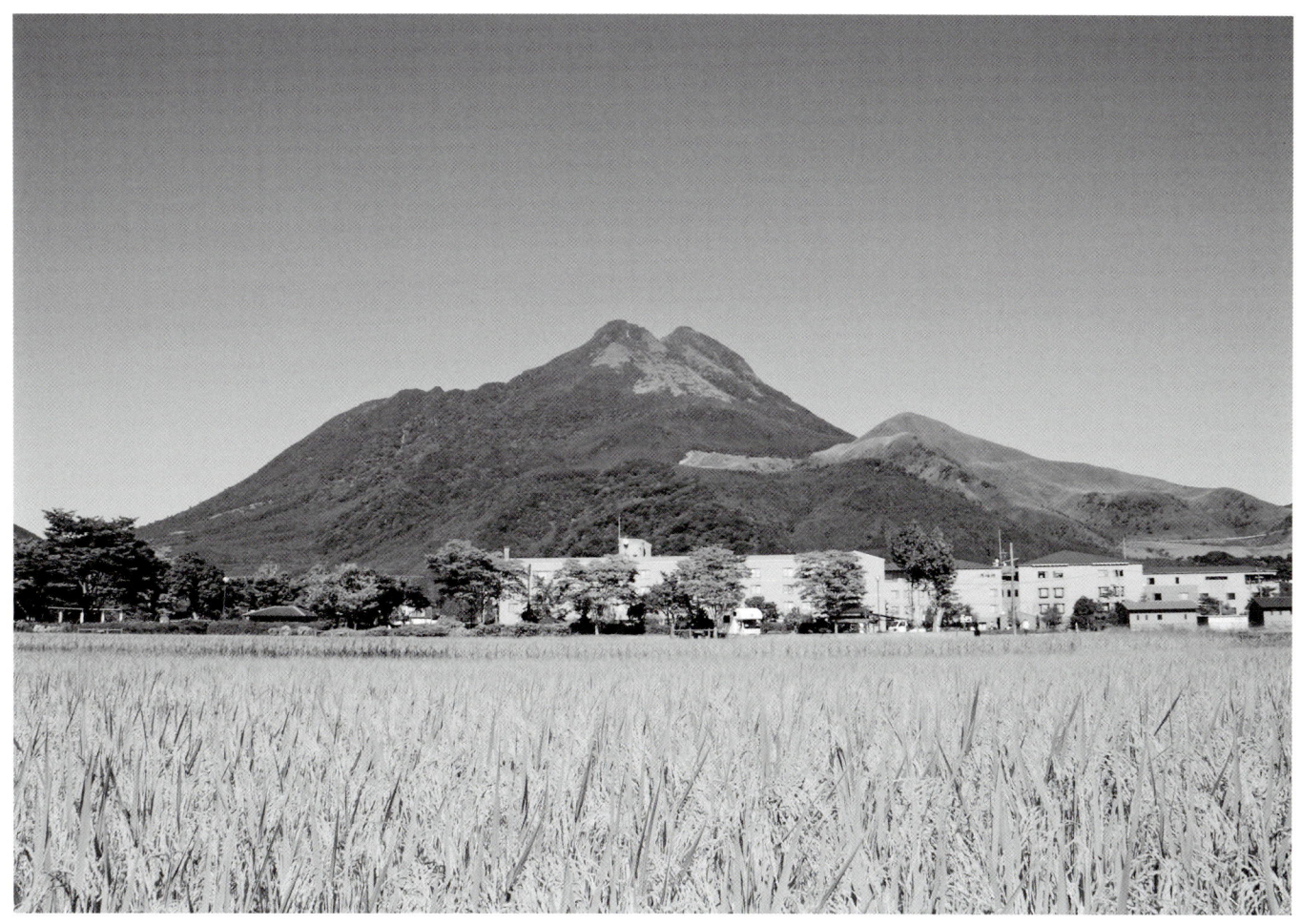

1 老舗のリハビリテーション病院から回復期リハ病棟へ

有田　眞　名誉院長

1）厚生年金湯布院病院の誕生

　本院は昭和37年10月29日，厚生年金保険法に基づき，国（社会保険庁）の医療施設として，病床50床の「厚生年金湯布院病院」なる名称で産声を上げました。リハビリテーション（以下リハと略す）の老舗という意味では，初代院長であられた壇昌徳先生が当初から，「成人病リハビリテーションを目指す」との高いコンセプトを掲げての出発でした。しかし，昭和37年といえば，リハビリテーションなる言葉自体が，日本の社会に全くと言ってよいほど認知されていない時代のことでした。

　私は九州厚生年金病院で1年間のインターンを終えてすぐ，当院が開設された昭和37年の4月に九州大学第1内科に入局しました。たまたま院長の壇先生は前職が九州厚生年金病院の臨床検査部長であられ，知己の間柄であったことも機縁となり，第1内科医局から開設間もない当病院へ，昭和38年4月から研修を兼ねた新人医師として派遣されることになりました。当時，常勤の医師は院長と私の2人だけであり，医員宿舎も未建設のため，私は病棟の空き部屋で寝泊まりしながらの勤務となりました。つまり毎日が宿直というわけです（写真1）。

　着任した当初は50床の病床に対し入院患者さんは11名，外来はゼロからの出発でした。半数は脳卒中後遺症，半数は関節リウマチなどのリハを必要とする患者さんで

あったと記憶しています。一応狭いながら温泉棟内に理学療法室は用意されていましたが，独立した訓練室はなく，歩行訓練にはもっぱら病院のロビーと廊下の手すりを利用していました。今となっては懐かしい思い出ですが，やるべきリハの内容についてもほとんど情報や知識がなく，院長とふたり，当時リハの先進国である米国で出版されていたRusk博士の原著"REHABILITATION"を読みながらの出発でした。しかし，新しい医学にこれから取り組んでいくのだという思いは，10名ほどの看護師さんをはじめ，全ての職員が共有しており，きらきらと輝くばかりの希望と期待に満ちた"湯布院厚生年金病院（昭和47年に名称変更）"の誕生でした。

　さて1年半の研修期間は瞬く間に過ぎ，私は大学院生として心臓電気生理学の実験と研究のため母教室に帰ることになりました。従ってその後の病院の変化の詳細は知りません。私が去った後，しばらくして副院長として赴任され，昭和45年に壇先生を継いで第2代の院長に就任された桑原寛先生の素晴らしい能力とご努力により，わずか50床で出発した病院は平成11年3月には総病床数300床（5病棟）まで増床され，由布岳を望む広々として明るいリハ室，在宅自立学習室，可変流速温泉プール，体育館，教育棟に加え，広大な治療庭園を備えた一大リハビリテーション病院として完成をみたのです。

2）3代目院長として赴任した当時のこと

　私は九州大学医学部から昭和54年に新設の大分医科大学（生理学）に教授として赴任しましたが，縁あって20年間勤務した同大学を辞し，平成11年（1999）8月から，新装成ったリハ棟と新しい温泉プールが用意されたこの病院に第3代院長として赴任することになりました。この時ほど，「人生は縁」という言葉を身にしみて感じたことはありません。

　新人医師として働いていた50床の病院から300床の病院への発展，充実したこの病院をいかに運営していくの

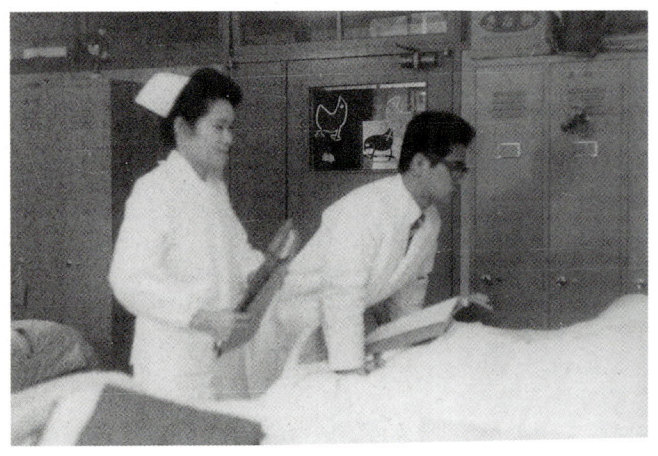

写真1　新米医師と婦長の回診風景（昭和38年）

か，不安がなかったといえばウソになりましょう。しかし，大学卒業後，臨床10年，基礎30年の経験を経て，殊にその誕生の頃を知っている懐かしい病院で働くことのできる喜びの方が，不安より大きかった気がします。自分に課せられた責任は，立派に整備された施設をフルに使って，質の高いリハ医療を行い，一人でも多くの患者さんの社会復帰を支えることだと考えました。

診療科に関しては，赴任して間もなく，既存の内科，整形外科，リハビリテーション科に新たに循環器科を加え，4科体制としました。これは脳卒中も心臓病もともに血管系の疾患であり，両者を合わせると死亡率1位のガンに匹敵すること。そして心臓病，とりわけ心筋梗塞・心不全についても早急に"心臓リハビリテーション"を導入する必要性を感じていたからです。一方，当院のリハビリテーション科はその設立の趣旨から言っても，全ての科にサービスを提供する共通のアゴラであり，屋台骨となるものであると考えていました。

しかし，毎週の病棟回診を重ねていくにつれ，いくつかの問題点が見えてきました。それは，①脳卒中と一口に言っても急性期，亜急性期，慢性期の患者さんが入り乱れて入院されており，皆が似たようなリハをされていること，②脳卒中後のリハの入院に6カ月も待たされた患者さんがおられたこと，③"身体機能が元のように回復するまでは"，"その日が来るまでは"との思いから，毎日リハ室で訓練に励むこと自体が人生の目的のようになっている患者さんに遭遇したことでした[1]。そこに訪れた転機が平成12年4月から診療報酬改定で導入された回復期リハビリテーションという概念でした。

3）回復期リハビリテーション病棟の開設と展開

回復期リハビリテーションでは，文字通り回復期（入院は発症後2カ月以内）の患者さんに対し，医師，看護師，リハ療法士などすべての専門職が患者さんを中心にチームを組み，まずは病棟生活での自立を目指したリハを行います。つまり最もリハ効果が高い時期に，最大限のリ

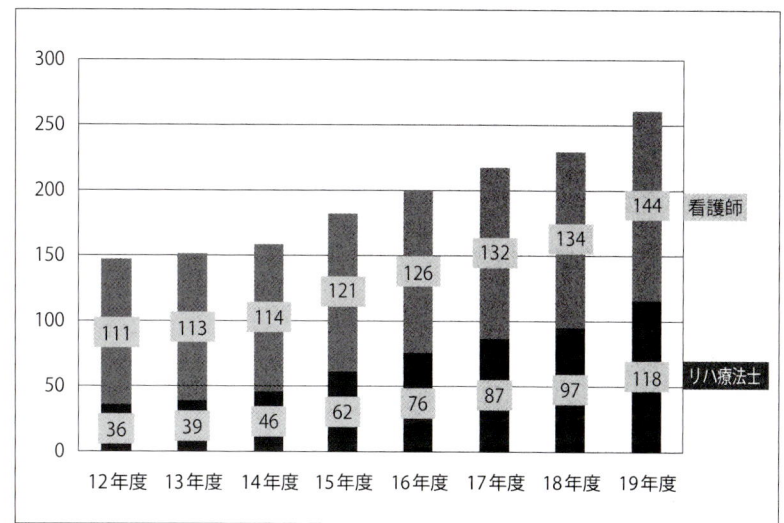

図1　看護師とリハ療法士の員数の推移（年度は平成）

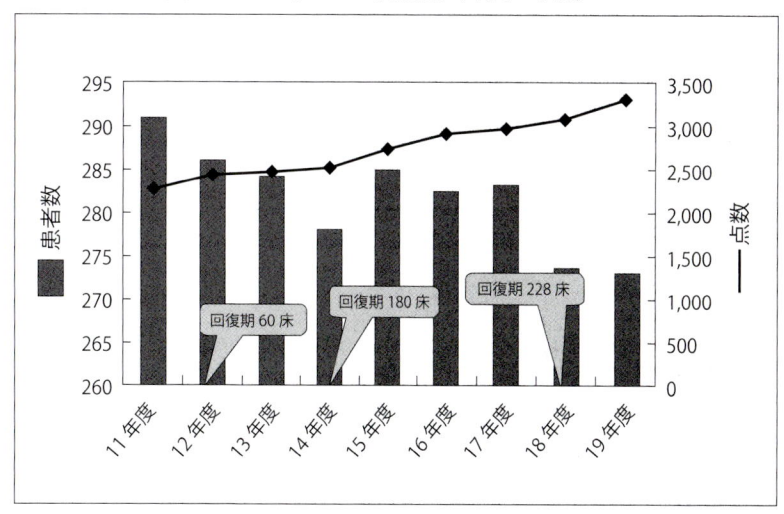

図2　入院患者数と一日当たり入院点数（年度は平成）

ハ資源を集中的に投入し，速やかな社会復帰を促そうというものです。これは私にとって，上述した当院でのリハ医療の問題点の解決にかなり応えうる斬新なシステムに思えたため，看護部，リハ部，事務の関係者ともよく話し合った上，早速導入に向けて始動することになりました。

回復期リハ病棟の新規開設とその後の病床増床に関する苦労，努力については，それぞれの担当者が執筆すると思うので省略しますが，全体的な経過としては，改定診療報酬発効の1カ月後，つまり平成12年5月から東3階病棟60床を全国に先駆けて開設することができました。その後も看護師やリハ療法士などのマンパワーの増員とバランスをとりつつ（図1），平成14年2月には東4階病棟，同年7月には西4階病棟を加え180床となり，全国でも最大規模の回復期リハ病院となりました。さらに平成

18年には病棟の組み換えを行い，最終的に回復期リハ4病棟228床，一般病床63床，合計291床に改編され，一日一人当たりの平均点数も3500点に迫るまでになりました（図2）。

これだけの数の回復期リハ病棟をスムースに運営できたことについて，特に書き留めておきたいことがあります。それは当時の常勤医師18名全員が，回復期リハ病棟導入の目的と意義についてよく理解し，気持ちよく協力していただけたことです。当時，回復期リハ病棟はリハ専門医か神経内科専門医に任せておけばよいものとの誤解と，今までの自分の専門性への固執から，回復期病棟での勤務を拒否し，運営に困難を感じている病院が相当数あったことを私は知っています。当院では事情は逆で，当時リハ専門医は内科と整形外科に各一人が在籍するだけでしたが，いわゆる内科に所属する医師のほとんどが，それぞれが長年築き上げてきたsubspeciality（内科，神経内科，循環器内科，糖尿病，呼吸器，心身症，消化器，リウマチ，脳神経外科などの認定医，専門医，指導医）を持っているにも関わらず，回復期リハ病棟入院患者の主治医として，自分の専門性を越えて参加してくれました。これも壇院長，桑原院長と引き継がれた老舗リハビリテーション病院の伝統のなせる技であったのかもしれません。事実，脳血管障害のリハ患者さんのほとんどは何らかの合併症を有しておられ，その治療については，お互いが専門家として気楽にかつフランクに教えたり，教わったりしながらリハ医療に当たったことが，当院の高い在宅復帰率と口コミ評価につながったものと考えています。

回復期病床数が全国一と多いだけでは自慢になりません。問題は提供できるリハの質の高さと，患者さんの満足度であろうと思っています。その意味では，温泉と由布岳という自然には恵まれているが，大分市，別府市から40kmの距離があり，人口1万3000人にすぎない湯布院町内にあって228床もの回復期リハ病床を維持しなくてはいけないという大きな課題があったことが，かえって良いincentiveを与えてくれたように思います。すなわち当院は高度な関節や脊椎手術の実績を持つ優れた整形外科チームを持っていますが，その術後患者の入院を除いては，回復期リハの患者さんは他院からの紹介に頼らざるをえませんでした。かといって特別な急性期協力病院を持っているわけでもなく，患者さん自身の，あるいは関係した他院の医師の口コミも含めた評判を得ることを第一の目標とし，その成果をもって全方位外交を模索せざるを得なかったのです。そこで県内だけでなく，県外にも焦点を合わせ，途中の回復期リハ病院を飛び越してでも湯布院を選んでいただける，そのような"付加価値"を生み出すことに努力しました。

その新しい"価値"を生み出すために，副院長，看護部長，リハ部長，病診連携部長，リハ総技師長が中心となり，医局，看護職，リハ療法士の献身的な協力体制が作られ，看護とリハの内部協力も固められ，対外的には医療福祉連携室が中心となって周囲の急性期紹介元病院や後方の受け入れ病院などとの信頼関係を深めていきました。それらの結果が，全国最大規模の回復期リハ病棟の健全な運営に結びついたと考えています（図3）。

なお，その結果として，平成14年に日本医療評価機構の認定（県下3番目）を受け，さらに平成18年には日本医療評価機構「リハ付加機能」認定病院となることができました。

4）地域リハビリテーション支援活動

平成12年から国が進めている「地域リハビリテーション支援体制整備

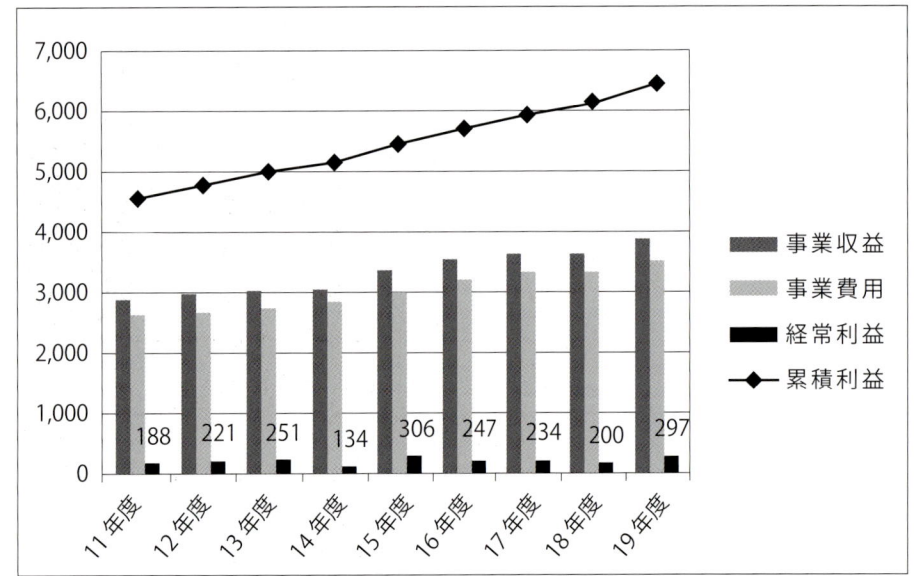

図3 年度（平成）別損益（単位：百万円）

推進事業」の一環として，大分県においてもリハビリテーション医療に実績がある当院は，2次医療福祉圏ごとに1カ所指定された県下11の地域リハビリテーション広域支援センターと共に，これらを支援する中心施設として，平成15年に大分リハビリテーション支援センターに指定されました。

当院では県リハセンターとして大分地域リハビリテーション研究会としっかり手を結び，県健康対策課，県リハセンター，広域支援センターを縦糸として三者会議を，県健康対策課，県リハセンター，県地域リハ研究会を横の糸として拡大運営会議を結成し，大分県全体に地域リハビリテーションの普及を図るべく，さまざまな研修会，講演会，市民公開講座，転倒予防対策，食のリハビリテーション研究会の立ち上げなどを行ってきました。

特に平成18年，介護保険法の改正により地域包括支援センターが設置されてからは，介護予防をキーワードに，ICF（国際生活機能分類）を共通の言語と定め，包括支援センターとの共同事業や支援を行っています。なお広域支援センターと地域住民を結ぶコーディネーターとして，毎年，3日間の講習により「地域リハ調整者」を養成してきましたが，平成19年からはこの養成講習を包括支援センターの職員まで拡大し，「地域リハ協力員」として養成することにより連携の輪を広げています（図4）。

このように回復期リハ病棟の運営というリハ医療に対する病院としての長年の貢献と，その枠を超えて県全体を対象にした地域リハビリテーション普及活動への貢献が評価され，平成17年に当院は第57回保健文化賞を授与されました[2]。病院の職員はもとより，地域リハ広域支援センター(11施設)の職員にとっても大変嬉しく名誉な受賞であったと思っています。

【参考文献】
1) 有田真：湯布院のリハビリテーション医療，今と昔．臨牀と研究 82：9-10, 2005．
2) 有田真：保健文化賞を受賞して．保健衛生の向上を願って．（第57回保健文化賞受賞者の業績），第一生命保険相互社，東京，2006, pp 63-69．

図4 各圏域の介護予防支援体制（大分県）

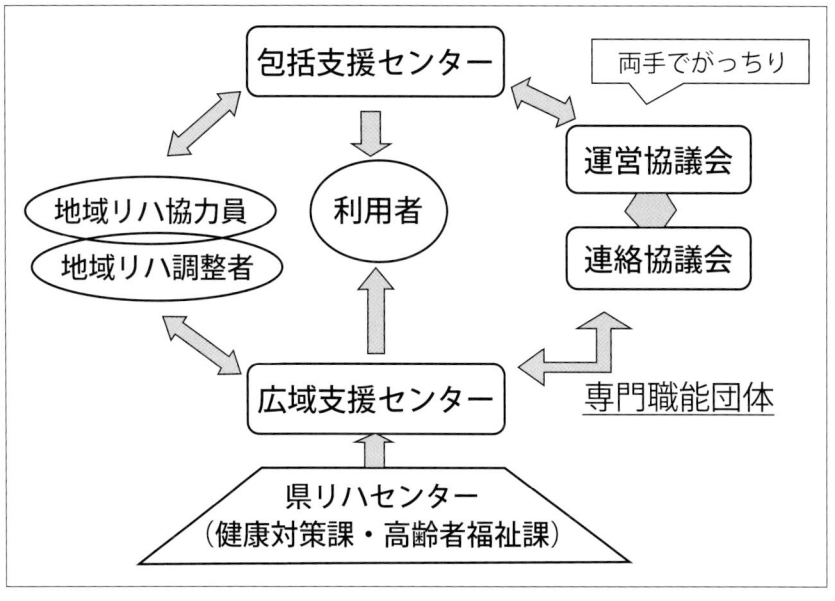

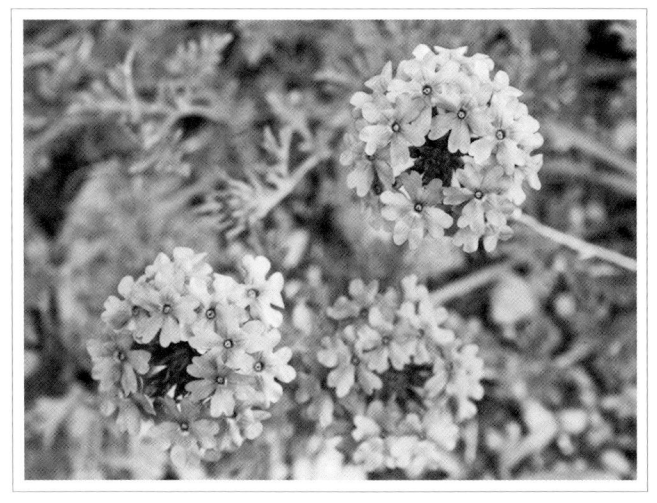

2　回復期リハビリテーション病棟の立ち上げ

加藤ふみ子　前看護部長

　平成12年に介護保険制度の施行と同期して回復期リハ病棟制度が創設されると，当院は全国で7番目に早く，東3病棟60床として回復期リハ病棟を開設しました。私は，初めての回復期リハ病棟の看護師長になりました。

　回復期リハ病棟の骨子には「回復期リハ病棟とはADL能力の向上による寝たきり予防と家庭復帰を目的とした病棟である。疾患，発症から入院までの期間，入院目的，入院期間が限定された新しい形の病棟であり，寝たきり予防と家庭復帰の使命を果たすためには，リハ総合実施計画書をチームで共同作成し，プログラムに基づいて集中的にリハを行うことにある」と謳われており，病棟師長として改めて"リハビリテーションとは？"，"チーム医療とは？"，"ADLとは？"と模索しながら取り組んできた思いがあります。

　当院はリハを中心としてやってきた40年の歴史が既にあり，また，私自身も脳血管障害患者のリハビリテーションに長い間関わってきました。しかし，そんな私でも亜急性期の患者だけを一挙に大量に受け入れた経験はありません。本制度を熟知し，患者の疾患管理をしながら，発症直後の重度の麻痺や精神的混乱，高次脳機能障害に苦しむ患者を支え，混乱し困惑する家族の問題などすべて背負って，しかも他職種との連携，協働をはかることなど夥しい新課題を突き付けられ，毎日が試行錯誤の連続となりました。当時，病棟のOT担当だったSさんを中心としたリハスタッフ達から，"できる活動"を"している活動"に繋げるため，初心に返ってレクチャーを受けたことを今でも鮮明に思い出します。

　それでも他職種とのチームアプローチ・情報共有にも少しずつ慣れ，カンファレンスもより効果的に進められるようになり，1年目の自宅復帰率は68％を記録し，ADLも有意に向上させることができ始め，県下の脳外科からも定期的に患者をご紹介いただけるようになって漸く一安心しました。

　それも束の間，回復期リハ1病棟が立ち上がって1年2カ月経過した平成13年6月には院長から回復期リハ病棟増設の方針が打ち出され，院内に"回復期リハ・病診連携推進会議"が立ち上がり，16名のメンバーで紹介元のリストなども参考に増床に向けた取り組みがスタートしました。実行委員長のリハ部長や副委員長などを中心に医局の医師も総出で県内外の病院訪問を行い，それまで集積したリハ内容や実績を伝える作業から始めました。その結果，紹介患者はどんどん増えていき，平成14年2月に東4病棟が，7月に西4階病棟が新たに回復期リハ病棟となり，3病棟186床の規模に拡大し，この時点での病床数は本邦第1位となりました。連携した医療機関，施設も100余りになりましたが，それからも，ご紹介いただいた病院には定期的に治療実績の報告を継続することで信頼関係を維持できるよう努力していました。

　平成14年の診療報酬の改定では，病棟等早期歩行・ADL自立加算（30点）が新設されました。この算定を受けるためには看護職，介護職による日常生活におけるADL向上への治療的介入が求められました。そこで回復期リハ病棟のリハサービスの質の均一化と看護・介護職が"病棟ADL訓練"に関与する時間をいかに捻出するかを，病院全体で考えようと全診療協力部門参加による「病棟ADL調整会議」を10月に発足させました。この会議は月に一度行われ，"病棟ADL訓練"の充実に向けて各部門が知恵を出し合うという性格のものでした。その結果，従来の慣習にとらわれることなく，各部門が融通を利かし合って"病棟ADL訓練"に協力する体制が形作られていきました。その具体的な内容については各部門の項に記された工夫を参照ください。一方，会議での発案を受けて，全職員が協力，援助できるように，車椅子移乗，トイレ介助，車の乗降などの介護技術の研修を病院職員全員を対象に繰り返し行い，どの職種でも基本的な介護ができるよう取り組みました。

　また，ひとつの試みとして，東3階病棟をモデル病棟とし，数名の患者の"病棟ADL訓練"の取り組みを「病

棟ADL調整会議」で報告，検討，議論し，情報の共有や質の向上をはかりました。その際はリハマインドを持ってチーム医療を推進することに主眼を置き，それが結果としてチームの一体感を高めていくことになりました。

"病棟ADL"という言葉に戸惑い，ともすると特別なADL訓練をしなくてはいけないのかと混乱した時期もありましたが，逆に，コミュニケーションを活発にしてお互いの職種を理解し合い，協業に向けた業務改善を実現できたことは大きな意義があったと思います。このようにチームが充実して回復期リハ病棟の質の向上に取り組んだ結果，後述するような在宅復帰率やBerthel指数の改善などの結果を出してこられたのだと思っています。

3　重症例でも頑張る

井上龍誠　副院長

当院における回復期リハビリテーション病棟は，平成12年に60床で開設し，平成18年に224病床まで最大増床したのち，平成22年からは一部を亜急性期病床へ変更し以後180病床で運営しています。この間，入院疾患としては脳血管障害と整形疾患が主で大きな変化はありませんが，どういう訳か最近では以前に比べてより重症度の高い患者さんをみることが増えているようです。平成23年10月を例にとると，回復期病棟で日常生活機能評価指数が10点以上の重症者の割合は25〜30％であり，内容的にも胃瘻や気管切開術後の方が目立ってきています（図1）。この変化の原因は未だ定かではありません。病床変更に伴い比較的予後良好で重症でない整形術後の患者さんを亜急性期病床へ集中させたことで回復期の脳卒中が相対的に増えたためか，急性期病院からの紹介自体に重症者が多くなったのか，急性期病院における治療状況の変化があるのかなど，要因の検討が必要です。

この回復期入院患者の重症化については，必ずしも当院のみの傾向ではなく，単に患者の偏りに起因するものではないようです。昨年，全国回復期リハ協議会が開設10周年の全国統計を出しましたが，それによると全国平均で入院時のバーサル指数が56.2点から48.0点へと低下，退院時においても75.7点から67.5点へと低下しています（図2，平成23年2月，全国回復期リハビリテーション病棟連絡協議会「回復期リハビリテーション病棟の現状と課題に関する調査報告書」より）。また，大分県内の回復期リハ病棟をもつ他の主だった病院への問い合わせでも，どこも同様な傾向にあるとの回答でした。

全国回復期リハ協議会の今後の指針によると，「回復期には早期の受け入れが加速し，10年後には限りなく急性期に近づき，入院期間は短縮，在宅復帰率が向上する」とされています。そのため「全身管理の重要性が高まること（医師，看護師の役割の重要性），回復期リハ病棟をもつ病院の在宅ケア支援体制が整備される」ことの必要性が示されています（表1）。多くの医療的問題や課題を抱えて早期の在宅復帰をめざす，この一見矛盾した方針は，今後の超高齢化社会をにらんだ目標のように思われます。いずれにせよ，リハ病院としての当院の使命は，重症度の如何によらず少しでも患者さんの自立に向けた援助をすることに変わりありません。最近のデータにおいても重症患者の改善度は60％前後で推移しています（図3）。今後ともいっそうチームアプローチを大切に，リハ病院としての質を高めるのが肝要と考えています。

図1　日常生活機能評価による重症患者の割合

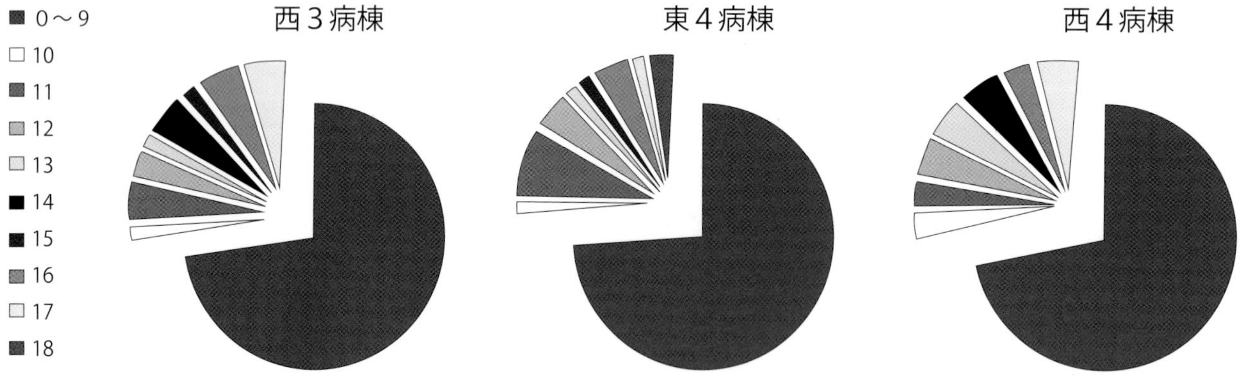

凡例：
- 0〜9
- 10
- 11
- 12
- 13
- 14
- 15
- 16
- 17
- 18

西3病棟　　　東4病棟　　　西4病棟

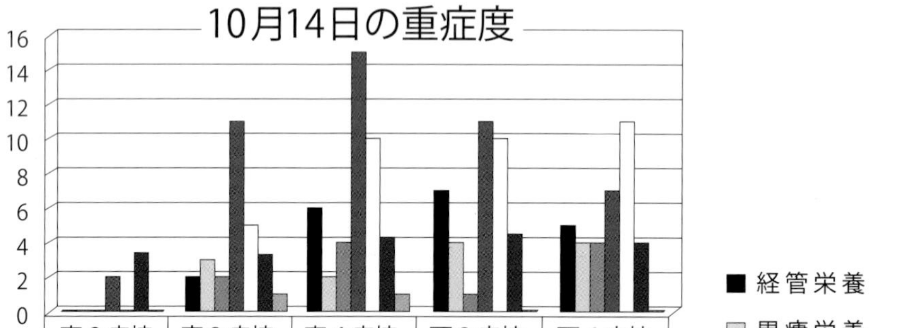

10月14日の重症度

	東2病棟	東3病棟	東4病棟	西3病棟	西4病棟
経管栄養	0	2	6	7	5
胃瘻栄養	0	3	2	4	4
気管切開	0	2	4	1	4
食事介助	2	11	15	11	7
プラストタンク	0	5	10	10	11
入浴（10人単位）	3.4	3.3	4.3	4.5	4
徘徊	0	1	1	0	0

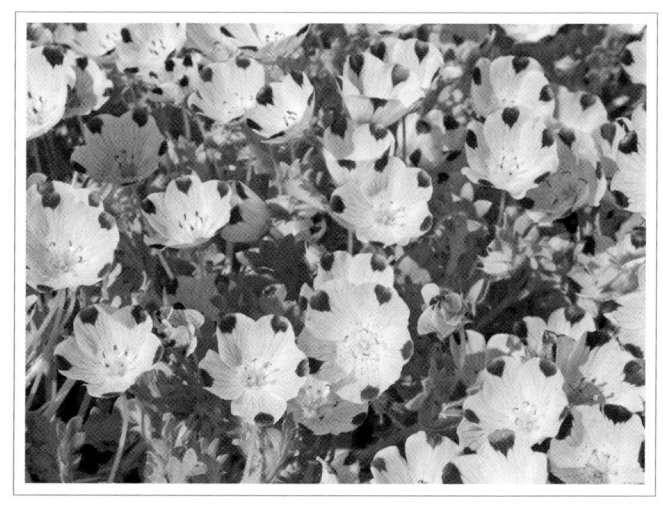

回復期リハビリテーション病棟への道のり

図2 全国回復期リハ病棟の入退院時バーサル指数の経年比較（上段：入院時，下段：退院時）

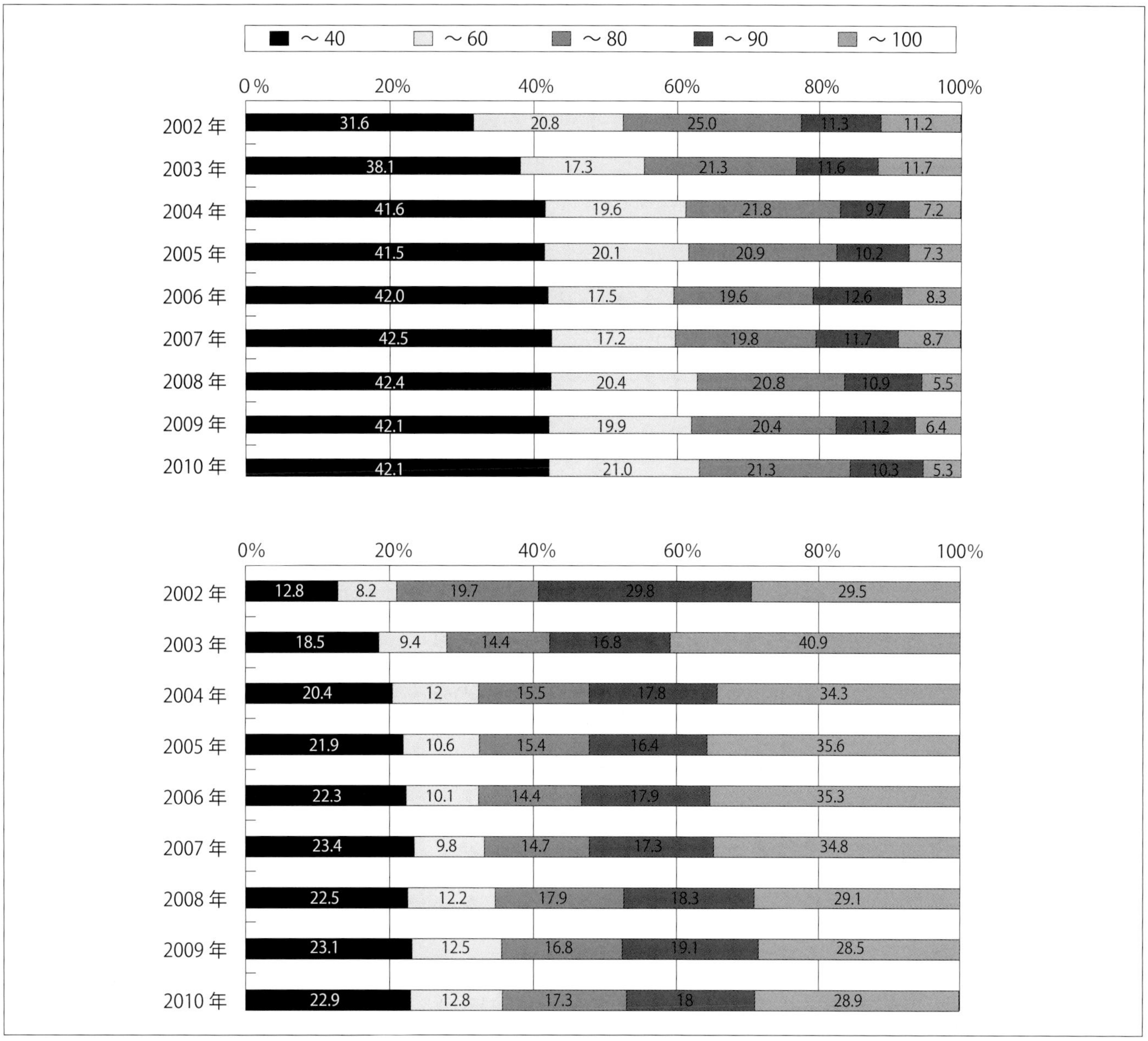

凡例：■ ～40　□ ～60　▨ ～80　▥ ～90　▦ ～100

入院時

年	～40	～60	～80	～90	～100
2002年	31.6	20.8	25.0	11.3	11.2
2003年	38.1	17.3	21.3	11.6	11.7
2004年	41.6	19.6	21.8	9.7	7.2
2005年	41.5	20.1	20.9	10.2	7.3
2006年	42.0	17.5	19.6	12.6	8.3
2007年	42.5	17.2	19.8	11.7	8.7
2008年	42.4	20.4	20.8	10.9	5.5
2009年	42.1	19.9	20.4	11.2	6.4
2010年	42.1	21.0	21.3	10.3	5.3

退院時

年	～40	～60	～80	～90	～100
2002年	12.8	8.2	19.7	29.8	29.5
2003年	18.5	9.4	14.4	16.8	40.9
2004年	20.4	12	15.5	17.8	34.3
2005年	21.9	10.6	15.4	16.4	35.6
2006年	22.3	10.1	14.4	17.9	35.3
2007年	23.4	9.8	14.7	17.3	34.8
2008年	22.5	12.2	17.9	18.3	29.1
2009年	23.1	12.5	16.8	19.1	28.5
2010年	22.9	12.8	17.3	18	28.9

表1 回復期リハビリテーション病棟の今後の指針
（全国回復期リハ協議会による）

10年後の回復期リハ病棟
- リハ科の専門医が配置される
- 適切な看護・介護人員が配置される
- 全国各病棟で1日6単位以上・365日実施される
- チームアプローチが成熟する

- 限りなく急性期に近づく（早期受入れ加速）
- 医療・ADLともに重症患者の受入れが促進する
- 入院日数が短縮する
- 在宅復帰率が向上する

↓

- 全身管理の重要性が高まる（Dr・Nsの重要性）
- 回復期リハ病棟を持つ病院の在宅ケア支援体制が整備される

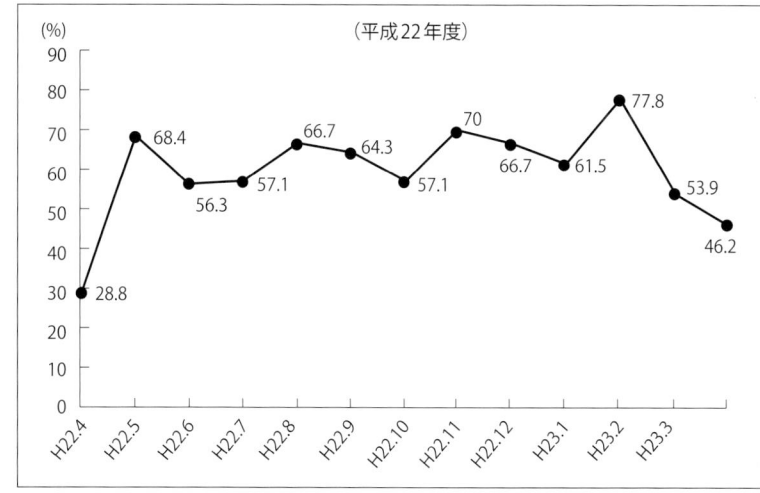

図3 重症者（日常生活機能評価10点以上）が3点以上改善した者の割合（平成22年度）

H22.4: 28.8, H22.5: 68.4, H22.6: 56.3, H22.7: 57.1, H22.8: 66.7, H22.9: 64.3, H22.10: 57.1, H22.11: 70, H22.12: 66.7, H23.1: 61.5, H23.2: 77.8, H23.3: 53.9, (末): 46.2

第2章
回復期リハ病棟・チーム医療の具体的手段

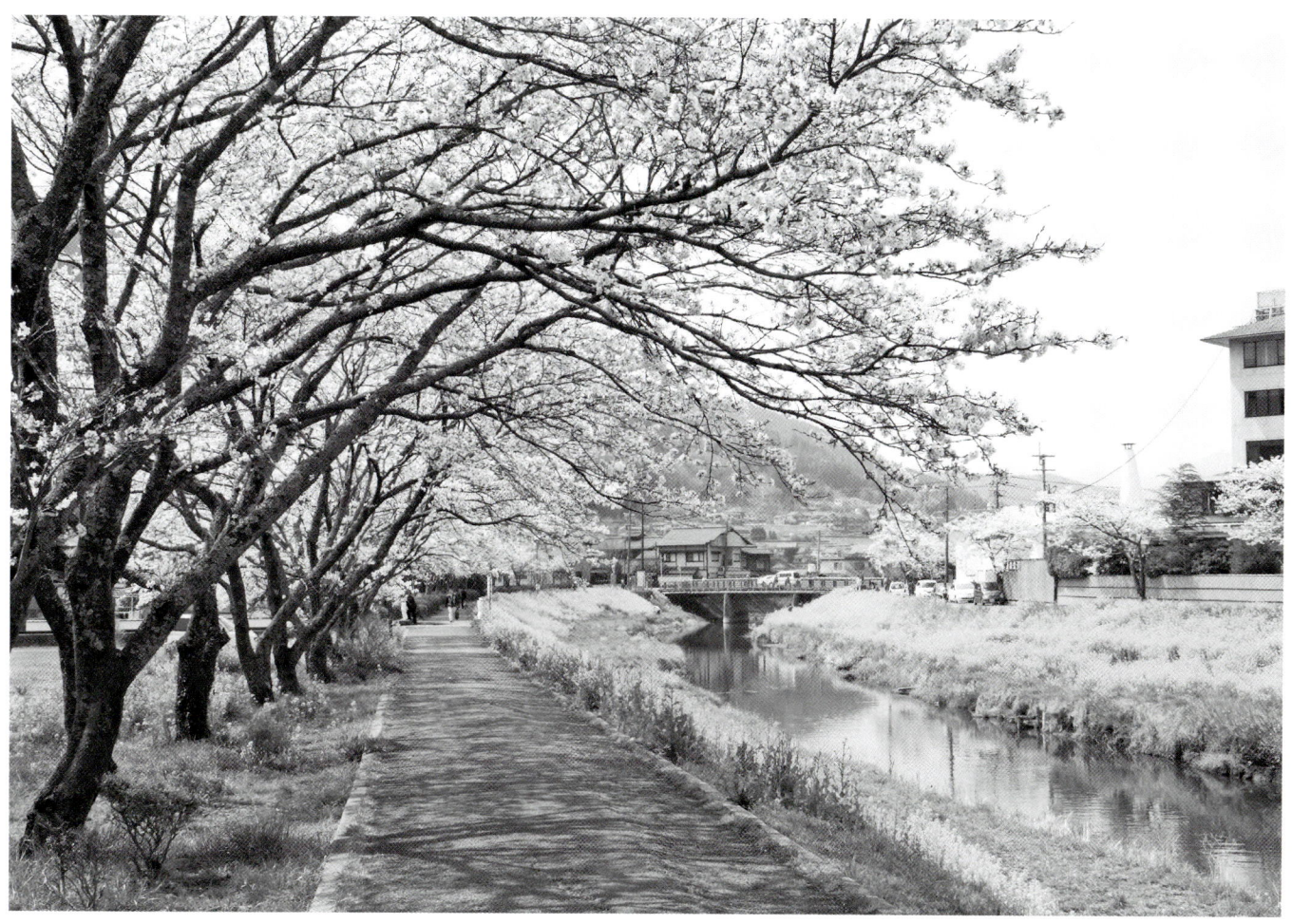

1　ハード，ソフトの整備　カンファレンスとゆふりはリハビリテーション部

佐藤 浩二　リハビリテーション部長

平成12年4月に制定された回復期リハ病棟の医科点数表の解釈（社会保険研究所編）には，「回復期リハ病棟は，脳血管疾患または大腿骨頸部骨折などの患者に対して，Active Daily Life（ADL）能力の向上による寝たきりの防止と家庭復帰を目的としてリハプログラムを医師，看護師，理学療法士（PT），作業療法士（OT）などが共同で作成し，これに基づくリハを集中的に行うための病棟であり，回復期リハを要する状態の患者が常時80％以上入院している病棟をいう」とあります。つまり，回復期リハ病棟の目的は"寝たきりの防止と家庭復帰"であり，これを達成するための手段と方法は，"ADL能力の向上"と"リハプログラムを医師，看護師，PT，OTなどが共同で作成し，これに基づく集中的リハ"であることが明確に記されています。

この表記は平成20年4月の診療報酬改定により以下のように改められました：「回復期リハ病棟は，脳血管疾患または大腿骨頸部骨折などの患者に対して，ADL能力の向上による寝たきりの防止と家庭復帰を目的としたリハビリテーションを集中的に行うための病棟であり，回復期リハビリテーションを要する状態の患者が常時8割以上入院している病棟をいう。なお，リハビリテーションの実施に当たっては，医師は定期的な機能検査などをもとに，その効果判定を行いリハビリテーション実施計画書を作成する必要がある」。この平成20年の変更により規定は若干緩やかになったように思えますが，骨子は変わっていないと解釈すべきでしょう。

私たちは，平成12年5月の回復期リハ病棟1病棟立ち上げ以降，これらの文言に謳われた内容に沿ったシステム化と実績づくりに向けて誠実に取り組んできました。ここでは，カンファレンス開催に向けた取り組みと平成17年より運用を開始した当リハ部オリジナルのリハ支援システム"ゆふりは"を紹介しましょう。

1）カンファレンス充実に向けた取り組み

リハビリテーションはそもそもチーム医療の模範となるべき多職種間の協業です。しかし現実には，各職種間には目に見えぬセクショナリズムが存在しており，ひとりの患者さんを他職種で受け持つことは難しいものです。目標設定もそれぞれの部署ごとで微妙に異なった設定となり，患者本位のチーム目標を見失いがちになります。そこで，私たちはまず，協業のための情報共有の手段としてリハビリテーション総合実施計画書の内容に沿ったカンファレンスの積極的活用に取り組みました。もちろん，回復期リハ病棟の規定として，対象患者さんには毎月1回のカンファレンスの開催やリハビリテーション総合実施計画書の作成が義務づけられていたこともあります。しかし私たちは，カンファレンスを単に心身機能面の状態像の報告と部門ごとの目標報告に終始させることなく，参加者全てが総合実施計画書にある退院後の予測される生活像を確認しながら，それに必要な能力と心身機能をいかに早期に回復，獲得させるかを担当者間でしっかりと議論する，チームアプローチの要と位置づけました。そこでは主治医，看護師，ケアワーカー，医療社会福祉士（MSW），PT，OT，言語聴覚士（ST），臨床心理士（CP）など，患者を取り巻く全ての職種がカンファレンスに参加します。このような定期開催のカンファレンスを「定期カンファレンス」（写真1）と名づけました。

けれども実際には，義務とされてもいるこの定期カンファレンスの開催のみでは日々の状態変化に追いつかず，情報共有は不十分なものになります。そこで私たちは，"いつでも"，"どこでも"，"必要な時に必要な情報共有を行う"という目的で定期カンファレンスとは別に「軒下カンファレンス」（写真2）と名づけ，昼休みや終業後のわずかな時間を利用して実践してきました。この名称は当院のオリジナルですが，雑誌（臨床老年看護，Vol.8 No.3 P71～76，2001.）に紹介したところ，心地よい呼び名だと思っていただけたようで，多くの施設で共感していた

chap.2 回復期リハ病棟・チーム医療の具体的手段

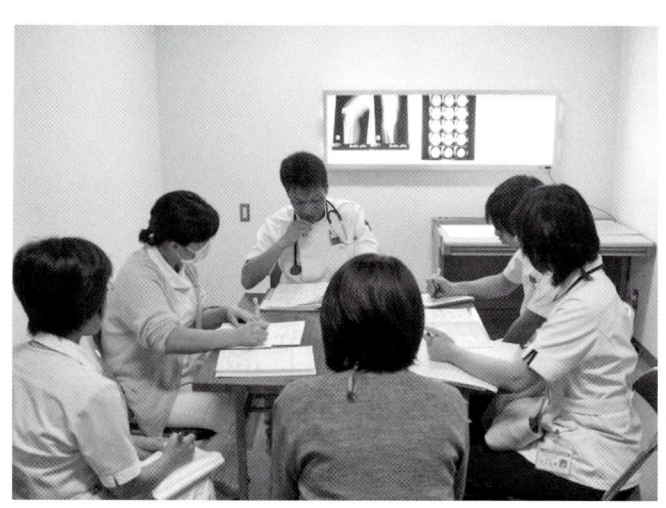

写真1　リハビリテーション・カンファレンス

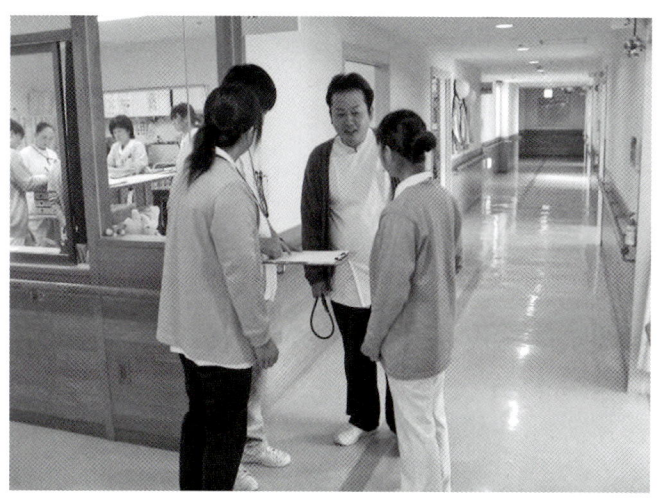

写真2　軒下カンファレンス

だき，他施設でも実践されるようになりました。全国回復期リハビリテーション連絡協議会の情報共有のあり方に関する初期の研修会では，この軒下カンファレンスがよく紹介されたものです。

また，これらのカンファレンスのほかに患者の方針に関して重要な局面と考えられる時に，チーム内のいずれかの職種が提案すれば，定期カンファレンスに準じた「臨時カンファレンス」をチーム全員で行っています。

さらに，主治医が受け持ち患者の把握や方針修正をこまめに行うために，看護師やセラピストリーダーを交えて，患者の問題点やリハの進行度や，目標到達度の確認を行い，円滑に退院調整を行う目的で，「経過カンファレンス」も行われています。

以上，現在，当院でカンファレンスと呼んでいる情報共有の会議を整理すると以下のとおりです。

- 定期カンファレンス：11：30～12：00，及び13：00～13：30　開催
- 臨時カンファレンス：内容は定期カンファレンスと同じ。開催時間は16：00以降。
- 軒下カンファレンス：必要に応じて関連する職種が適宜時間をとって集まる。
- 経過カンファレンス：原則毎週1回30～60分程度，主治医ごとに時間を決めて行っている。

2）リハ支援コンピューターシステム"ゆふりは"

平成16年，私たちの回復期リハ病棟は3病棟180床まで拡大しました。その中でリハ部内でいくつかの課題が持ち上がり，日常の記録業務の煩雑さの改善，リハ関連記録の質の向上，大量な実績データの分析などが求められてきました。これらの課題改善には電子記録媒体を用いたリハ支援システムの導入が必要不可欠と考え，"ゆふりは"の誕生となりました。当時，市販のソフトは数社から販売されていましたが，どのソフトも医事的視点が中心のシステム構築となっており，訓練予定計画の作成，訓練実施の確認，訓練実施記録の作成，医事的事務作業との連携，といった私たちの日常業務展開の流れとは大きな違和感がありました。できればここで私たちのニーズに沿ったソフトの開発が望ましいと考えていた矢先，そんなソフト開発に積極的かつ価格も手ごろに応えてくれるソフト会社(株)グリーム（本社：北九州市）が現れ，契約を行いました。その結果，約1年かけて理想のリハ支援システムを開発することができました。平成17年7月からこのシステムが稼働したことで，リハビリ実施記録の記載がリハ職員一人当たり40分から1時間もか

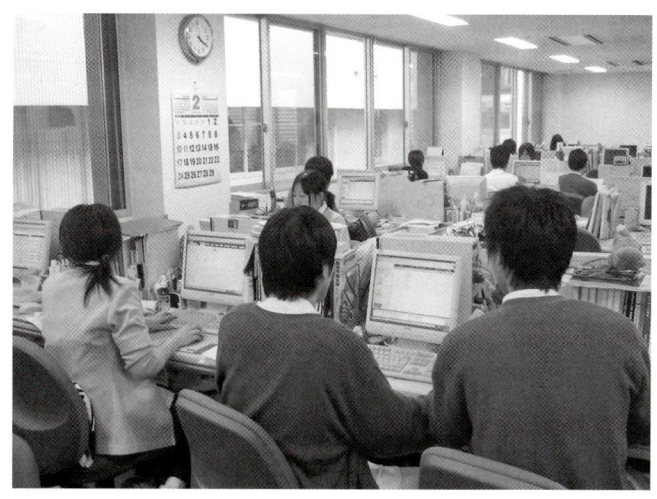

写真3　"ゆふりは"作業風景

かっていたものが20分から30分程度まで短縮されました。

このシステムでは，MSW，主治医，看護師の関連職種間の相互乗り入れでリハビリテーション総合実施計画書を作成できるのが大きな特徴です。その結果，チーム医療として情報の共有とカルテの一元化の推進に弾みがつきました。この独自に開発したシステムは，当時の有田院長により"ゆふりは"と名づけられました。その命名の意味は当然ですが，"ゆふいん"と"リハビリテーション"を合わせて湯布院らしさを表現することにありました。

平成22年2月には，病院全体での電子カルテ化の導入に伴い，この"ゆふりは"はさらなるバージョンアップを図り，一層円滑な業務遂行に寄与しています。

2　ICFの理念を掲げて

佐藤 浩二　リハビリテーション部長

2001年（平成13）5月に世界保健機構は，これまで国際疾病分類の補助分類として1980年に採択されていた国際障害分類（International Classification of Impairments, Disabilities and Handicaps：ICIDH）をさらに飛躍させ，国際生活機能分類（International Classification of Functioning Disability and Health：ICF）を採択しました。

これは人の健康状態を，生活機能の3要素である身体機能，活動，参加の3要素に環境因子と個人因子の2因子を加えて多面的に把握しようとするものです。従来のリハアプローチは，その人の状態において疾患により発生したマイナスな部分を捉え，その部分を改善するという思考に力点を置いたアプローチでしたが，このICF的アプローチは，不全な部分も3要素のプラス面の一部に変換させ，目標指向的に課題と目標を整理して新たな人生の形態へ導いていこうとするものです。

一例を示してみましょう。仮に脳卒中で右片マヒとなった女性が「何とか発症前のように調理ができるようになりたい」との希望があったとします。それに応えるリハの介入方法としては，①手足のマヒを元どおりに改善する，②手足は可能な限り回復を図るが，マヒ側主体での調理は限界があり左手を用いた調理を練習する，の二通りが考えられますが，従来は②の選択肢は十分に市民権を得られず，①が主流になっていました。しかしながら，入院期間も短縮され，維持期の生活の場が在宅と位置付けられる近年の傾向の中では，①のような訓練だけでは在宅生活に直接効果的には結びついていきません。そこに回復期リハ病棟の目的として「ADL向上により……」云々の文言が明確に記された理由があると考えられます。事実，平成14年4月の診療報酬改定では，リハ医療の文言には「いずれも（PT・OT・ST）実用的諸活動の獲得を目指すものである（医科点数表の解釈）」と明確に記載されました。この平成12年から平成14年までのリハ医療を取り巻く変化は，私たちにとって大きな衝撃であったと同時に，新たな可能性，或いはリハの本来あるべき姿を日常業務に具現できる期待を湧き立たせるものでした。

実際，これまでのリハサービスの一部には実用的でなく，機能回復に偏りすぎていた部分があったことも否定できず，そんな部分を改善して在宅生活に結びつくリハサービスの提供を目指す必要があったのです。そのよう

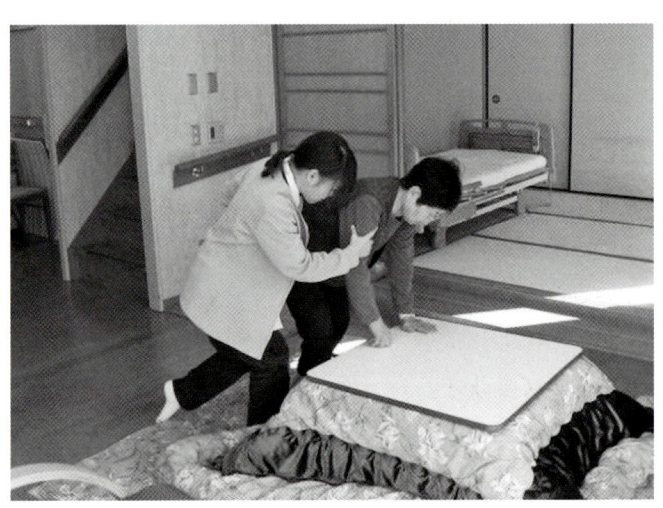

写真1　在宅自立学習室での指導場面

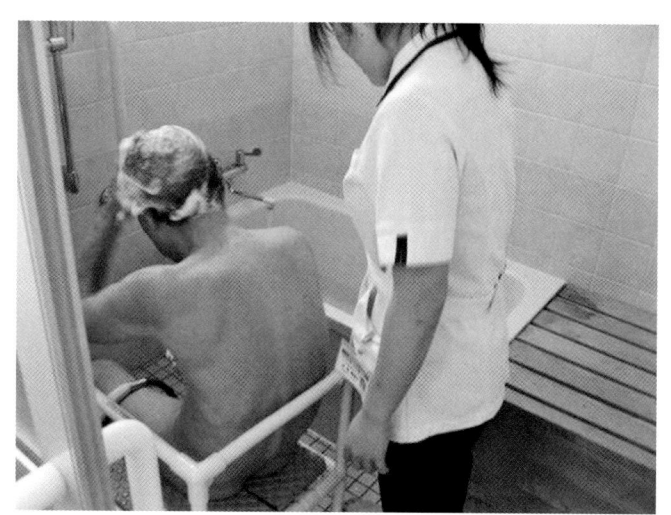
写真2　病棟にある浴室

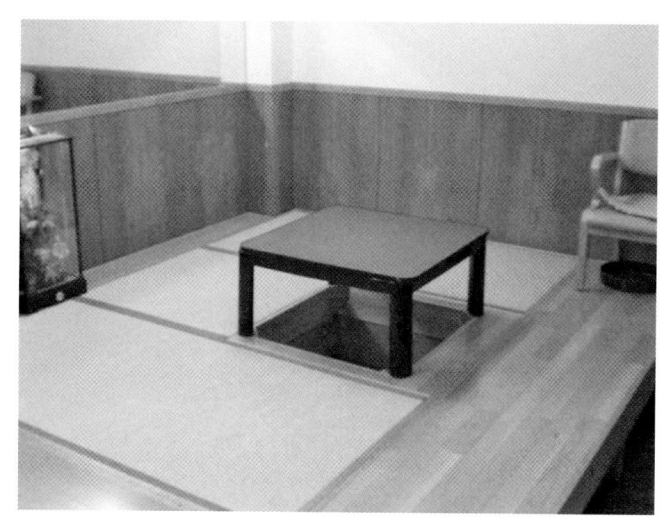
写真3　病棟にある掘りごたつ

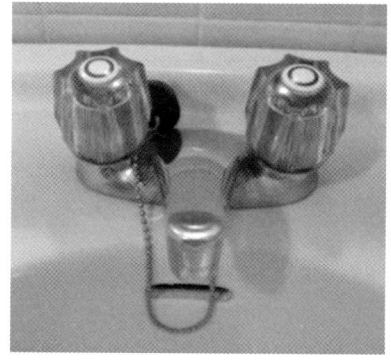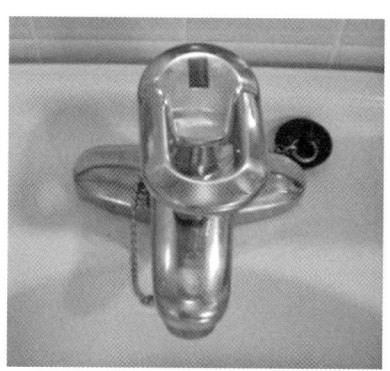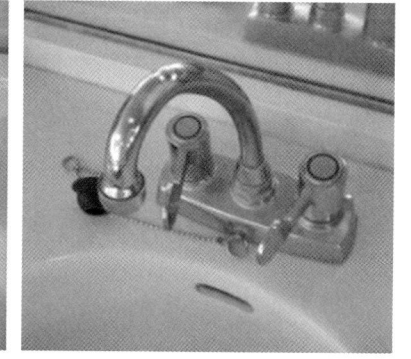
写真4　多種類の水道蛇口の設置

な流れの中で病棟ADL訓練の重要性が強く認識されるようになりました。回復期リハ病棟が発足した当時は，ADL加算（病棟生活の中で実際に生活していくための諸動作を訓練する：1単位当たり30点）も算出できていました。ただし，患者さんが在宅での生活を目指す際には，病棟，或いは病室という環境は個別性のある自宅とは異なるわけであり，そこでは生活上必要な技術訓練に一工夫も二工夫もする必要がありました。私たちは併設の在宅自立学習室（写真1・2・3）を積極的に活用することで，患者に自宅生活を具体的にイメージしてもらうと共に，病棟内においても家庭環境に合わせた指導ができるように，家庭用の個人浴槽の設置（西病棟），食堂に掘りごたつと畳の設置，多種類の水道蛇口の設置，などを整備工夫していきました（写真4）。

患者さんの退院後にも在宅生活を定着させる工夫が必要になってきます。介護保険サービスも有効に活用して入院中に獲得したADL遂行能力を在宅生活に活かし，そして発展させる必要があるわけです。そこには，訪問リハ，通所リハ，その他の介護保険サービスを組み合わせて，患者さんを支援するシステム構築の必要性がありました。

このような各ステージをつなぐ共通言語がICFということになるのです。ここから当院の回復期から維持期・在宅へ向けた体制づくりがスタートすることとなりました。

3 リハ・チーム医療への関わり方と役割分担

古椎久美 看護師長／木村暢夫 言語聴覚主任技師／割石高史 医療ソーシャルワーカー
羽坂雄介 臨床心理士／芝崎信也 治療体操訓練士

1）看護師の立場から

　チーム医療とは二つ以上の専門職が，それぞれの専門性を活かしながらお互いに協力して，患者のニーズに対応する患者中心の保健医療サービスを提供することである，と言われています。チーム医療は，患者中心の医療，安全で質の高い医療を実現するために有効な手段の一つと考えられています。

　医療チームの中での看護師は，患者の疾患管理や日常生活の援助を行うため，患者にとって最も身近な存在です。なかでも多重喪失体験を経た多くの患者を擁する回復期リハ病棟の看護師はその傾向が強いと思われ，患者を守る大きな役割を担っています。その具体的内容は，大別して患者の心身の管理，病棟ADL自立に向けた支援，社会参加の手助け，などになりましょう。回復期リハ病棟に入院してくる患者は，発症2〜3週後で心身が極めて不安定な状況で転院して来られます。そのため，入院当初は身体状況や精神的問題の把握や看護が重要になり，徐々にリハの進展につれてその人らしい生活構築に向けた支援として病棟ADL訓練や種々の催しの参加援助などに広がっていきます。一方，経過中を通して再発の防止や2次性てんかん発症などのリスクへの備えを怠らず，基礎疾患の管理などにも目を向け続ける必要があるのは言うまでもありません。

　リハに関与する看護師は，他領域に比較してとりわけ基本的生活援助の比重が高いと考えます。たとえば，経管栄養から経口摂取へ，おむつからトイレでの排泄へ，清拭から入浴へなどの地道な看護の取り組みが，患者ひとりひとりの尊厳を守り，自立への意欲を高めることになります。

　このような看護師本来の責務に加えて，看護師はリハ・チームの中でももうひとつの大きな責務を担っています。それは，看護師が24時間患者に密着し，その時々の状況変化に最も機敏に対応しなくてはいけない存在であることから，経過中に生じてくる種々の問題を早期に発見し，解決に向けてチームに発議する役割です。この目的を果たすためには，看護学上の知識や技術の向上はもちろん，コミュニケーション能力を高め，コンサルテーションのタイミングを推し量り，他職種とのコラボレーション能力を高める必要があります。看護師が実質的な病棟のかなめとなってチーム医療を推進していく責務があるのです。しかも，チームの構成員は対等が原則ですから，他職種が介入する回復期リハでは，チームメンバーの数だけある様々な考え方に耳を傾け，他者の意見を尊重する柔軟で謙虚な姿勢が求められます。この職責に誇りを持って私たちは日夜活動しています。

［古椎久美］

2）言語聴覚士の立場から

　2002年の診療報酬改定で，リハビリテーション（以下，リハ）医療における言語聴覚療法の位置づけが明確となり，リハ医療は「実用的な日常生活における諸活動の実現を目的として行われる」と明言されました。これにより，言語聴覚療法がいかにあるべきかを整理し，生活モデルに応じた言語聴覚療法とリハ・チームの一員としての自覚がさらに求められることになりました。ここでは言語・コミュニケーション障害や摂食・嚥下障害をもつ患者に対する言語聴覚療法のあり方や言語聴覚士（以下，ST）の役割について述べたいと思います。

a．コミュニケーション障害患者に対するスタッフの働きかけを促す

　コミュニケーションに支障がある患者はスタッフからの働きかけが少なくなる傾向にあります。「コミュニケーションはコミュニケーションによって最も訓練される」ということをスタッフへ促し，働きかけが少ない状況を回避しなくてはなりません。そのため，STは，"誰と"，"どのような方法で"，"どのような内容"のコミュニケーションが可能であるかを明示し，現在可能なコミュニケーション手段を示すことで訓練場面や病棟生活

でのコミュニケーション機会を確保できるようにしています。

b．退院後の生活場面を想定したコミュニケーションを大切にする

　退院後の生活をイメージし，新聞，テレビ，電話，インターネットなどの利用を促したり，外出や家庭菜園での作業など日々の生活の中で会話していくことが大切です。病前，患者がどのような生活をされていたかを，本人，家族，または利用サービス機関関係者などから情報収集したり，在宅訪問時に外出先や近所のお店，交通機関，住民などの住環境を確認してくることもあります。なぜなら，コミュニケーションはさまざまな活動や参加場面で発生するものであり，住環境に則したコミュニケーション訓練は廃用防止や活動性向上に向けた生活デザインに欠かせない要素だからです。

c．他の専門職種に対するSTからの情報発信

　重度の失語症患者の場合，患者に関わるスタッフも意思疎通が困難であるため，STが具体的なコミュニケーション方法を示すことがとても大切になります。"話し言葉以外にもコミュニケーション方法があること"の発見だけでなく，チーム内で統一した方法で関わることでコミュニケーション手段が定着します。病棟の実際の生活場面でコミュニケーションを展開できて初めて，それが普遍化されてゆくことをSTは忘れてはいけないと思います。

d．病棟で病棟スタッフと共に訓練する意義

　言語の機能回復と同時に，生活行為，家事，外出，趣味など諸活動を支えるコミュニケーション能力を促進，定着させるためには訓練場所を訓練室に限定せず，生活の場である病棟に求めることは当然といえます。訓練室で"できるコミュニケーション"を開発・促進し，病棟で"しているコミュニケーション"の展開につなげるのです。"しているコミュニケーション"を定着させるためには，看護師やケア・ワーカーなど病棟スタッフとの情報共有は必須です。患者と最も接点の多い病棟スタッフが一貫性をもって関わることで，患者の"しているコミュニケーション"を高めることができます。

e．訓練室訓練の位置づけ

　脳卒中回復期は生理学的に最も言語機能が改善しやすい時期でもあるため，機能障害に対する個別アプローチも行っています。しかし，ここで忘れてはいけないことは，生活全般の活性化を図ることが，廃用防止とQOLの向上につながるという視点です。訓練の目的として残存能力を伸ばすだけでなく，潜在能力を見出して，これを伸ばしていくことも重要となります。病棟などの生活場面でそれを発見することもありますが，言語機能は最も高次な脳機能の一つであるため，訓練室での詳細な評価や綿密に計画された訓練を遂行することで，潜在能力が見つかることも少なくありません。その点で訓練室での関わりも重要なのです。もちろん，訓練室で学習・獲得された種々の言語機能を日常生活場面へ如何に還元し，生活全般の活性化につなげるかが最終目的となります。

f．STのもう一つの役割：摂食・嚥下訓練

　患者の自立に向けたもう一つのSTの役割が摂食・嚥下訓練です。セルフケアとして，うがい，歯磨き，喀痰排出，および食事摂取（摂食・嚥下）に専門的な立場で関わることは，ほかのADLとの関連や影響が大きいことを認識しておくことが大切です。単に「飲み込めた」や「食べることができた」ということに終始するのではなく，「活動」と「参加」，「生命の維持」から「会食への参加」まで，様々な視点を持たなくてはいけないと考えます。摂食・嚥下障害へのかかわり方の詳細は，第8章2．摂食機能療法の実際の項で詳述しています。

おわりに

　以上，回復期リハ病棟のチーム医療におけるSTの役割について述べました。肝要なのは，リハ・チームの一員として具体的に患者の生活をイメージし，コミュニケーション面だけでなく患者の全体像について論ずることができ，他スタッフと技術を共有できることです。そして，コミュニケーション障害を有する患者を円滑に在宅復帰させる技術・手段を備え，在宅復帰後も地域と連携して，患者のQOLの維持・向上に貢献することがSTに求められていると考えます。

[木村暢夫]

3）医療ソーシャルワーカーの立場から

　当院では昭和37年の開院以来，疾病に伴う心理社会的サポートを行うため医療ソーシャルワーカー（以下，MSW）が配置されるなど医療福祉相談室は古い歴史を持っています。

　平成12年に回復期リハビリテーション病棟（以下，回

復期リハ病棟）が開設された当初より，MSW 1名がリハ病棟専任となり，積極的にチームアプローチへ参画するようになりました。当病棟のMSWの役割としては，①生活再構築に向けた心理社会的支援，②社会資源活用支援，③前方連携・後方連携，が挙げられます。この3項目の実際については第12章で詳しく述べます。

回復期リハ病棟では，患者一人ひとりの状況に即した支援が必要です。MSWの業務は患者・家族との面接だけでなく，各カンファレンスや介護指導への同席など院内多職種との協業，さらには退院前訪問指導やサービス担当者会議への参加や他施設ケアマネジャーとの連携など，多くの医療チームとの連携が求められます。平成12年から数年の回復期リハ病棟開設当初は，専任1名とは言いながら実質的には他病棟や外来の対応も行わざるを得ない状況に陥り，煩雑な業務の中でMSWとしての仕事が充分にできない状況になりました。そのため平成14年には専任2名に増補し，その翌年にはさらに大幅に人員補充を行い，最終的には回復期リハ病棟ごとに専任のMSWがいる体制が整いました。

現在，当院では各回復期リハ病棟に2名の担当MSWを配置しています。その結果，一人の平均担当者数も30名程度となり，密度の濃い支援を行える環境が整いました。種々のカンファレンスはもちろん，退院前訪問指導や病状説明にも全面的に立ち会うことができ，迅速かつ十分な対応ができるようになりました。病棟ごとの把握が充実し，密接に多職種とチーム活動ができるようになりました。しかし半面，急激な人員増はスタッフの経験年数を押し下げ，支援の質の確保が課題となりました。そこで病棟毎の担当ペアを工夫し，経験の浅いスタッフを，中堅スタッフがサポートできる体制にしました。また中堅スタッフも経験主義的にならないために，指導内容や自身が担当するケースの支援内容について，更に経験年数が豊富なスタッフに指導を受けるスーパービジョン体制も構築しました。回復期リハ病棟では，患者・家族は人生の岐路に立って重要な決断をいくつも行っていく必要があるため，それを支援するMSWはしばしば自己不全感に苦しみます。そんな時，スーパービジョン体制はそれぞれのスタッフが悩みを溜め込まず，燃え尽きを防止する上で大いに役立っています。　　　［割石高史］

4）臨床心理士の立場から

臨床心理士（Clinical psychologist, CP）は，様々な心理的，精神的問題を抱えた方々を臨床心理学に基づいた知識と技術を用いて援助する専門職であり，財団法人日本臨床心理士資格認定協会の認定をうけている心理専門職です。回復期リハビリテーション病棟での臨床心理士の役割には，心理社会的アセスメントに基づいた患者・家族・スタッフの心理的問題へのサポートと神経心理学的アセスメントに基づいた高次脳機能評価・認知リハビリテーションという大きな二つの流れがあります。当院では主に前者の心理的問題へのサポートを中心とした業務を行っており，回復期リハビリテーション病棟の入院患者さんに対する心理社会的アセスメント（心理的諸問題へのサポート）・ご家族に対するサポート・スタッフへのコンサルテーション，心臓リハビリテーションの患者さんに対する心理検査・心理教育，外来患者さんへの心理面接，各カンファレンスへの参加などが主な内容です。

上記のようにCPには様々な業務内容がありますが，チーム医療の一員としても様々な連携を行っています。回復期リハビリテーション病棟では，入院患者が抱える心理的問題に対して，他職種（看護師，リハビリスタッフ，医師など）が気づいたことを臨床心理士に情報提供をし，それをもとに患者本人に心理介入を行います。その情報をさらにチームに還元して日頃のケアに役立ててもらいます。病棟師長とのラウンドや毎朝のミーティング・経過カンファレンス・定期カンファレンスへの参加も積極的に行っています。また病棟ごとに介入したケースの経過を共有する時間を設けています。どのような問題について介入し，他職種と連携をとっていくのかなど具体的な点については第13章で後述しますが，心理一方向からではなく，身体面，生活面などの様々な視点，また他職種ならではの専門的な視点からの情報を共有できることも，回復期患者の精神面を支えていく上で重要なチーム医療のメリットだと考えています。
　　　［羽坂雄介］

5）治療体操訓練士の立場から

a．「治療体操」の始まり

治療体操訓練（GT; gymnastic therapy）は当院において，リハビリテーションの運動療法の一つとして，昭和44年から始まりました。当時，医療分野に教育分野としての

"体育"が関わることは，全国的にも珍しく希少な存在でした。ちなみに，他のリハビリテーション医療機関では"医療体育"という名称で"体育"を取り入れていた施設がありました。

b．「治療体操」の目的・独自性

当院が治療体操を取り入れた当初の目的は，体育的アプローチからの運動療法（"体操"を主体にした機能訓練）であり，医療制度下では"集団訓練"や"簡単"に属する対応であります。したがって，その独立性から他のリハビリテーション分野（PT・OT・ST）との協調・協働は少なく，独自の歩みを続けていきました。また，入院中の生活，退院後の社会参加なども含めた「生きがいづくり」を目指した"スポーツ訓練"は，その特殊性から協同を必要とせず，個人的なアプローチ力（指導者の資質）に依存します。したがって，単独で特化した形態で行われていました。

とはいえ，PT依頼により患者を治療体操訓練（体育館・プール）に導入する際は，適合判定のフィードバックを行いますので，必要に応じてPTやそれ以外のスタッフにも状況を伝えていく必要があります。この点で，他職種との情報共有のための連携が必要になります。

c．「回復期リハ病棟」と治療体操

そのような状況下で，平成12年からの"回復期リハ病棟"の設置に伴う治療体操の大きな方針変更としては，訓練導入時の適合判定基準の緩和が挙げられます。具体的には，それまで訓練参加は不適合としていた身体レベルの患者でも，体操の内容を変えたり，プール入水時の装具の着用を認めたり，独歩以外での移動手段（車椅子・歩行器の併用）を認めたりなどして，適合範囲の拡大を図っていきました。また，PTがプールに入り，担当患者にアプローチする個別訓練も可能としました。これらの取り組みは，それまでの治療体操からみると大転換だったと思います。

d．「チーム医療」としての関わりと役割分担

時期を同じくして，心臓リハビリテーション（以下，心リハ）も開始しました。心リハは，心臓疾患のある患者に運動負荷試験を行い，適正な負荷量を処方して運動療法を進めていきます。その目的は，再発予防・健康づくり・QOLの向上」です。対象となる患者に多職種が関わります。治療体操もメンバーの一員として体操指導に関わっています。具体的にはカンファレンスへの参加，ルーチンワークとしての運動プログラム―体操，自転車エルゴメーター，整理運動―の遂行，そして「運動」についての講義を受け持っています。

e．治療体操の今後

医療分野を中心に関わりを持ってきた職種ではありましたが，近年の医療改定により，それまでの医療保険制度における役割を果たすことは難しくなってきています。一方で，介護保険制度の枠組みにも該当しません。これまで作り上げてきた基盤を生かしながら将来を展望した場合，"健康増進"を目的とした部署として位置付けるのが妥当ではないかと考えました。そこで，治療体操部門は「健康増進センター"げんき"」と改められました。

ここでは，利用者の意思に基づき，自立性，運動の適合性，かかりつけ医の意見書からの安全性の担保など，一定の要件を満すことにより任意契約を結びます。医療・介護保険は利用しません。また，対象者は障害の有無に関わらず利用できることにしました。これは，一般的なフィットネスクラブとは大いに違うところです。

これらの経緯を踏まえると，時代の流れによって医療・介護の現場は変遷していくことを改めて感じます。これからも，当院の特色の一つとして，社会にその役割を発信していきます。

[芝崎信也]

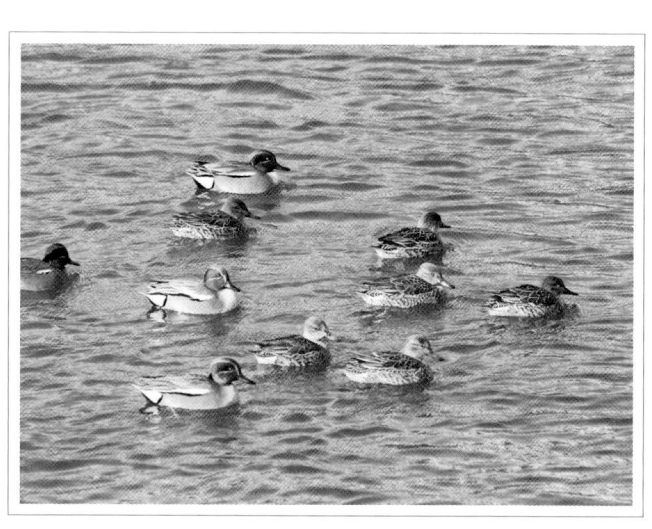

4　当院における電子カルテ導入

後藤 洋一　内科

　これまで当院では電子カルテ導入については慎重な態度をとっていました。部署の垣根を越えた日常の"顔の見えるコミュニケーション"が病院の財産だと思っていたからです。しかし，業務の複雑化にともない診療上の過誤への懸念が増し，回復期リハ病床増加による職員数の急増で，かつてのような気軽なコミュニケーションをとるのが難しくなってきました。業務の非効率が次第に顕在化しつつある中で，平成20年に電子カルテの導入を決断しました。そして平成21年度内にオーダリングシステムの単独稼働を経ることなく，一気にオーダリング，記録，部門別システムの全てを稼働させることになりました。この項では当院での電子カルテ稼働に至るまでの経緯および導入後の状況について簡単に紹介しましょう。

1）導入までの経緯

　平成20年に導入を決定したことを受け，電子カルテ導入委員会を各部門代表を集めて編成し，平成20年10月より開催しました。これが事実上のプロジェクトのスタートでした。すでに電子カルテの導入を終えた数件の病院見学を行った後に，導入業者の選定にとりかかりました。電子カルテ本体については7社からプレゼンテーション，デモンストレーションを受けました。当院が要求した仕様に対する各社からの回答を検討しながら平成21年3月には2社に絞りこみました。そして平成21年5月に電子カルテ本体の発注を決定し，同時に医事システム，薬剤部，検査部，放射線部，リハビリ部，栄養部，健診部などのシステムについても選定し終えました。システム採用の決定を受けて，6月に医師1，医療技術職1，事務職員1，臨時事務職員1からなる医療情報部を設置し，8月上旬には医療情報室を職員がアクセスしやすい場所に開設しました。そこで正式スタートを院内の職員に向けて宣言しました。電子カルテ稼働目標はその時点から6カ月後の平成22年2月1日と決めました。

　今まで職員が全く経験したことのない一括電子化を円滑に行えるかどうか不安でしたが，当院が回復期病棟を中心とした経営で診療科が少ないこと，外来患者数が他の総合病院と比較して多くないことから，なんとか稼働できるのではないかと考えプロジェクトを進めました。

　導入宣言の直後から，業務とシステムの詳細をすり合わせて整理していくワーキンググループを複数立ち上げて検討を重ねました。その中で想定外の事態の発生を危惧する声が多く聞かれましたが，実際にはやってみなければ分からないことが多いので，事前に危惧したことが稼働後には問題にならなかったり，逆に全く想定していなかった問題が大きく立ちはだかることを経験しました。ワーキンググループの重要性は，電子カルテ導入の決意を多くの職員が共有できるかどうかという点にあったと感じています。

2）ハード面の整備と演習

　病院内すべての場所で電子カルテシステムが使用できることを前提として9月下旬にネットワーク業者を決めました。10月中旬にはネットワーク工事，サーバー室の整備工事を開始しました。10月中旬から11月にかけて医療情報部はテンプレート作成に，各部門はマスタ登録を中心に作業を進めました。12月初旬にサーバー設置が一部完了したことを受け，電子カルテの操作法の教育を全職員に向けて実施しました。一方，グループウェアの使用が可能となったので，一部の端末（全端末の25％程度）を各部署に設置し，グループウェアの使用を開始しました。平成22年1月には残りの端末の配置を終了し，正式稼働の約2週間前から3回にわたって外来を中心としたリハーサルを行いました。そして2月1日の本格稼働の日を迎えました。

3）稼働後の状況

　外来では，稼働後3日間程度は患者，職員共に不慣れ

なこともあって混乱が見られましたが，次第に落ち着いてきて1週間後にはほぼ想定していた業務に近づきました。その後も細かい運用調整やプログラム調整を行って現在ではほぼ問題のない運用に至っています。

病棟では，これまでとはまったく異なる状況の出現に全職員，中でも医師，看護師はおおいに戸惑いが認められました。パソコン操作に不慣れな点，また，これまでとは指示の伝達方法が異なる点から混乱が起きましたが，幸いに患者に直接不利益になるような事態は起こりませんでした。経過とともに操作に習熟してくると業務の効率化の利点も次第に表われてきたと思います。現在，職員は操作にかなり習熟してきており，伝達ミスは減少していますが，皆無ではないため時折運用の見直しを行っています。一方，一刻を争う処置の指示など電子カルテだけの連絡では思わぬ漏れが防ぎきれないことも分かり，従前通り重要な事項については直接口頭で連絡をとるなど，電子カルテのシステムだけに頼らないコミュニケーションも必須であると感じています。

診療協力部門ごとの評価では，電子カルテ導入によって業務負担の増した部門，負担の軽減した部門がそれぞれあり，一概に電子カルテ導入が良かったどうかは評価できません。今後の業務を調整していく余地があると考えています。

4）まとめ

当院において平成21年度内に電子カルテを稼働させるという目標は達成できましたが，当初の目標であった電子カルテ導入により医療の質の向上を図ることができたかどうか，その評価にはまだ時間が必要です。チーム医療を実現するためのコミュニケーション手段として語られる電子カルテですが，導入前にコミュニケーション不足がある場合，電子カルテを導入しても必ずしもうまくいかないのではないかと考えています。結局，心地よい挨拶の言葉がとびかう日常のコミュニケーションの重要性には変わりがないと思っています。

【参考文献】
1) 厚生年金病院年報第37巻（平成21年度），厚生年金事業振興団発行，平成22年発行

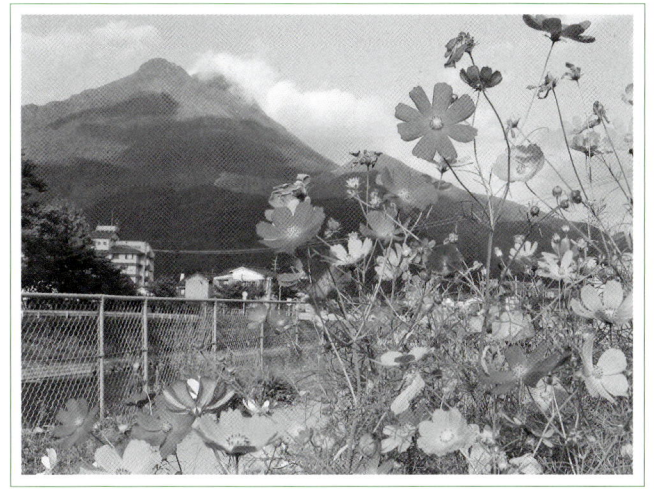

第3章
当院脳卒中回復期リハ病棟での実践

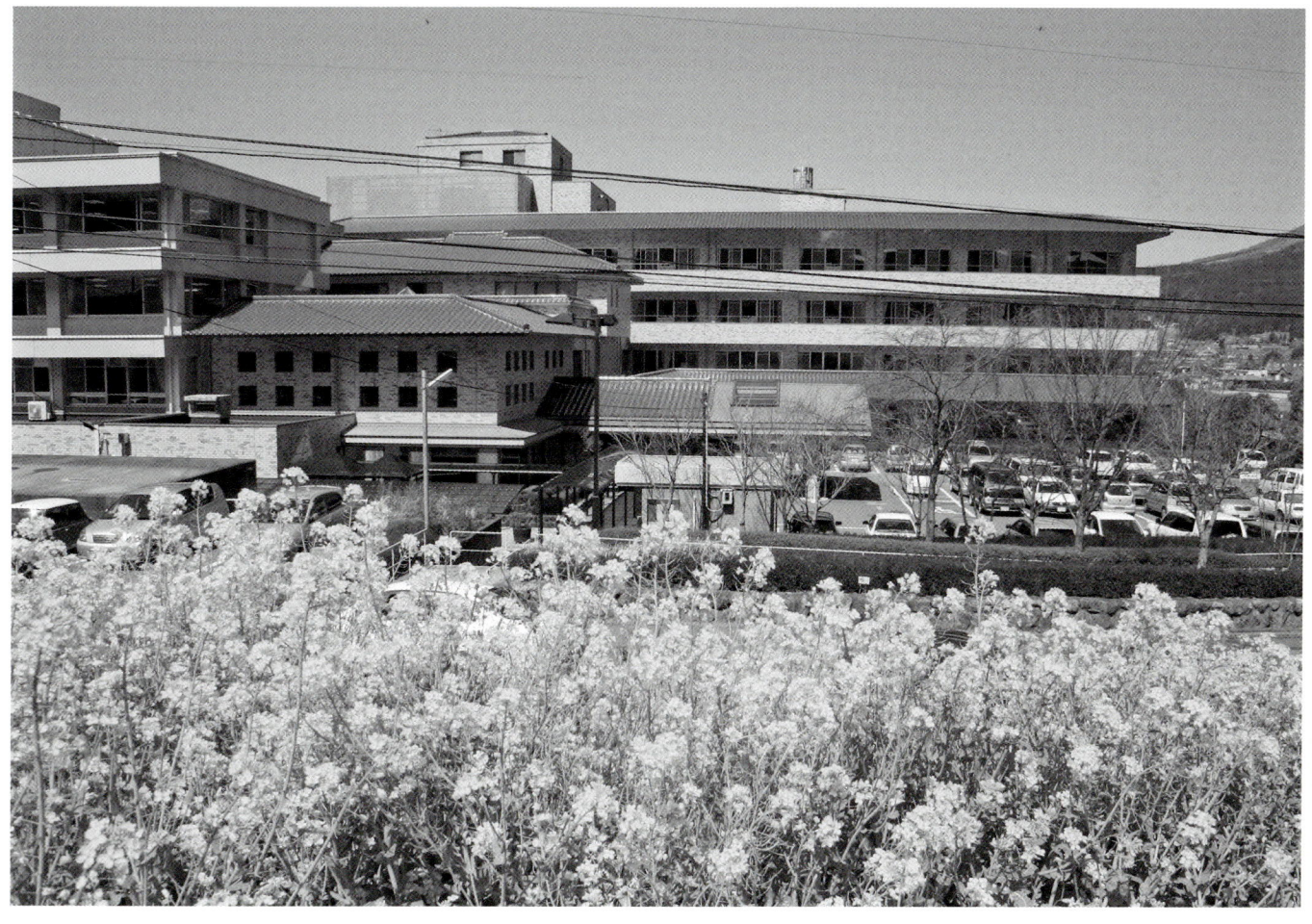

1　10年間における当院リハ対象患者の変遷

佐藤 浩二　リハビリテーション部長

　平成12年回復期リハ病棟発足以降の当院入院患者の地域分布を表1に示します。当院への入院は，県内からの患者が70〜80％を占め，その他20％弱が福岡県を中心とした県外者からとなっています。経年的に見る限り，県内者の割合が微増している傾向にあります。

　各年度の入院患者の疾病分類を表2に示します。疾患別では脳血管障害が65％を占め，年度間での有意な差は認めません。またリウマチ性・変形性関節症の割合が平成15年度以降1桁台と少ないことが特徴としてあげられます。

　入院患者の在院期間を表3に示します。入院患者の在院期間は3カ月未満が全体を通して，また脳血管障害においても85％前後を占めており，この傾向は10年著変ありません。

　当院において最も多い脳血管障害患者の発症から入院までの期間を表4に示します。平成18年から，発症後1カ月以内で入院してくる患者の割合が40％を占めるようになっています。これは平成18年度の診療報酬改定により，回復期リハ病棟入院対象が発症2カ月以内と規定されたことが影響していると考えられます。既述の通り当院は平成12年5月に回復期リハ病棟を1病棟60床立ち上げて以降，平成14年4月に60床，7月に60床，そして平成18年4月に48床と回復期リハ病棟を増床してきたため，半年以上経過したいわゆる維持期（生活期）に属する患者の割合が減り，発症2カ月以内の患者割合が多くなってきたと考えています。

　次にリハ取り扱い実績の推移を提示します。診療報酬の改定により平成14年からは従来の簡単（15分），複雑（40分）から1単位20分という単位制に変更され，平成18年からは疾患別リハとなるなどの理由により，残念ながら詳細なデータの年次別比較はできません。

　表5は平成14年度からの部署別の取り扱い延べ人数をまとめたものです。経年的にはリハ3部門いずれも取り扱い延べ人数は増加しています。しかし，回復期リハ対象患者だけでみると，平成22年度は21年度に比し10％前後低下しています。また，リハビリテーションを受ける患者総数に対する回復期リハ患者の占める割合も，平成21年度には84.9％でしたが，これも22年度に73.1％に低下しています。これらの現象は県内外の回復期病棟の増加によって当院の回復期リハ患者確保が困難になり，平成22年11月から4病棟を3病棟に削減した影響でしょう。現在，回復期が減った分のリハ能力に関しては，亜急性期病床を増加させてリハが必要なのに種々の理由で回復期リハ入院の条件を満たさなかった患者の社会復帰，或いは在宅復帰を支援したり，一般病床における維持期（生活期）患者のADLレベル維持のための短期集中リハ

表1　入院患者の地域別推移（年度は平成）

	12年度	13年度	14年度	15年度	16年度	17年度	18年度	19年度	20年度
大分県	1,176	1,089	1,183	1,293	1,258	1,281	1,234	1,308	1,324
	68%	65%	69%	71%	70%	73%	81%	81%	85%
福岡県	364	419	396	375	368	345	205	215	175
	21%	25%	23%	21%	21%	20%	13%	13%	11%
その他九州各県	64	52	62	66	69	42	28	27	25
	4%	3%	4%	4%	4%	2%	2%	2%	2%
九州以外	121	103	81	90	96	98	65	55	42
	7%	6%	5%	5%	5%	6%	4%	3%	3%
合　計	1,725	1,663	1,722	1,824	1,791	1,766	1,532	1,605	1,566
	100%	100%	100%	100%	100%	100%	100%	100%	100%

表2 入院患者の疾患別推移（各年度3月31日時点での比較）

		12年度	13年度	14年度	15年度	16年度	17年度	18年度	19年度	20年度
脳血管障害	人	174	181	190	169	167	183	187	183	178
	%	60.6	69.3	63.8	64.3	60.9	63.1	65.2	65.6	65.7
クモ膜下出血	人	7	5	2	6	5	9	12	8	20
	%	2.4	1.9	6.7	2.3	1.8	3.1	4.2	2.9	7.4
脳出血	人	79	66	70	62	60	72	67	56	56
	%	27.5	25.8	23.5	23.6	21.9	24.8	23.3	20.1	21.7
脳梗塞	人	87	109	107	93	96	90	98	105	92
	%	30.3	41.8	35.9	35.4	35%	31.0	34.1	37.6	33.9
その他脳障害	人	1	1	11	8	6	12	10	14	10
	%	0.3	0.4	3.7	3.0	2.2	4.1	3.5	5.0	3.7
高血圧疾患	人	2	0	0	1	0	1	1	0	0
	%	0.7	0.0	0.0	0.4	0.0	0.3	0.3	0.0	0.0
心疾患	人	12	7	7	5	5	9	5	6	4
	%	4.2	2.7	2.3	1.9	1.8	3.1	1.7	2.2	1.5
呼吸器疾患	人	0	0	1	0	1	2	1	0	0
	%	9.0	0.0	0.3	0.0	0.4	0.7	0.3	0.0	0.0
胃・十二指腸疾患	人	1	0	0	0	0	0	1	0	0
	%	0.3	0.0	0.0	0.0	0.0	0.0	0.3	0.0	0.0
肝臓・胆嚢疾患	人	2	0	1	1	0	0	0	1	0
	%	0.7	0.0	0.3	0.4	0.0	0.0	0.0	0.4	0.0
リウマチ性・変形性関節疾患	人	7	51	79	54	13	21	5	9	18
	%	2.4	19.5	25.6	20.5	4.7	7.2	1.7	3.2	6.6
内分泌疾患	人	19	1	5	6	10	6	4	1	0
	%	6.6	0.4	1.7	2.3	3.6	2.0	1.3	0.3	0.0
振動病	人	0	1	0	0	0	0	0	0	0
	%	0.0	0.4	0.0	0.0	0.0	0.0	0.0	0.0	0.0
その他	人	70	20	15	27	78	68	83	79	71
	%	24.4	7.7	5.0	10.3	28.5	23.4	28.9	28.3	26.2
合　計	人	287	261	298	263	274	290	287	279	271
	%	100	100	100	100	100	100	100	100	100

に充てています。

　部署ごとにみると理学療法は，脳血管系が75％，運動器系が25％前後ですが，運動器系への関わりがやや増加してきています。しかし，疾患別人数の比率では脳血管系82％前後と両年度間で差はありませんでした。作業療法では脳血管系がこれまで90％以上を占めていましたが，これも平成20年度以降は運動器系が増加しています。また回復期の占める割合は平成21年度は92％まで伸びてきていましたが，平成22年度は81.8％となりました。対象疾患の比率では脳血管系85％，運動器系15％とこれも年度間で差はありませんでした。言語聴覚療法では嚥下療法の増加などにより年々介入件数が伸び，平成22年には回復期の占める割合は95％に至りました。しかし他部署と同様の理由で平成22年度は87.1％に低下しました。

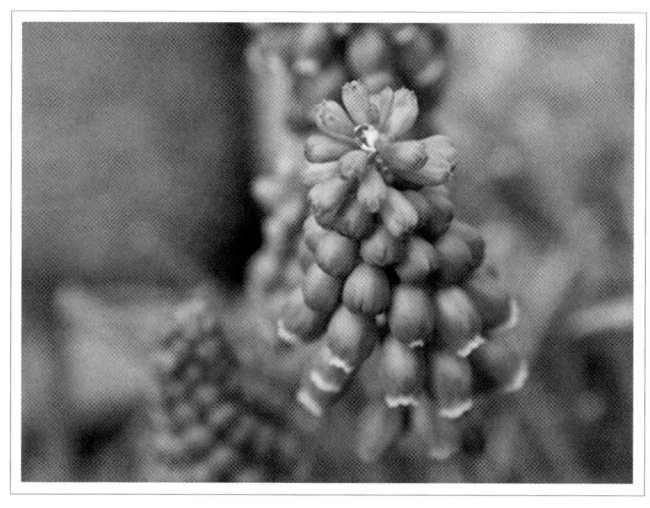

表3　入院患者の在院期間別推移 (各年度3月31日時点での比較)

			12年度	13年度	14年度	15年度	16年度	17年度	18年度	19年度	20年度
1カ月未満	全員	人	133	92	135	115	123	142	116	99	95
		%	46.3	35.2	45.3	43.7	44.9	49.0	40.4	35.5	35.0
	脳血管	人	68	66	74	59	75	85	64	50	48
		%	39.1	36.5	38.9	34.9	44.9	46.4	34.2	27.3	26.7
2カ月未満	全員	人	90	81	66	63	57	62	72	71	65
		%	31.4	31.0	22.1	24.0	20.8	21.4	25.1	25.4	24.0
	脳血管	人	68	46	43	40	32	41	44	49	50
		%	39.1	25.4	22.6	23.7	19.2	22.4	23.5	26.8	27.7
3カ月未満	全員	人	27	41	50	42	48	39	50	68	69
		%	9.4	15.7	16.8	16	17.5	13.4	17.4	24.4	25.5
	脳血管	人	17	32	40	38	30	23	35	49	45
		%	9.8	17.7	21.1	22.5	18.0	12.6	18.7	26.8	25.0
6カ月未満	全員	人	35	45	16	43	45	43	48	39	40
		%	12.2	17.2	5.4	16.3	16.4	14.8	16.7	14.0	14.8
	脳血管	人	20	36	14	32	30	32	43	34	36
		%	11.5	19.9	7.4	18.9	18.0	17.5	23.0	18.6	20.0
1年未満	全員	人	2	1	31	0	1	4	1	2	2
		%	0.7	0.4	10.4	0.0	0.4	1.4	0.3	0.7	0.7
	脳血管	人	1	0	19	0	0	2	1	1	1
		%	0.6	0.0	10.0	0.0	0.0	1.1	0.5	0.5	0.6
2年未満	全員	人	0	1	0	0	0	0	0	0	0
		%	0.0	0.4	0.0	0.0	0.0	0.0	0.0	0.0	0.0
	脳血管	人	0	1	0	0	0	0	0	0	0
		%	0.0	0.6	0.0	0.0	0.0	0.0	0.0	0.0	0.0
合計	全員	人	287	261	298	263	274	290	287	279	271
		%	100	100	100	100	100	100	100	100	100
	脳血管	人	174	181	190	169	167	183	187	183	180
		%	100	100	100	100	100	100	100	100	100

表4　脳血管疾患の発症から入院までの期間別推移 (各年度3月31日時点での比較)

		12年度	13年度	14年度	15年度	16年度	17年度	18年度	19年度	20年度
1カ月未満	人	20	15	4	55	48	46	75	78	76
	%	11.5	8.3	2.1	32.5	28.7	25.1	40.1	42.6	41.3
3カ月未満	人	46	101	53	53	84	66	99	93	63
	%	26.5	55.8	27.9	31.4	50.3	36.1	52.9	50.8	34.3
6カ月未満	人	12	29	91	33	2	36	3	2	1
	%	6.9	16	47.9	19.5	1.2	19.7	1.6	1.1	0.5
1年未満	人	26	15	22	6	5	1	0	0	5
	%	14.9	8.3	11.6	3.6	3	0.5	0	0	2.7
1年以上	人	70	21	20	22	28	34	10	10	39
	%	40.2	11.6	10.5	13	16.8	18.6	5.3	5.5	21.2
合計	人	174	181	190	169	167	183	187	183	184
	%	100	100	100	100	100	100	100	100	100

表5 部署別取り扱い延べ人数（平成14～22年度）

	理学療法 全体 人数	疾患別	人数	%	回復期 人数	%	疾患別	人数	%	作業療法 全体 人数	疾患別	人数	%	回復期 人数	%	疾患別	人数	%	言語聴覚士 全体 人数	疾患別	人数	回復期 人数	%	疾患別	人数
14年度	63,613	—	—	—	29,674	46.6	—	—	—	48,640	—	—	—	27,112	55.7	—	—	—	19,372	—	—	14,223	73.4	—	—
15年度	68,504	—	—	—	48,697	71.1	—	—	—	55,520	—	—	—	42,891	77.3	—	—	—	23,056	—	—	20,067	87.0	—	—
16年度	66,920	—	—	—	47,570	71.1	—	—	—	54,393	—	—	—	42,021	77.3	—	—	—	21,636	—	—	18,831	87.0	—	—
17年度	75,317	—	—	—	60,133	79.8	—	—	—	63,975	—	—	—	50,005	78.2	—	—	—	34,002	—	—	28,581	84.1	—	—
18年度	74,004	—	—	—	63,380	85.6	—	—	—	63,993	—	—	—	57,963	90.6	—	—	—	48,004	—	—	44,919	93.6	—	—
19年度	76,925	脳血管	60,457	78.6	66,856	86.9	脳血管	55,333	82.8	68,148	脳血管	62,481	91.7	62,603	91.9	脳血管	57,553	91.9	34,766	脳血管	34,766	32,617	93.8	脳血管	32,617
		運動器	16,468	21.4			運動器	11,523	17.2		運動器	5,667	8.3			運動器	5,050	8.1		運動器	0			運動器	0
20年度	77,164	脳血管	61,158	79.3	66,195	85.8	脳血管	56,249	85.0	69,238	脳血管	60,399	87.2	63,095	91.1	脳血管	56,149	89.0	35,162	脳血管	35,162	33,426	95.1	脳血管	33,426
		運動器	16,006	20.7			運動器	9,946	15.0		運動器	8,839	12.8			運動器	6,946	11.0		運動器	0			運動器	0
21年度	77,233	脳血管	58,849	76.2	65,598	84.9	脳血管	54,278	82.7	69,105	脳血管	58,121	84.1	63,588	92.0	脳血管	54,231	85.3	33,790	脳血管	33,790	31,787	94.1	脳血管	31,787
		運動器	18,384	23.8			運動器	11,320	17.3		運動器	10,984	15.9			運動器	9,357	14.7		運動器	0			運動器	0
22年度	84,240	脳血管	61,039	72.5	61,607	73.1	脳血管	50,722	82.3	73,532	脳血管	60,421	82.2	60,148	81.8	脳血管	51,083	84.9	36,448	脳血管	36,448	31,747	87.1	脳血管	31,747
		運動器	23,201	27.5			運動器	10,885	17.7		運動器	13,111	17.8			運動器	9,065	15.1		運動器	0			運動器	0

2　治療成績とその推移

佐藤 浩二　リハビリテーション部長

　平成13年度から22年度までのリハ部門における回復期リハ病棟に関する学会発表と論文投稿は計74編でした。この74編の内容を，①回復期病棟のシステム作りに関するもの，②実績や効果に関するもの，③その他回復期での取り組みの紹介など，に分けると，それぞれ①16編，②21編，③37編となりました。項目ごとの演題名を表1にまとめました。

　当院回復期リハの実績や効果について述べるにあたり，②の21編の原稿を概観すると，年度ごとにテーマを決めて日々業務に取り組んだ結果，どのような成果が得られたか一目瞭然になり，私たちの取り組み上の努力と進歩を理解していただけると考えます。リハ専門病院の当院では年々，担送レベル・経鼻栄養，気管切開，重度高次脳機能障害など重症患者の受け入れが増加し，しかも高齢化が進み併発症も増加する中で，なるべく併発症も院内で治療しながら重症例を受け入れてきました。この表を見ると，そんな状況の中でもその時々でテーマを決めて患者の在宅復帰に努力してきた有様が分かっていただけると思います。たとえば，重症例でも車椅子を終日使用するのではなく，断続的に使用することで起居・移乗動作ひいてはADLレベル全般が向上し，それが退院後の患者の自立度を高めることに繋がっていくことを実証しました。また，入院中の訓練に個別性を持たせ，患者個々の在宅での生活を可能な限り再現して訓練指導を行うことで，退院後の在宅生活の中で実際に活動性が広がり参加の機会も増えていることも示されました。厳しい状況の中でも回復期リハ病棟の目的である「寝たきり予防と在宅復帰」を目指して様々な取り組みを行い，着実に効果を上げてきたと考えています。

　最後に平成18年4月から平成22年まで回復期リハ病棟に入院した脳卒中患者と廃用症候群の実績について，「脳卒中患者の傾向と提供単位数の効果」（2010.10. リハビリテーション・ケア大会in山形），「廃用症候群患者の傾向と提供単位数の効果」（2011.2. 全国回復期リハビリテーション病棟連絡協議会全国大会）として発表した結果をもとに概説したいと思います。統計分析には統計ソフトSPSS Ver.17を用いています。

表1 学会発表と論文投稿

①回復期リハ病棟のシステム作りに関するもの

年度	テーマ	報告者
13	毎日の情報交換こそカンファレンスの原点	佐藤浩二
13	回復期リハビリテーション病棟を中心に	佐藤浩二
14	回復期リハ病棟における退院調整の進め方―障害を抱える高齢者を在宅に帰すためにすべきこと―	佐藤浩二
14	転倒防止に向けた歩行許可証の効果	尾方英二
15	セラピスト間の徹底協議で単位配分パスを作成	佐藤浩二
15	回復期リハビリテーション病棟における実用歩行獲得に向けた装具療法の取り組みと今後の課題	梅野裕昭
16	当院における回復期リハビリテーション病棟での係わり―回復期リハビリテーション病棟専用単位配分パスの紹介―	辛嶋美佳
16	当院における病棟ADL充実に向けた取り組み―セラピストと看護師とのワークショップ4年間の成果―	黒瀬一郎
17	回復期リハビリテーション病棟における理学療法―回復期リハビリテーション病棟におけるADLへの取り組み―	辛嶋美佳
17	実用的ADL獲得に向けたチームアプローチの実践ツール―回復期リハ病棟ワーキングスケジュールと回復期リハ病棟専用単位配分パスの紹介―	梅野裕昭
19	回復期リハビリテーション病棟から在宅へ―ソフトランディングのポイント―	佐藤浩二
19	回復期リハビリテーション病棟における病棟理学療法	辛嶋美佳
20	"できるADL"を"しているADL"として定着させるための作業療法士と看護師の連携モデルの構築	佐藤友美
20	当院回復期リハ病棟における退院前訪問指導の動向	矢野高正
20	ケアプランの立案へ活かす早出遅出の一考察	出口智美
20	言語聴覚士による病棟Communication ADLの視点と実践的運用	外山　稔

②実績や効果に関するもの

年度	テーマ	報告者
13	回復期リハ病棟における住環境整備指導の取り組み―パンフレットを用いた指導を通して―	篠原美穂
13	当院の回復期リハビリテーション病棟の成果と課題―OT・PT・STの立場から―	米倉正博
14	回復期リハビリテーション病棟における作業療法の関わり―開設1年半の成果と課題―	米倉正博
16	当院における早期実用歩行獲得に向けた取り組みの成果と今後の課題	渡邊亜紀
17	回復期リハビリテーション病棟における効果―車椅子偏重からの脱却の視点より―	辛嶋美佳
17	当院のリハ病棟における車椅子偏重からの脱却へ向けた取り組みと成果	篠原美穂
18	回復期リハビリテーション病棟における病棟ADLの充実に向けて―当院の取り組みの成果の検証―	篠原美穂
18	脳卒中患者の退院後の参加につながる入院中の活動への働きかけの成果―環境と活動・参加の関係性より―	佐藤友美
18	当院回復期リハ病棟における"する排泄行為"の獲得に向けた関わりの成果	出口智美
18	車椅子を多用しない病棟生活への転換に取り組んで―BI得点の改善率からみた成果―	篠原美穂
19	車椅子を多用しない病棟生活転換への取り組み―Barthel Index（BI）得点の改善率から見た成果―	篠原美穂
19	一部限定的に歩行移動を取り入れ在宅生活を送る予定で退院した18名のその後―2年後の歩行能力調査から―	辛嶋美佳
19	実用歩行獲得に向けた理学療法士の意識の変化とその成果	黒瀬一郎
19	病棟ADL訓練の推進と他職種とのコミュニケーション状況の変化	松浦圭佑
20	回復期リハ病棟における当院版　早出・遅出リハの取り組み	丸渕さゆり
20	入院早期からの効果的なリハプログラム提供の体系化に向けて―ADL重症度別の傾向分析―	辛嶋美佳
21	回復期リハ病棟における当院版早出・遅出リハの取り組みの成果	丸渕さゆり
21	病棟ADL向上に向けたこれまでの取り組みと成果―バーセルインデックスと日常生活機能評価の関係性を通して―	梅野裕昭
21	当院回復期リハ病棟における退院前訪問指導の動向	田中由紀

③その他の回復期の取り組みの紹介など

テーマ	報告者
回復期リハビリテーション病棟での作業療法を経験して　湯布院厚生年金病院	佐藤浩二
回復期リハ病棟開設の結果と課題―作業療法士の立場より―	佐藤浩二
当院における脳卒中クリニカルパスに沿った摂食・嚥下機能療法の紹介	木村暢夫
回復期リハビリテーション病棟における転倒事故分析と早期歩行自立に向けた取り組み	尾方英二
回復期リハビリテーション病棟における摂食・嚥下障害者の現状	木村暢夫
回復期リハビリテーション病棟開設2年の成果と今後の課題	辛嶋美佳
回復期リハビリテーション病棟における自宅退院へ向けた住環境整備への関わり	五賀　誠
回復期リハ病棟における住環境整備の関わりと現状の課題	五賀　誠
回復期リハビリテーション病棟における理学療法士の係わり―本病棟開設2年半でのPTの意識変化―	辛嶋美佳
当院における自己訓練指導の紹介―効率的な自己訓練の体系化を目指して―	黒瀬一郎
当院の回復期リハビリテーション病棟における脳卒中患者の装具作成の現状と今後の課題	渡邊亜紀
当院におけるリハ総合実施計画書の活用の視点と課題―回復期リハ病棟職員の意識調査を通して―	篠原美穂
当院の回復期リハ病棟における病棟ADL充実へむけた取り組み	篠原美穂
実用的なADL獲得に向けたセミ長下肢装具の活用	大西咲子
自宅退院後の「している活動」を想定した実用歩行訓練のあり方―自宅退院後の歩行実効状況調査より―	高橋朋子
高次脳機能障害を有する患者の自宅復帰に向けて―予備的調査―	村田絵美
当院回復期リハ病棟における単位配分パスの導入による病棟ADL向上への取り組み	熊谷隆史
回復期リハ病棟における患者介入への質的変化	森元大樹
当院の回復期リハ病棟における病棟ADLの展開―BI得点分析による成果と課題―	篠原美穂
当院回復期リハビリテーション病棟での復職に向けた取り組みと成果	江口志穂
回復期リハ病棟における活動向上の訓練の成果―食後の歯磨き動作への関わりを通して―	田渕真紀
当院回復期リハ病棟における重度脳血管障害患者に対するチームアプローチの成果	松浦圭祐
当院における転倒予防教室の紹介と成果	尾方英二
脳卒中患者に対する運転シミュレーター利用効果の一考察	丸渕さゆり
脳卒中患者の作業と自己効力感の関係について　回復期リハ病棟での効果的な作業療法実践に向けた予備的調査	森山愛子
ICFの理念に沿った当院リハビリテーションサービスの実践	篠原美穂
回復期から維持期へのスムーズな連携を目指して―滞在訓練の取り組み　第二報―	佐藤友美
金属支柱付き短下肢装具（靴型）の装着方法に関する研究―装着自立の阻害因子の検討―	西ノ園龍太郎
失語症者に対する関係スタッフ間での意識の違い―アンケート調査を通して―	鈴木智子
専門性を活かしたチーム作り―若さをプラスに変える環境作り―	辛嶋美佳
回復期リハビリテーション病棟における訓練拒否を示した失語症患者について	平野由梨衣
回復期リハビリテーション病棟における入院患者の夕食後の過ごし方について	高原由衣
複数担当制のあるべき姿の検討―PT・OT・STサービスの充実に向けた当院の取り組み―	松浦圭祐
「する活動」の獲得を目指した有意義な情報交換についての一考察―「食」への関わりを通して―	冨田晶子
当院回復期リハ病棟における情報共有に関する現状調査と今後の課題	上原江利香
退院後の生活から見えた滞在訓練の成果と課題―質の高い在宅生活を求めて―	大田　繁
転倒・転落予防に向けた当院の取り組み―転倒予防ワーキンググループの役割―	佐藤浩二

1）回復期リハ脳卒中患者の特徴とリハ実績, 及び提供単位数の与える効果について

平成18年4月から22年1月末までに回復期リハ病棟に入院した脳卒中患者は1477名（脳内出血510名, 脳梗塞967名）でした（表2）。病型, 性別に関しては年度ごとに有意差は認めませんでした。平均年齢は平成18年度では74.7歳でしたが, 平成21年度は71.6歳とやや若年化しています。発症から入院までの平均期間は, 年を経るごとに短縮され平成21年度では27.8日でした。平均入院期間は, 各年度を通して120余日でした。平均 Barthel Index（BI）得点は, 入院時の平均50点から退院時には平均20点ほど改善しています（表3）。有意な年度差は認めませんでした。自宅退院率は, 平成18年度62.7%, 19年度66.6%, 20年度70.8%と年々向上していましたが, 平成21年度は65.0%とやや低下しています。これに対し一日当りの平均リハ提供単位数をみると平成18年度には4.9単位, 19年度は5.5単位, 20年度は6.6単位と漸増していましたが, 平成21年度は5.4単位と低下していました。

図1　提供単位数と BI の改善度の関連

提供単位数	度数	BI の改善度
< 4	170	13.3±16.4
4≦, < 6	658	15.7±15.7
6≦	649	23.9±18.3

検定：Tukey HSD, 3群間において P<0.0001

提供リハ単位数とリハ成績との間に関連があるのではないかと考え, 一日の提供単位数を4単位未満, 4単位以上6単位未満, 6単位以上の3段階に分け, すべての患者で BI 得点の改善幅を比較してみました。すると3群間で有意差を認め, 明らかに提供単位数が多いほど大きな改善が得られることが示されました（図1）。

このように最近4年間の脳卒中リハ患者のリハ成績とリハ提供単位数の関係を調べますと, リハ提供単位数の確保がリハ成績の向上に大きく関与することがわかりました。この事実は全国回復期リハビリテーション病棟連絡協議会の実態調査報告書（2009年10月）の提供単位数の効果と一致しています。

表2　回復期リハ病棟入院脳卒中患者内訳と入院状況 （年度は平成）

	18年度	19年度	20年度	21年（～1月）	合　計
総数（名）男／女	432 255／177	405 236／169	366 220／146	274 164／110	1477 875／602
平均年齢	74.7±11.5	74.1±10.7	73.0±11.5	71.6±12.4	73.6±11.5
病型（名） 脳出血 脳梗塞	148 284	129 276	138 228	95 179	510 967
入院までの期間（日）	33.7±23.3	32.8±22.9	30.0±14.9	27.8±17.1	31.4±20.4
入院期間（日）	122.6±52.3	123.6±52.0	128.6±54.4	122.9±56.0	124.4±53.4

＊＊：P<0.01

表3　回復期リハ病棟脳卒中患者の治療成績と自宅退院率

	18年度	19年度	20年度	21年（～1月）	合　計
BI 得点 　入院時① 　退院時②	48.9±26.5 67.6±30.0	52.3±26.7 73.0±28.8	49.0±26.5 71.0±29.4	47.9±28.8 68.0±31.5	49.7±27.0 70.0±29.8
BI 差②-①	18.7±16.0	20.7±17.0	22.0±18.4	20.9±18.3	20.3±17.3
自宅退院率（　）：在宅	62.7 (65.7)	66.6 (69.8)	70.8 (71.0)	65.0 (65.7)	66.1 (68.2)
提供単位数	4.9±1.0	5.5±0.9	6.6±0.9	5.4±2.0	5.6±1.4
職員数（名）	82	100	113	116	

提供単位数：入院期間中の総提供単位数÷入院期間

2）回復期リハ廃用症候群患者の特徴・リハ実績と提供単位数の影響について

次に回復期リハ病棟における同様の検討を廃用症候群の患者で行ってみました（表4-1）。平成18年4月から22年1月末までに回復期リハ病棟に脳血管等リハで入院した2105名のうち廃用症候群が主病名の265名について, 年度ごとの特徴とリハ成績, 提供単位数の影響について調べました。脳血管等リハの対象患者は, 平成18年度566名, 19年度573名, 20年度546名, 21年420名となり, そのうち廃用症候群はそれぞれ68名, 57名, 74名, 66名でした。これら患者の入院期間は年を追って短縮し, 平成21年度には平均77.7±28.9日でした。平均BI得点は入院時, 退院時とも年度間に有意差はなく, BI得点の改善幅にも同様に差を認めませんでした。全員の平均値は入院時44.1±25.3点から退院時58.1±29.7点と改善しており, 改善幅は14.0±16.2点でした。患者の自宅退院率も年々増加し, 平成21年

表4-1　回復期リハ病棟に入院した廃用症候群の内訳

	18年度	19年度	20年度	21年（〜1月）	合　計
脳血管等リハ（名）	566	573	546	420	2105
廃用症候群（名） （男／女） ％	68 (39／29) 12.0	57 (32／25) 9.9	74 (44／30) 13.5	66 (35／31) 15.7	265 (150／115) 12.6
平均年齢	77.7±11.9	78.3±9.7	76.9±9.9	76.9±8.7	77.4±10.1
入院までの期間（日）	33.2±17.1	24.5±16.2	28.5±15.9	17.1±14.9	25.9±17.1
入院期間（日）	107.5±37.1	82.6±36.2	78.4±25.2	77.7±28.9	86.6±34.1

表4-2　回復期リハ病棟に入院した廃用症候群の治療成績と自宅退院率

	18年度	19年度	20年度	21年（〜1月）	合　計
BI得点 　入院時① 　退院時②	39.7±24.3 51.2±30.4	46.5±26.5 62.5±29.3	42.9±25.7 57.6±30.4	47.9±24.7 61.9±27.7	44.1±25.3 58.1±29.7
BI改善度 差②−①	11.6±16.6	15.9±15.9	14.7±17.1	14.1±14.9	14.0±16.2
自宅退院率％ （　）：在宅	42.6 (45.6)	49.1 (63.2)	55.4 (59.5)	68.2 (74.2)	54.0 (60.4)
提供単位数	3.0±1.2	4.9±1.3	5.9±1.2	5.5±1.4	4.8±1.7

提供単位数：入院期間中の総提供単位数÷入院期間

図2　廃用症候群における提供単位数と自宅退院率

退院先（自宅とその他）
Mann-Whitney検定，P<0.01

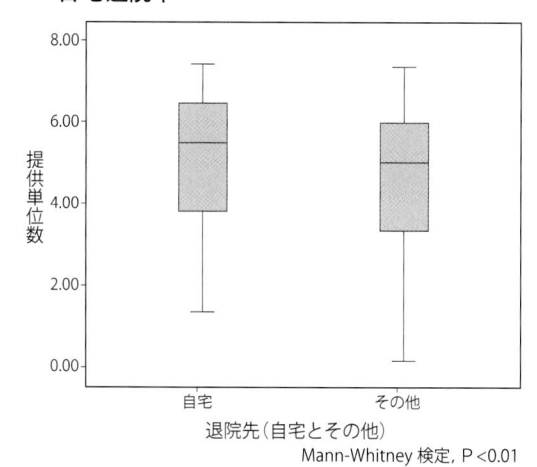

図3　提供単位数によるBIの改善度

提供単位数	度数	BIの改善度
＜4	87	9.9±15.6
4≦, ＜6	95	15.1±15.3
6≦	83	17.2±17.0

t検定　＊：P<0.05

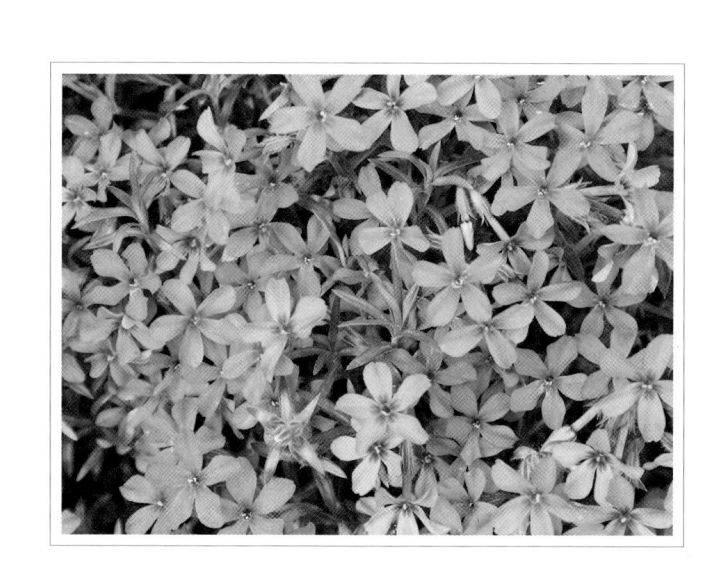

　度は68.2％でした（表4-2）。一日当りの平均提供単位数は平成18年度3.0±1.2単位，19年度4.9±1.3単位，20年度5.9±1.2単位と増加していましたが，平成21年度は5.5±1.4単位にとどまりました。Mann-Whitney検定を行った結果，提供単位数が多いほど自宅退院率が有意に高いことがわかりました（図2）。一日の提供単位数を4単位未満，4単位以上6単位未満，6単位以上に分けて検討してみても，各群のBI得点の改善幅の平均は，9.9±15.6点，15.1±15.3点，17.2±17.0点となり，t検定では4単位未満と6単位以上の群間において有意差を認めました（図3）。

　以上，年度間比較を行うことで年を追って入院期間の短縮，及び自宅退院率の増加傾向が認められ，それはリハ提供単位数の伸びと関係していることが推測されました。つまり一日6単位3時間以上リハを行うことがBI得点の著明な改善に繋がること，また提供単位数が多いほど自宅退院率が高まること，が示されたといえます。

3　思い出深い症例から

江口志穂　作業療法士 ／ 洲上さゆり　作業療法士 ／ 山下泰裕　理学療法士
江藤江利香　理学療法士 ／ 友重裕一　言語聴覚士

1）脳出血症例——患者さんに寄り添う姿勢の大切さを実感したケース

Aさんとの出会い

私の思い出深い患者さんは，40歳代の男性Aさんです。私はまだ2年目のリハ職員として駆け出しの頃でした。Aさんは発症前には会社の経営者として多忙な日々を過ごしておられました。釣りや野球観戦，ジム通いと，何かにつけ意欲的で，これまで大きな病歴はありませんでした。しかしその日，突然，脳出血（左被殻）で倒れました。発症直後は大変落胆していたようですが，前向きで社交的，努力家なAさんは，「経営者として復帰したい」と強い希望を示され，当院に転院して来られました。私が当院入院後にAさんに初めてお会いした時，Aさんは右上下肢に重度の麻痺をきたして車椅子に座っていました。トイレや衣服の着替えにも介助が必要でした。

リハビリテーションの導入

入院1カ月後にAさんは母の初盆を控えており，「長男として役目を担いたい」と相談して来られました。それを実現するために，私たちは家族の介助で外泊できるよう着替えの練習やトイレに行く練習，四脚杖で歩く練習など，自宅生活を想定した動作訓練を計画しました。Aさんは常に私たちの提案や指導を真剣に聞かれ，納得され，訓練は順調に経過しました。

不安と苦しみ，揺れ動く気持ち

訓練開始から3週間後のことです。Aさんは慣れない足の装具—短下肢装具を使っていました—の着用に苦労していました。私は一生懸命着脱の要点を説明したつもりでしたがうまくいきません。5分ほど経過し，額に汗して辛そうな表情となったAさんを私が手伝おうとしたその時，突然Aさんは「手を出すな！自分でやる！」と私の手を払いのけ，装具を床に叩きつけました。温厚で努力家なAさんが初めて苛立ち，感情を見せた瞬間でした。感情の高ぶりが収まった後，呆然とするAさん。私はただ驚き，かける言葉も思いつかず，気まずい時間が流れました。

その日の全ての訓練が終わった夕方，薄暗くなった訓練室の前で，Aさんは車椅子に座ってしょんぼりと私を待っていました。「今日はごめん。あんなことして，本当に悪かった。一人でできるようになりたいんだ。だけど，できなくてイライラしてしまって……」と涙ぐみながら苦しそうに言われました。私は，Aさんを「前向きで社交的，温厚な努力家」と捉え，"できる活動"が順調に増えてきたことで"訓練は順調"と思っていました。その努力家としての姿の裏にある，人間として当然な真実—若くして発症した苦しみやこれからの人生を考えたときに常に迫ってくる焦燥感，不安—など，Aさんの揺れ動く気持ちに自分が十分に寄り添えていなかった，と気づいた瞬間でした。

目標達成に向けた協働

Aさんが初めて見せた感情表出，それを私が気づいて受けとめようとし始めた時から，Aさんは"本当はやってみたいこと"や"長男として，社長としての立場"，"親として子への想い"など，少しずつ"本音"を聞かせてくれるようになりました。

お風呂に入ったり，着替える練習では，私が提案する方法に対して「もっとこうしたら楽にできる」と一緒になってアレンジし，動作方法も一緒に考え，"指導される患者"から"一緒に考え，協働する患者"に変わってゆかれました。

4カ月後，一本杖と短下肢装具を使用し屋外歩行は自立，自宅内の移動は裸足で自立し退院されました。退院時は自動車も左足で操作できるよう改造して運転できるようになって，見事に社長業に復帰されました。退院後も定期的に連絡をくださいますが，7年経過した今も社長としての重責を担っておられます。

Aさんとの訓練で教えられたこと

若輩の私が人生の先輩である患者さんの気持ちを"分かる"ことは難しいと思います。また若い療法士は自分

の人生経験の浅さから「患者さんが信頼してくれないのでは」と漠然とした不安があるものです。しかし，Aさんの担当を経験して，若くても"想いを話せる療法士"になる姿勢は大切であると思いました。この"寄り添う姿勢"は，患者さんが「仕方ない」という諦めや「これでいいのか」という焦燥感から抜け出すための支えになると思います。退院後，Aさんから「退院してからも困ることがいろいろ出てくるんです。そんな時，自分で考え，工夫できる力が必要であり，それを少しでも入院中に経験できてよかった」という言葉をいただきました。Aさんとの訓練経験は私に，"患者さんと共に考え進めていく"重要さを教え，それが療法士として歩んでいく礎となりました。　　　　　　　　　　　　　　　［江口志穂］

2）脳梗塞症例──求められる社会参加の獲得に向けて

ここで紹介するBさんは，私がセラピスト2年目に担当した方で，現状に苛立ちながらも，退院後の目標をしっかりと持ち続け，それを達成していかれた40歳代の女性です。

Bさんとの出会い

Bさんは夫と子供2人の4人暮らしで，主婦業と高校の養護教諭を両立されていました。ある年の11月，脳梗塞を発症し，救急病院を経て当院の回復期リハ病棟に入院されました。入院当初は，左上下肢に麻痺を認め，左側の空間がうまく認識できず（左半側空間失認）に頻繁に左側の物にぶつかるなど，日常生活に介助を必要としていました。

Bさんは「子供のために母親の役割を果たしたい」という強い思いがあり，復職を希望されました。私たちはカンファレンスで，復職と母親の役割を再獲得するためのリハ計画を話し合うことになりました。

本格的なリハビリの開始──不安が自信に変わる

リハビリ開始時，Bさんは，どうしてこんな病気になってしまったのか，今後どのような生活に変わっていくのか，母親の役割が果たせるのか，など色々な不安や焦りと闘っていました。私は彼女の不安を少しでも取り除き，今目の前の目標に集中してもらうために，リハ計画表を作ってみました。身近な動作を日単位や週単位の比較的短期間で獲得するためのリハ目標の予定表で，結果を記載しながら取り組みの変化が目に見えて分かるようにしたものです。例えば，片手で上服を着る，ボタンをとめる，靴を着脱するなど，諸動作の一つ一つの獲得を確認できるように，またそれを積み重ねて目標とするひとつながりの動作に導けるように組み立てました。何から始めてよいのか分からないと焦りばかりが空回りしている患者さんにとって，地道に，しかし着実に目標に向かっていることを実感してもらうことが大切だと思ったからです。その後，目標に向かって努力しながら，少しずつでも進歩していることが確認できたBさんは，徐々に精神的に落ち着いてゆかれました。

目標は"母親"の再獲得

入院2カ月目，Bさんから「4月には子供の入学式に出席したい」，「お弁当も作らなくちゃいけなくなるし，片手でも料理ができるようになりたい」といった具体的な希望が聞かれるようになりました。自分に自信が持て，将来への希望がもてるようになった兆候と捉えました。そこで，退院に向けたリハ計画の一環として毎週末の自宅外泊を実施することにしました。相談して"外泊の際には掃除機かけと料理を1品作る"といった課題を出してみました。夫にはBさんができる家事を事前に説明し，外泊時に動作などを確認していただきました。外泊初日，不安な夫はBさんの家事を許可しませんでした。外泊から戻ったBさんはがっかりした表情を浮かべていました。そこで私は夫にBさんの気持ちを代弁して，「できないと決めてさせないのではなく，Bさんのできることを活かしていけるように目配り，気配りをしていただけないでしょうか」とお願いしました。社会復帰はご家族の協力なしでは達成できない，そのことを繰り返し伝えていきました。夫のご理解のもと，2回目以後の外泊では，Bさんは洗濯や調理，T字杖での屋外散歩や階段昇降など，病院での成果を自宅で発揮されるようになりました。入院4カ月，一つ一つの動作にまだ時間がかかるものの，夫やお子さんの協力も得て，母としての役割を果たせるようになり，自宅退院となりました。

Bさんのリハビリを振り返って

退院から7年経った現在も，Bさんからお便りがあります。そこには，凛とした母親Bさんの姿があります。お手紙には，しっかり子育てをしていること。退院当初は食事の準備が2，3時間程度かかっていたけど，現在は家事も手早く上手にできていること。外出先でたくさん

の困難に遭いながらも，ご自身で少しずつ解決していかれた様子など，たくさんの出来事が綴られていました。Bさんは退院後も，自分の希望を達成するために，立ち止まらず，一つ一つの苦難を整理し，できることから克服していかれました。これも母として妻としての目標に向かって，あきらめずに進んで来られた結果だと思いつつ，入院中の訓練もひな型として少しは役立ったのかなと思いました。私がBさんから学んだことは，"患者さんがその能力を最大限に発揮するためには，入院中から5年，10年先の将来を見据えた訓練・指導・支援の取り組みが欠かせない"というリハビリテーションに対する治療者としての姿勢です。　　　　　　　　　［洲上さゆり］

3）くも膜下出血症例——高次脳機能障害を呈す患者の訓練を通じて

Sさんとの出会い

私の心に残る症例は，はじめ自分から動こうとせず，ベッドで布団をかぶり呆然としていたSさんです。手足の麻痺は軽度でしたが，注意力が散漫でいつもキョロキョロと周囲を見ていました。何でも視界に入ったものには手に触れようとしました。Sさんは歩けるのですが，ふらつきが強く，いつも誰かが付き添っていました。発語はありましたが，数分前に話した話も覚えられず，乏しい表情で「ぼちぼちです」，「そうですね」といつも同じ返事をされるので会話も続きませんでした。Sさんの症状はその後"前頭葉症状"と診断されました。この他の前頭葉症状としては，思い通りに身体を動かせないこと，自発性が低下してその場しのぎの行動をとること，身近な問題さえ自己解決できなくなること，計画性の欠如，感情抑制の欠如や短期記憶の低下などに及びました。

Sさんは，問いかけに対してなかなか応じることができませんでしたので，症状の把握と整理，分析で大半の時間を費やしました。

脳機能を取り戻す

交互に絡み合っている脳機能の症状に対しては，一つ一つの症状を焦点化して訓練するのではなく，目的動作を遂行していく中で，そこに求められる能力を引き出すことを優先し，リハビリテーション計画が作成されました。コミュニケーションも十分に取れない状態でしたので，効果が高いと期待される訓練を敢えて優先せず，Sさん自身が興味を示し，意欲的になれるメニューを集めました。まずは好きなゴルフから開始しました。すると，今まで訓練室での運動には自発性も示さず集中もできなかったSさんが，自ら立ち上がり，スイングスタンスを保てるようになりました。その後は何度も素振りをし，グリップの握り方やスイングの角度などについて，楽しそうに会話を始めたのです。これをきっかけに，毎日の出来事を思い出すことから開始し，思い出を順番に組み立てられるようになり，治療後半には日記の記録にまで到達されました。Sさんの日記は内容がおもしろく，職員からも親しみを込めて「トゥーリオ日記」と呼ばれるようになり，職員間での話題によく登場するようになりました。

退院の準備：家族指導の重要性

入院4カ月目に入り，病棟での生活リズムが少しずつ確立されてくると，次は具体的に自宅環境に戻るための指導が必要となります。Sさんには，まずは自宅環境に慣れるため，頻回に外泊することを提案しました。これには，ご家族に対する高次脳機能障害への理解を深めていただくこと，可能な範囲で協力できる手応えをご家族自身に得てもらうことが大切です。Sさんのご家族は協力的で，すぐに理解も得られたため，外泊した際にはゴルフの打ちっ放しに行く，買い物に出る，外泊時の日記を一緒に書く，などの課題を次々に手掛けていただき，理想的な外泊訓練を進めることができました。

入院6カ月後，全てのことを自分だけで行うことは難しい状態でしたが，食事や着替え，トイレといった身の周りの動作は独りでできるようになり，自宅に退院されました。

Sさんの治療を通して思ったこと

Sさんの治療を通して，重度の高次脳機能障害—Sさんの場合は前頭葉症状でしたが—に対するアプローチの難しさを痛感しました。同じ診断名でも高次脳機能障害患者の症状は多様です。日々の細やかな状態観察と整理，分析から得られた結果と目標とする生活機能の向上の間を繋いでいくアプローチが大切になります。日々探究し，工夫するリハビリテーションのあり方が問われます。

そして実際の訓練内容は，基本的に自分で選択し，決定してもらう方が効果的だと思いました。患者が受け身になる訓練ではなく，患者本位でリハ計画を立てること

です。患者にとっての興味のある活動が原点になり，それを訓練時間だけの関わりではなく，24時間毎日の生活の中に広げていくことこそ重要であると思いました。退院から1年を経過した現在，Sさんはご家族による温かい自宅でのリハビリテーションに支えられて，在宅生活にも慣れ，通所リハビリにて訓練を継続しているそうです。

[山下泰裕]

4）頸髄損傷症例──生活再建に取り組んだ10代の頸髄損傷者例

私の思い出深い症例は，脊髄を損傷した10代女性のHさんです。脊髄損傷は大別すると交通事故などの外力により脊髄が損傷する外傷性脊髄損傷と加齢などによる骨関節の変性によって生じる内因性脊髄損傷があります。外傷性脊髄損傷は20代と50代に多く，頸髄の損傷が75％を占め，その80％が男性です。頸髄損傷の予後は，受傷部位によって獲得可能な能力に差があり，受傷部位が頭部に近いほど，麻痺の範囲や障害の程度は重度となります。

Hさんとの出会い

さて，私が担当したHさんは，ある年の5月に自宅ベランダから転落した際に頸髄損傷を受傷されました。救急病院へ搬送され，生命は取り止めましたが両手足と体幹（胸・腹部）の麻痺に加え，排尿排便など排泄機能も障害されました。同年6月，リハビリテーション目的で当院へ転院してこられました。最初に出会った時は，日常生活の全ての動作に介助を必要とされ，移動もリクライニングできる車椅子でないとめまい（起立性低血圧症状）が生じてベッドから離れることができませんでした。今後のリハビリの方針を検討するリハビリテーションカンファレンスでは，「車椅子を使って更衣や排泄などが独力で行えること」，「家族や友人と一緒に外出できること」，「最終的には復学し学校生活が送れる能力を再獲得すること」などを在院期間中の目標としました。

リハの進行を邪魔する症状への対応

入院2カ月目，車椅子で過ごす時間やリハビリの訓練を進める上で，めまいや気分不良を引き起こす血圧調整障害と排泄の障害が支障となりました。特に排便や排尿の障害は失禁することで訓練が中断されるだけでなく，精神的にも大きな落ち込みを引き起こしていました。排泄障害に対処する手段として，まず一日の排尿リズムを把握した上で，排尿時刻を予測しました。トイレに行ってもすぐに排泄できるわけではありません。一日に数回15〜20分間程度便座に座ってもらいタイミングを計りました。同時に毎日変化する排尿時刻に合わせて訓練時刻の変更をこまめに行い，排尿パターンに合わせた動作訓練を日々行いました。また，車椅子の高さと合わせた高床式の特殊な便器を使用するなど，きめ細やかな調整と動作方法の検討を幾度となく繰り返して動作獲得を目指しました。

補助具を使った日常生活練習

補助具は，失われた機能や能力を補う用具です。補助具を使った生活動作の練習は，身体機能の改善を求める患者からは拒否されることも多く，「手足が動くようになればそんな道具は必要ない」と全く練習を行ってもらえない場合もあります。Hさんもはじめは補助具の見た目や補助具が永久に必要なのではと戸惑われ，使用に消極的でした。しかし，機能や能力が変化してゆく時期に身体状態に見合った補助具を使用することは，日常生活での自立度を高め，そのことが能力向上に繋がります。握力が弱かったHさんに対しては，最初は柄の太いスプーンやフォーク（写真1），学習ペンを用いた練習，ベッド上を移動する際の摩擦を軽減するシートや特殊な移乗台（写真2）を作成しました。入院から3カ月経過後にはこれらの補助具を活用することで，ベッド上や車椅子上で一人で行える活動が増加し，活動範囲も拡大していきました。

意欲を高める工夫

受傷に至った原因が自宅ベランダからの転落と難しい側面があったので，入院期間中には本人およびご家族へ

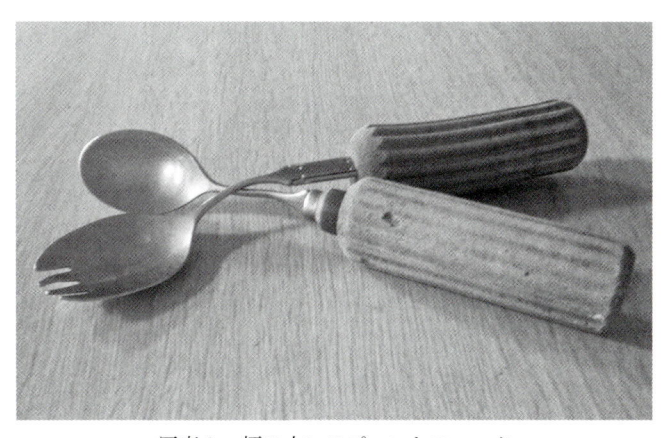

写真1　柄の太いスプーンとフォーク

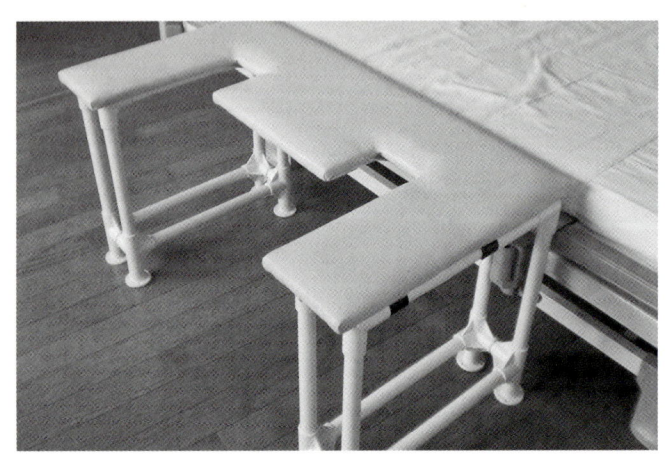

写真2　特殊な移乗台

の心理面への配慮も重要でした。

　Hさんの治療動機を保つために，訓練計画の提案には工夫を凝らしました。例えば，Hさんが望む目標に対し，獲得しなければいけない機能的要素や動作の要領と達成予定期間を説明した上で，訓練の優先順位や自己訓練として必要なメニューについて一緒に検討しました。また，一日単位でスケジュール計画"一日の過ごし方表"をHさんに作成してもらって日々，取り組んでいただき，目標が達成された時にはその都度，チーム全体で確認作業を行いました。これは本人に達成感を抱かせ，さらなる動機づけにとても役立ちました。はじめは計画から実践までセラピストの援助が多く必要でしたが，この作業を繰り返していく中で，小さくても自分で立てた目標が達成できることを実感されるようになってからは，「良くなりたい」といった漠然とした目標でなく，「ベッドの上ではなく，1時間以上車椅子に座って勉強できるようになりたい」，「外出して焼き肉を箸で食べたい」といった具体的な内容に変わっていきました。もちろん，それらのご自分で立てた目標に対しては，病棟環境の中で実施できるよう可能な限り調整，支援を行いました。

車椅子スポーツで社会参加を！

　4カ月目，社会参加の促進を目的に車椅子バスケットを勧めてみました。Hさんは元美術部で，ほかにも手芸や読書などの文化的な趣味をお持ちでした。なので文化的な活動で社会参加を図るのが通常の道筋だったかもしれません。しかし，スポーツをすることで身体機能の向上と車椅子操作の要領が飛躍的に向上するのではないかと考え，ここは私の方から勧めてみようと決めたのです。この提案をHさんは受け入れてくれました。まずは，マット上で長座位でのパスから開始し，車椅子駆動しながらのドリブルやパス・シュートなどを練習しました。こうした訓練の結果，Hさんは夜間，病院職員が行うクラブ活動にさえ参加されるようになり，病院生活を越えて10代の女性らしい溌剌とした姿を見せるようになりました。退院前には，県下で開催されている四肢麻痺者を対象とした車椅子バスケットボール大会の観戦も行かれたのです。ここでHさんは同じような障害をもった多くの若い頸髄損傷の方々と出会い，その活躍する姿に励まされることになりました。

退院後の目標とその達成に向けて

　入院5カ月目，Hさんは更なる生活機能向上を目的に更生施設へ入所されました。約半年が経過した現在，彼女は施設でバスケットボールを継続され，試合出場も予定されています。また，将来の目標についても自ら計画し一つずつ実行している様子で，「日々，充実しています」との報告を受けてとてもうれしかったです。

Hさんを担当して思ったこと

　回復期リハ病棟でHさんを担当した6カ月間は，頸髄損傷による心身機能や能力が最も大きく変化し，その後の生活基盤を築かなくてはいけない重要な期間でした。しかも6カ月間は短いものです。その期間で訓練として優先されるのは基礎能力の向上ということになりましょうが，それだけに留まっても不十分です。病院という特殊な環境で決まった時間に決められた内容の訓練を毎日行っているうちに「病人だから仕方がない」，「周りに迷惑をかけないように身の回りのことさえできればいい」と仕事や趣味活動など様々なことを諦め，生きる目的や希望を見失っている患者も少なくないと思います。Hさんを担当して，たとえ6カ月という限られた期間でも，はじめから退院後の患者の生活圏を広げる視点で関わっていく重要性を改めて認識しました。そしてそのためには入院中であっても，患者が自分のリハを立案し，主体性を持って日々を過ごせるようなリハ環境にすることが第一歩だと思いました。

［江藤江利香］

5）言語訓練に趣味活動を取り入れて活動性が向上した一例

　当院では，退院後毎日いきいきと過ごしてもらえるように，また，退院後の生活に思いを馳せてもらえるよう

に，入院中から患者さんに「いきいきメニュー」を提供しています。当院にて使用している「いきいきメニュー」とは，ウォーキングやグランドゴルフなどの身体的運動，陶芸や編み物などの手仕事・手作業，将棋や囲碁などのレクレーション，料理や掃除・洗濯などの日常生活活動，自治会の仕事や老人会・婦人会活動などの文化教育活動の五つのカテゴリーに活動項目を分類し，小冊子として発行したものです（第17章-2参照，写真1）。この「いきいきメニュー」は入院オリエンテーション時にリハ療法士から患者に配布し，直接活動・参加へのきっかけになれば，という目的で活用しています。ここでは，病前から将棋が趣味であった患者の言語機能訓練に将棋を取り入れた内容を導入したことで，入院中のみならず退院後もいきいきとした生活へと繋ぐことができたケースを紹介したいと思います。

症例のプロフィール

60代男性，利き手は右手（使用手は左手）。

現病歴：X年12月，夕方より体調不良を訴え自宅で様子をみていた。翌日，家人が尋ねた際に倒れているところを発見し，近医脳外科に救急搬送された。頭部MRIにより，心原性脳梗塞と診断され入院加療を受けた。回復期リハ目的にて当院に転院してきた。

既往歴：心筋梗塞を認める。

画像所見：頭部MRIにて左中・下前頭葉後方部の皮質から側頭・頭頂葉にかけて広範囲な病巣を認めた。

神経学的所見：意識は清明であり，視力・聴力共に問題はみられず。麻痺は右片麻痺を認め，Brunstrom-stageで上肢Ⅱ・手指Ⅱ・下肢Ⅱであった。

神経心理学的所見：失語症注意障害，半側空間無視を認めた。

生活歴：将棋が趣味で若い頃から入賞する程の腕前であった。

入院時身体機能評価：日常生活自立度（Barthel Index）：25／100点であった。

入院時の状況

入院時のコミュニケーション状況としては，人の話が理解できない，自分の思ったように話せない，何が書いてあるのか理解できない，文字が書けない状態であり，病棟生活では，意図した語が正しく発話できない喚語困難や意味の理解を伴わずに相手の言った言葉を繰り返す反響言語，意図した言葉と別な言葉が出てしまう錯語などがコミュニケーションを阻害していました。家族やスタッフとのやりとりには聞き手の推測や内容確認などの配慮が必要であり，会話は十分に成立しませんでした。また，他患とのやりとりを行う場面も認められませんでした。

食事場面では右側の食物の見落としや食べ残し，右半身を扉にぶつけるなど，あたかも右の空間が存在しないかのように行動する半側空間無視の症状が目立ちました。また，一つの課題に対し集中することや，大勢の人が会話している部屋で，特定の人の話を聞くことが困難であり，注意障害の症状がありました。

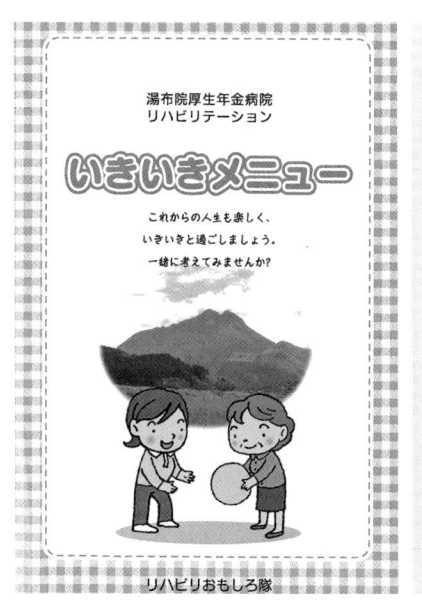

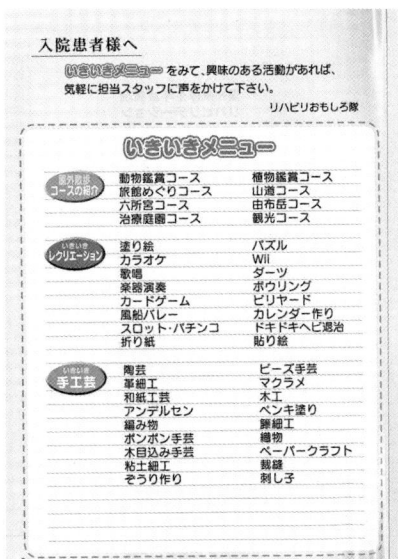

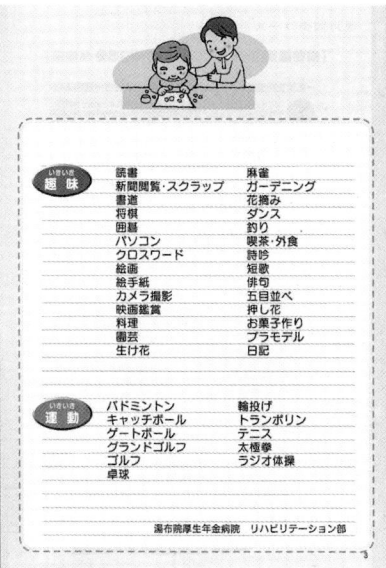

写真1　いきいきメニュー・全79種

将棋導入のきっかけ

訓練自体は拒否されませんでしたが，言語機能訓練60分間に対し，机上訓練への集中が20分間程度しか持続できませんでした。そんなある日，ご家族から，患者が病前より将棋を趣味としており，若い頃から入賞する程の腕前であったとの話を伺いました。そこで，言語機能訓練や高次脳機能訓練に加えて将棋を用いた訓練を試みることにしました。

将棋導入時の様子と治療介入

患者は注意障害にもかかわらず好きな将棋では20分以上集中して取り組むことができました。しかし，駒の配置を誤ったり，右側の駒（金将4-1）に手を触れる気配はなく，対局が成立しない状態でした。病棟生活においても，訓練時以外はベッドに横になっていつもテレビを見ており，他患とのやりとりは観察できませんでした。そこで，半側空間無視に対する訓練方法として，患者から見て左側の駒を将棋盤から削除して右側5列だけで戦ってもらい，右側への注意を促しました。併せて，病棟生活の中でも将棋ができる場所を設定し，活動参加へと繋げるための環境調整を行いました。

将棋訓練がもたらしたもの

将棋開始時は，机上訓練20分間・将棋40分間と分けて実施していき，徐々に機能訓練での集中時間の延長を図りました。その結果，机上訓練においても60分間集中して取り組むことが可能となり，言語機能及び高次脳機能の改善も確認されました。

将棋では，将棋盤上全ての駒を使用することが可能となり，右側からの攻めに対しても適切に対処することができるようになりました。また，計画的な駒の操作がみられ駒の配置ミスもなくなり，将棋対戦が実現可能になりました。その頃から病棟生活にも変化が生じ始め，自身で将棋の準備を行い，他患を誘って将棋を行う場面が増えていきました。もちろん他患と対等に将棋を行うことができていました。そのうち患者から「息子と将棋がしたい」との発言が聞かれ，家族来院時にも自身で将棋を準備し，息子と一緒に将棋を行う場面がみられるようになりました。

退院時の状況とその後

X＋1年7月患者は退院し，施設に入所することになりました。コミュニケーションの評価では，簡単な質問はすぐ理解して正しく返答することが可能となりました。患者から自発的に話しかける場面も増え，聞き手の配慮が若干あれば会話が成立するようになっていました。病棟生活でもスタッフだけではなく他患とのコミュニケーション場面が増えました。将棋だけでなく，病棟でのレクリエーションに一緒に参加する場面も増え，他患に冗談を言って共に笑うなどのシーンも見られるようになりました。

食事場面では右側の食物の見落としや食べ残しはなくなりました。半側空間無視は依然残存していて右半身を扉にぶつけたり右側の物に気づかない状況は続いていましたが，そんな時にちょっとした声掛けで気づくことができるようになりました。

退院後も施設入居者と共に将棋を楽しみ，家人が施設へ訪ねた際には，一緒に将棋を行っていると聞きました。

症例を通して思ったこと

失語症や注意障害，半側空間無視によって長時間の机上訓練が難しい患者に対し，興味ある活動を取り入れ，その活動から集中力を向上させ，机上訓練へと繋げていくことで，能力面のみならず生活機能全般の向上が得られました。その原動力になったのは患者が根っから好きだった将棋でした。"楽しい"気持ちが集中力を育み，机上訓練にも良い影響を及ぼし，さらには会話の獲得，自然な対人交流，活動参加と繋がっていきました。

太田は，「人間は，心が動けば体が動く」と言い，「その人にあった目標を見つけて，ご本人の力をうまく使いながらサポートすることが大切である」と述べています[1]。本症例を通して，効果的なリハを行い，退院後のいきいきとした生活へ繋げるには，患者の「楽しい」や「やりたい」という気持ちが必要なのだと痛感しました。そして患者の隠れた可能性を引き出すためには，患者のそれまでの人生や価値観を知り，患者の内面の気持ちを感じ取り，訓練に活かすための何らかのヒントを探るという努力が肝要だと思いました。

［友重裕一］

【参考文献】
1) 太田仁史監修，森山志郎著：心が動く脳卒中片マヒ者，心と体15年，荘道社，2001年

第4章
理学療法士・作業療法士・言語聴覚士の専門技術とその伝承

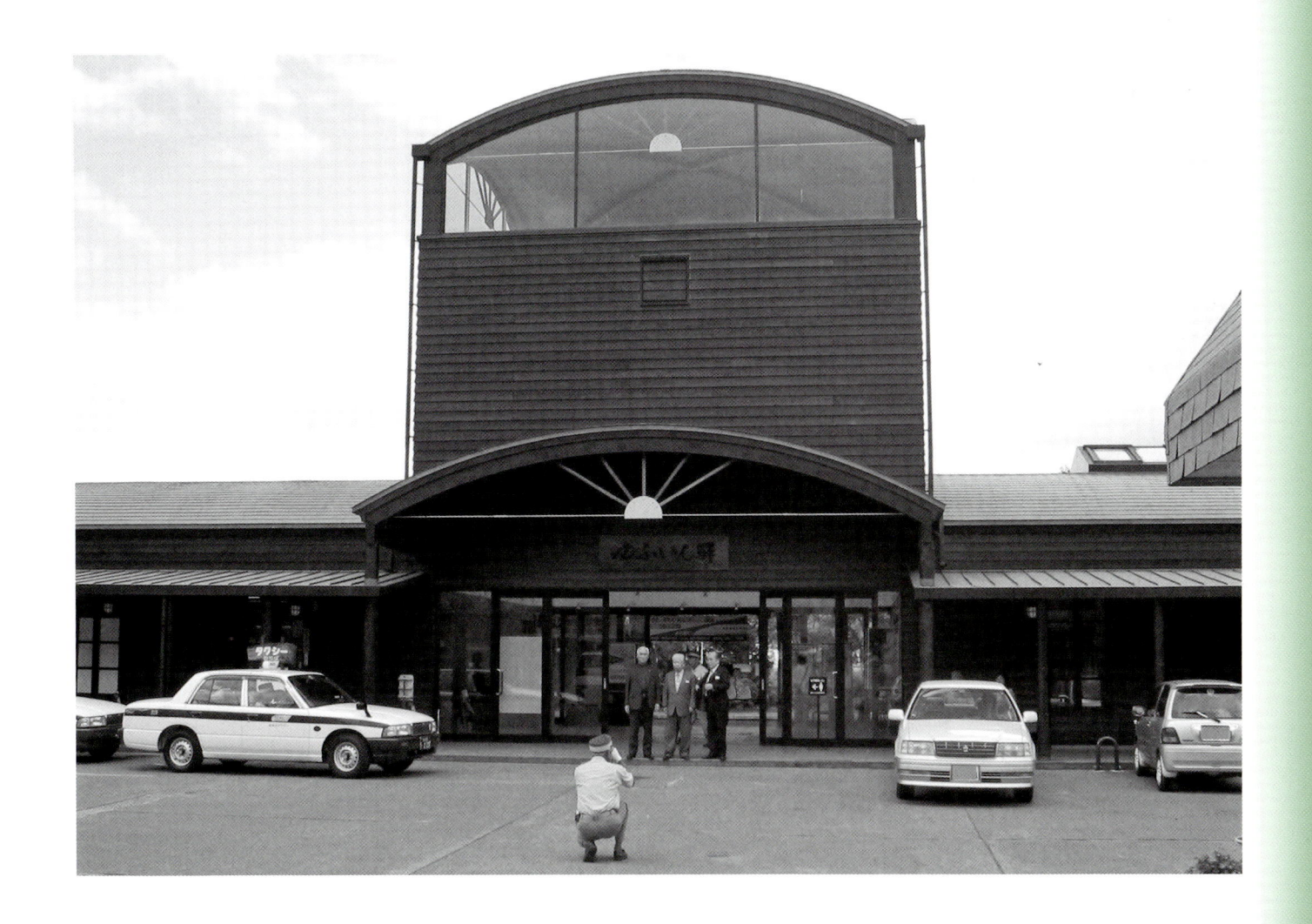

1 理学療法士の仕事

渡辺 亜紀　理学療法主任技師

はじめに

これまでにも述べてきたように，回復期リハビリテーションにおける医療サービスは，多職種参加によるチームアプローチが原則であり，効率よくリハビリテーションのプロセスを進めていくにはチーム自体の成熟が必要です。ここでは，そのリハチームの中における理学療法士（PT）の役割について述べたいと思います。

1）ICFの理念に沿ったリハにおけるPTの役割

当院におけるチーム医療は，ICFの理念に沿って患者の"する活動"を見据えてチームでリハ計画を立て，集中的にADL能力の向上を目指す取り組みです。そのために，実際の生活の場である病棟に焦点を置き，"できる活動"を私たち理学療法士が訓練し，看護師が"しているADL"として定着させていくという協業体制をとっています。

これまで一般に理学療法は，訓練室で行う機能回復訓練が日常化しており，ADL訓練も訓練室内で行う"模擬的"訓練となってしまい，実用性とは直結しにくい面がありました。回復期リハ病棟の設立をきっかけに，入院患者にとって実際の生活の場である病棟においても，実際の活動を通して訓練を行う活動向上訓練を多用するようになりました。そこでは実践的な動作が重視され，より患者の生活に密着した実用性の高い活動が展開されています。この訓練室から病棟への訓練主座の転換は，"できる活動"の発掘と向上に大きく寄与していると考えています。

2）実用歩行に向けて

歩行はPTが取り組む主要なテーマですが，この歩行を単なる機能訓練としての歩行ではなく"実用歩行"にするのが私たちの目標です。大川は，"実用歩行"獲得の重要性について，「歩行は各種ADL，ASLの基本となるものであり，QOL向上の要である。また，生活の活発化により廃用症候群の悪循環を予防し改善させることができる。そのため，歩行自立はリハプログラムの最大のポイントとなる」と述べています。この考え方に基づけば，歩行は日常諸活動の重要な要素として捉えられます。たとえば私たちは実生活の中で，居室から食堂までの歩行や尿意を感じた時に居室とトイレの間を移動する歩行などの訓練を集中的に行います。そこには生理的欲求に基づく目的があり，取り組みはおのずと真剣なものになります。そこには"模擬的"訓練で見えなかった様々なバリアや必要な技術が待ち受けています。食事時に食堂に向かう患者や職員の群れをかいくぐり，排泄が間に合うか時間とのたたかいもあり，歩いてたどり着いても椅子を引いて座らねばならず，トイレの戸も開閉しなくてはいけません。目的を達成するためにちりばめられたこれらの種々の動作を，症例ごとの耐久性やスピード，安定性，認知機能などを考慮して指導していくのがPTの役割です。PTはその専門性を発揮し，個々の症例に応じた動作方法の開発・指導，歩行補助具の選択や使い分けなどを実施していきます。

3）実用歩行早期訓練導入に伴う装具の変遷

歩行補助具に関しては，かつて当院ではプラスチック製の短下肢道具の処方が多かったのですが，活動向上訓練の導入以降は金属支柱付き短下肢装具の処方が増加しました。その背景には，発症早期の立位・歩行訓練の有用性が謳われる中，まだ体幹・下肢の支持性が低かったり，痙性が強い患者にとって，床との広い接地面で安定させ，足関節の動きを促通し，膝関節や股関節の可動性・支持性を向上させるなど，金属支柱付き装具の機能性が期待される現実があると思います。その結果，立位での更衣や洗面動作，掃除機かけ，調理動作，屋外歩行などの日常生活動作がより安定して行えるようになってきました。金属支柱付き装具には，患者の機能変化によって継ぎ手を調整するためのネジが取り付けられていますが，

PTは患者の活動内容に応じてその場で継ぎ手の調整ができるように，ポケットにいつもドライバーとスパナを携帯しています。

このように早期に立位・歩行を導入し，車椅子を極力使用しない方針をとることで，下肢機能の低下，ひいては活動性の低下を防止しています。

4）"できる活動"から"している活動"へ

こうしてPTが先鞭をつけて確立できた"できる活動"は，さらに昼夜を問わぬ病棟の日常生活の中で看護師の協力を得て"している活動"として定着させていきます。できるようになった活動とその要領の伝達は，主に「軒下カンファレンス」を通して行われます。このカンファレンスは他章でも紹介しましたが，朝や昼休み夕方など業務の間隙をぬって"かしこまらずに"，"いつでも"開くことを前提にしています。このちょっとした話し合いの中でPT，看護師，ケアワーカーなどが各々の専門的評価をもとに意見を出し合い，病棟ADLとして取り上げる行動の種類と程度を決めていきます。実行してみて問題があれば，それも軒下カンファレンスで再検討から修正を行います。加えて，週に一回主治医別に行われる経過カンファレンスでは，医師，看護師，リハ主任，主任補佐，MSW，臨床心理士など患者に関わる多職種で集まり，日々変化する患者の経過を見ながら再評価や目標，手段の修正を逐次行っています。このカンファレンスを実施することで，各チーム間の差が少なくなって効率もよくなり，効果的なリハプログラムが実践できるようになったと感じています。

5）許可証の発行

たとえば自立歩行の範囲を病棟から院内へ拡大するなど，行動の質や量の許可に関しては，「活動認定証」の発行を一律に制度化しています。「活動認定証」は安全に"している活動"になったと思われる活動に関して，PTの評価に各職種の意見を加え，さらに主治医の承認を得て発行しています。「活動認定証」は患者のベッドサイドに掲示されて患者の安全の目安になる一方，その更新は"している活動"の進展を表すため，患者にとってもよい励みになっているようです。

おわりに

以上，チーム医療におけるPTの役割を簡単に述べました。今後，さらに質の高いチームアプローチを実践していくためには，患者を中心としてこれまでの職種の垣根や限界を越えた"Interdisciplinary team"作りを目指すことが重要だと考えています。

【文献】
1) 大川弥生：介護保険サービスとリハビリテーション，p77-95，中央法規出版，2004

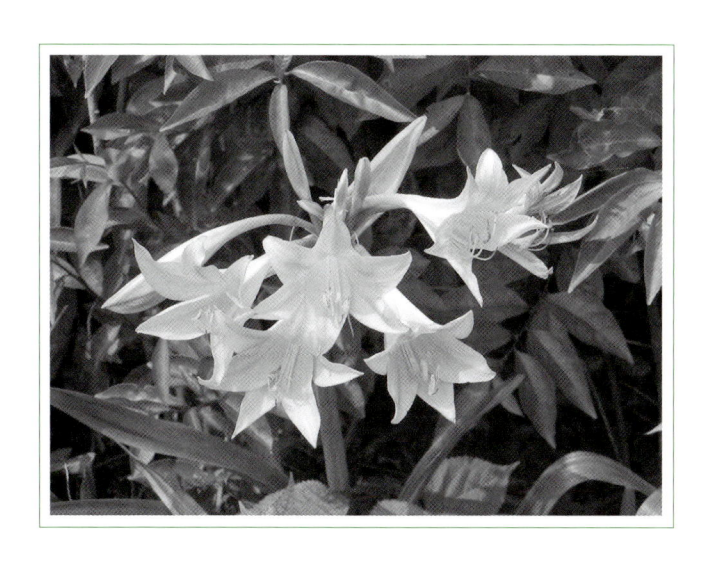

2　作業療法士の仕事

矢野 高正　作業療法主任技師

はじめに

　これまでにも述べてきたように当院の回復期リハ病棟は、ICFの理念に沿って、活動・参加の具体化をチームの主目標に据えています。私たちは、退院後の生活を見据えた訓練によって獲得した能力をそのまま入院中の生活に反映させながら、退院後の実際の生活まで一貫して関わりを持てるよう努力しています。この取り組みの中で、作業療法士は実用性を重視した動作方法、実施場所、時間帯などにこだわり、患者ごとの生活の多様性に応じた生活の実現に向けてADLやIADLの指導・訓練を行っています。最終的に患者の生産的活動や余暇の過ごし方に少しでも繋がるように支援しています。

1）日常生活活動（ADL）と生活関連活動（IADL）の指導

　ADL・IADL指導においては、①予後予測に基づく細やかな指導、②高次脳機能障害に配慮した指導、③生活をよりよくするための福祉用具の活用の3点を重視し、実践を心がけています。

a．予後予測に基づく細やかな指導

　日常生活の中で、私たちは座位や立位など様々な姿勢を使い分けながら生活に必要な動作を繰り返しています。手の使用は、基本的には利き手を主体に使っていますが、実際の生活では多くの動作を両手で行っています。これらの動作姿勢や手の使用は、患者の脳や脊髄の損傷部位や広がり、その結果としての心身機能のレベルによって決まってきます。しかし、初めは不十分な動作であっても、訓練によって動作が向上する可能性があります。その後の機能改善の程度や動作向上の可能性を見極めることを予後予測と呼び、リハビリテーションの進行にとって重要な目安になっています。

　作業療法士（OT）も他の療法士と同様に、予後予測に基づいて個別にADLやIADLの獲得、動作姿勢や手の使い方を指導していきます。その際に特に留意しているのは、転倒転落の危険や介護負担の軽減を理由に安易に車椅子を使用することを避け、立位動作や歩行動作を基盤に置いた日常生活動作の指導を行うことです（写真1）。

　車椅子からの脱却を図るこの取り組みの有用性は、脳卒中患者で立位動作や歩行動作での日常生活動作を獲得した患者の比率が増加したことで証明されました[1]。このように自ら立ち、歩きながら種々の複雑な動作をこなせることは、日常生活における活動の拡大や安全性に結び付き、大幅な住宅改修をしなくても自宅に帰れるメリットに繋がります。

b．高次脳機能障害に配慮した指導とは

　脳卒中患者はかなりの頻度で高次脳機能障害を有しています。スクリーニングや訓練を通して明らかとなる高次脳機能障害に対し、訓練法や指導上の配慮などをいくつか紹介してみたいと思います。

　①左または右半分の空間や手足を無視する半側空間失認患者の指導では、無視する方向に目立つ目印をつけることで状況確認しやすいようにします（写真2）。

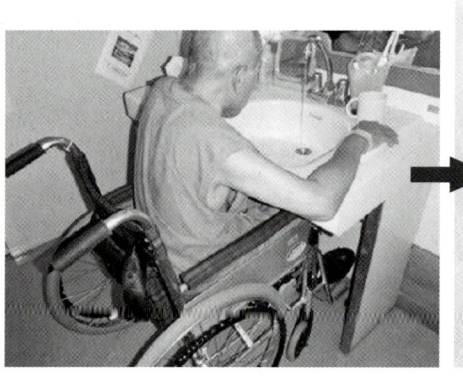

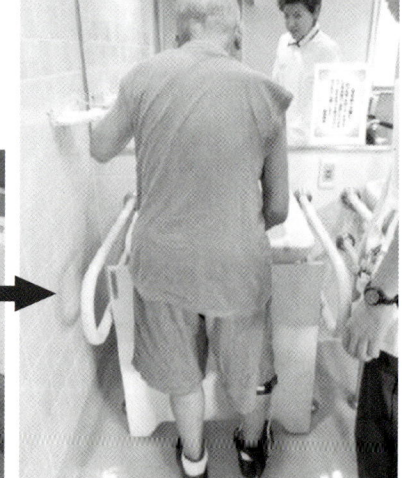

写真1　立位動作等に基盤を置いた指導

理学療法士・作業療法士・言語聴覚士の専門技術とその伝承

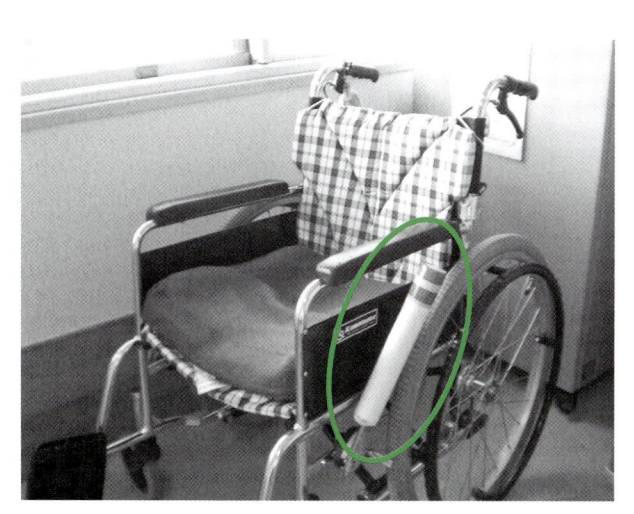

写真2　目印としての車椅子ブレーキの延長

②半側身体失認患者で片側手足の存在を忘れる患者に対しては，動作の初めに必ず手足を確認する習慣を身につけるように，視覚や言語的教示を用いて反復学習を実施します．

③観念失行や肢節運動失行にて，たとえば歯ブラシがうまく使えない，歯磨き粉を歯ブラシにつけることができないという症状がある患者に対しては，手順を紙に書いて表示した上で，それを見ながら手順ごとに声を出して確認するよう指導します（写真3）．

④注意障害で注意がすぐにそれてしまい，たとえば着衣の途中で動作が止まってしまうような患者に対しては，個室など刺激の少ない静かな環境で指導を開始し，徐々にテレビや会話など視覚・音響的刺激の多い環境に移行する，などの段階的アプローチを行います．

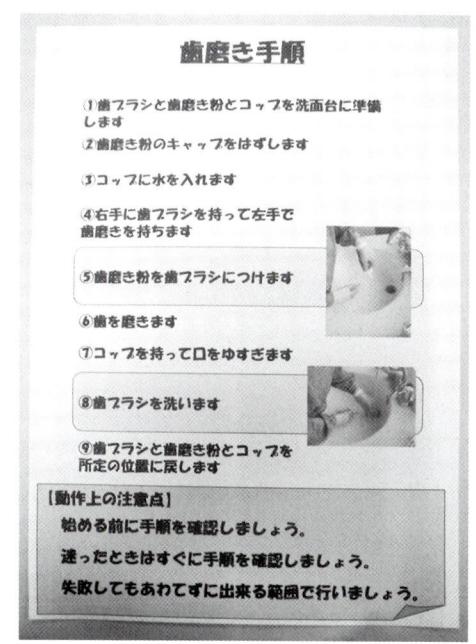

写真3　手順書と整容動作指導の様子

c．生活機能を向上させる福祉用具の提供と指導

福祉用具は単に動作の代償として活用するのではなく，発症後の残存能力を最大限に活用するためと，潜在能力を引き出して向上（生活機能の向上）させる観点からその使用を決定します．そのために福祉用具の提供前には，家屋の状況や家具の形や位置といった住環境の調査を行い，患者の状態と照合して適応を判定します．その結果，適切な福祉用具が決定すれば，生活場面で十分な使用訓練を経たうえで自宅での活用に至ります（写真4）．

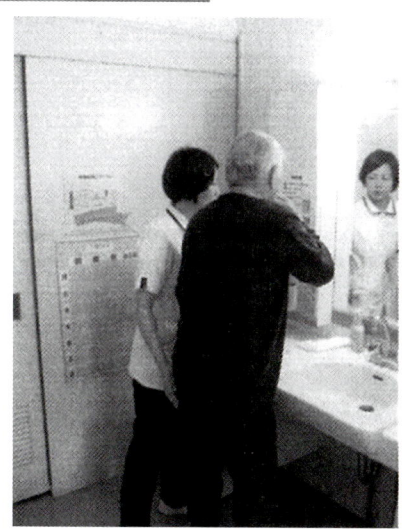

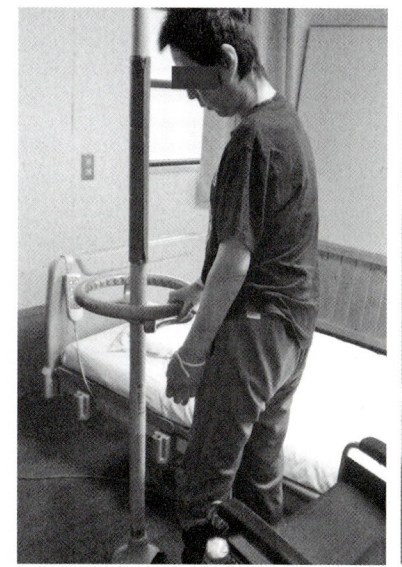

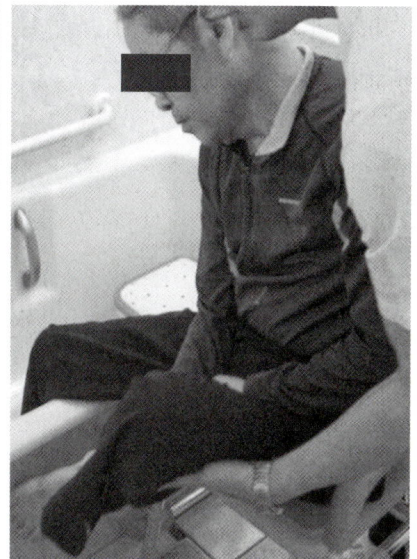

写真4　福祉用具の活用風景

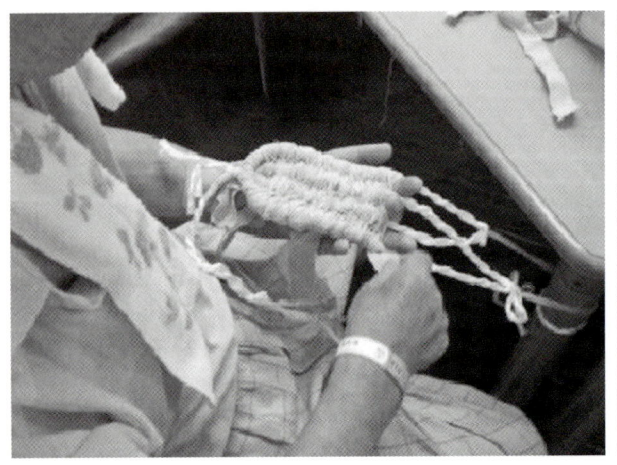

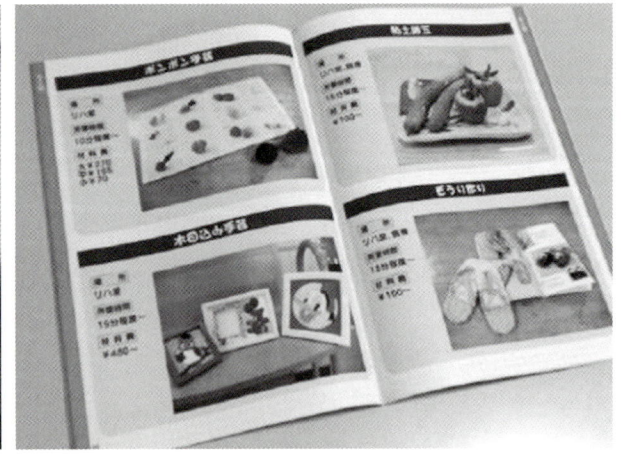

写真5 「いきいきメニュー」と実施の様子

d．退院後の生産的活動や余暇の過ごし方に繋がる活動の提供

当院では，創作活動やスポーツ，レクリエーション，生産的活動訓練など79種類からなる「いきいきメニュー」を作り，患者の希望する活動を，患者の状態，現時点での能力などを勘案した上で提供しています。「いきいきメニュー」はパンフレット冊子となって患者に配布されており，患者自身がメニューから自分の好みや目的に沿って選べるようになっています（写真5）。

当然のことながら，メニューの導入はその方のリハ目標に沿った計画に資するためであり，単なる気晴らしではないので，患者とOT・PTの話し合いの中で調整させていただくこともあります。しかし，この取り組みを実施することで，患者自身の興味や意欲を引き出しやすくなり，単調なリハで飽きが来たり，疲弊したりするのを防ぎやすくなりました。さらに目標とする活動を意欲をもって行う中で，これまでできなかった立位での動作や片手動作が可能になってくると，達成感や回復の自信を感じていただくことができます。このように「いきいきメニュー」の活用は，入院中の活動が退院後の現実の生活に生かされるための一歩進んだ指導になっていると思います。

2）今後の課題として

ADLやIADLの指導は，きわめて個別性が高いものなので，その指導には相応の技術を要します。私たちが自立と判断した患者が，その後，ベッドサイドやトイレ歩行中などに転倒することもあります。そのため，動作の習熟度をより一層高めるような指導技術が重要と考えます。これは入院中に獲得した能力を退院後の生活で継続して実践できるかどうかに関わる必要不可欠な要素のため，今後，最優先課題として取り組んでいきたいと思っています。

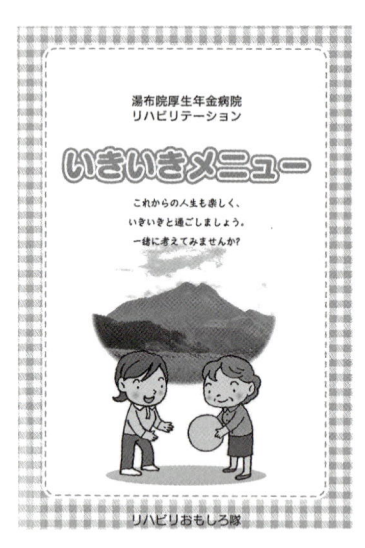

【引用文献】
1）矢野高正：「CVA患者の移乗動作時の転倒転落防止に向けて―ベッドと車いす間の移乗時に転倒した事例の実態調査より―」日本医療マネジメント学会第9回九州・山口連合大会

3 言語聴覚療法の実際

木村 暢夫 　言語聴覚主任技師

　当院の回復期リハ病棟における言語聴覚療法のあり方,考え方については第2章で述べました。言語聴覚士(Speech-Language-Hearing Therapist, ST)として,言語訓練室という小さな箱の中にとどまるのではなく,患者のニーズを実現するための効果的な方法やその実現の場所はどうあるべきなのかを常に考えています。ここでは,具体的なアプローチの実際を紹介し,現在,求められている言語聴覚療法について述べたいと思います。なお,STのもう一つの仕事である摂食嚥下訓練の実際については,「第8章2　摂食機能療法の実際」を参照ください。以下にコミュニケーション能力の向上・獲得に向けたアプローチの要素について具体的に挙げてみます。

a．具体的なコミュニケーション方法の提示

　入院当日,病棟でのスクリーニングを実施します。その後,病棟スタッフやリハ療法士に患者の言語障害の症状とコミュニケーション能力のあらましを説明します。コミュニケーションルートの獲得に向け,コミュニケーション方法を指導し,一貫した関わりを継続します。

b．あいさつの習慣化

　自発的なコミュニケーション活動への第一歩として,リハスタッフや看護師の声掛けに対して,あいさつの言葉もしくは会釈,手を挙げて応えること,などを指導します。対人交流は,それが非言語的手段であっても大切なことであり,患者のさまざまな反応＝コミュニケーション行為をスタッフが見逃さず,共有することがコミュニケーション活動の拡大に繋がります。

c．生活リズムの確立

　その日の日付や一日のスケジュールの確認をしてもらい,トイレ,食堂,デイルームなど病棟環境の把握を促します。一日の生活リズムを明示することで,患者が主体的に入院生活を送れるように働きかけることは,在宅復帰の目標に繋げる上で極めて重要です（写真1, 2）。

d．コミュニケーション環境の調整

　当院では,病棟での日中の活動性向上に向け,食堂をデイルームとして活用しています。そこには畳のスペースがあり,テレビやCD,本,新聞,囲碁,将棋などが置いてあり,また,お茶が入れられるような簡単な炊事場があります。私たちは,この場所を対人交流やコミュニケーション機会の場の一つとして捉えています。コ

写真1　生活リズムの確立（時計の使用）

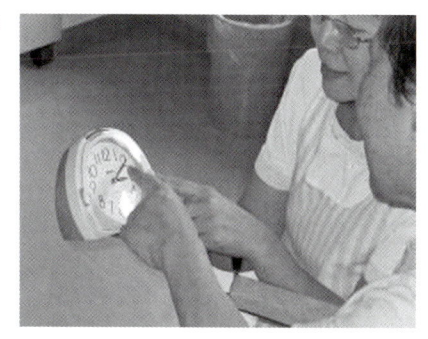

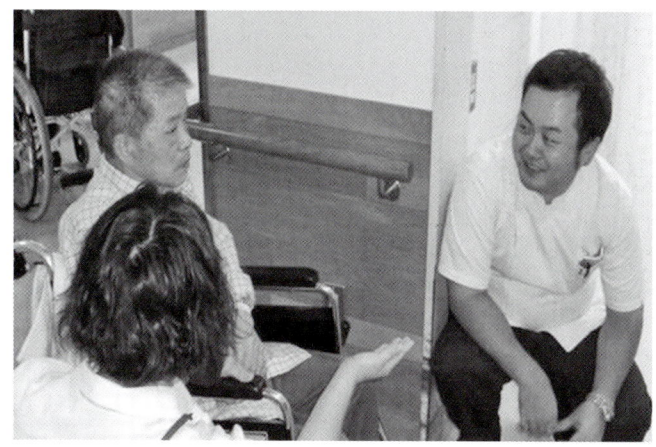

写真2　病棟環境の把握（トイレの確認）

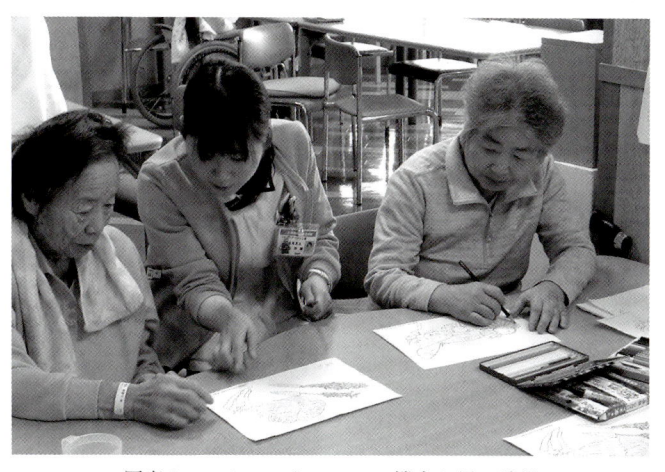

写真3　コミュニケーション機会と量の確保

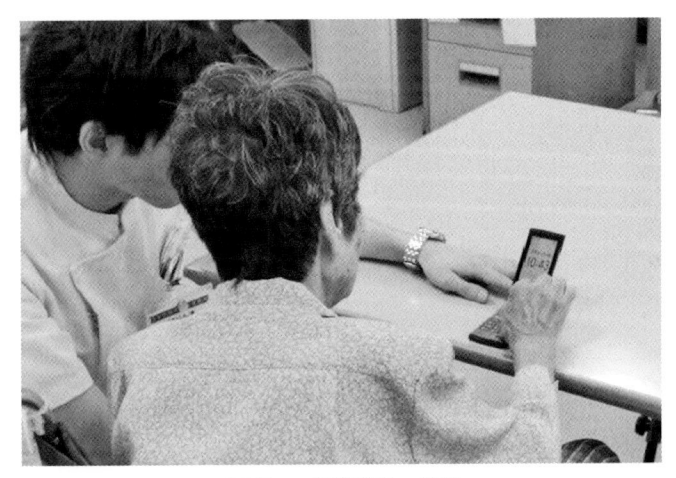

写真4　携帯電話の使用

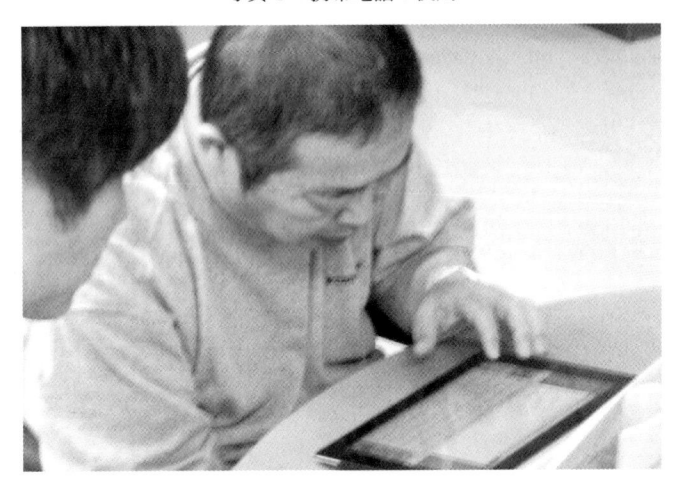

写真5　iPadの使用

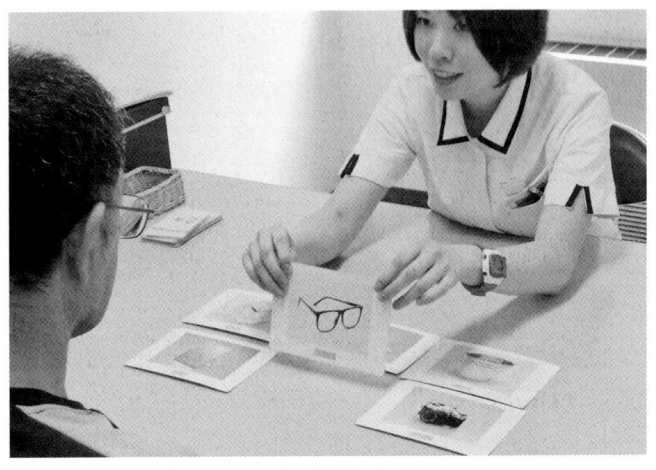

写真6　カードを使用した言語機能訓練

ミュニケーション場面の拡大に向け，STは会話の仲介役となり対人交流のきっかけ作りを行っています（写真3）。

e．各種メディアの利用とその促進

自宅での生活場面を想定して，テレビ，新聞，電話など各種メディア媒体の利用促進を図ります。生活場面でのコミュニケーション活動の一つである電話については，その操作方法や電話応対まで丁寧に訓練，指導を行います（写真4，5）。

f．訓練室訓練

訓練を行う目的として残存能力を活かすことも重要ですが，潜在能力を見出してこれを伸ばしていくことも重要です。言語機能は最も高次な脳機能の一つであるため，訓練室で詳細な評価や綿密に計画された訓練を遂行する中で，潜在的な能力が見つかることも少なくありません。従って，訓練室で関わることも重要な意義があると考えます（写真6）。

おわりに

以上，当院の基本的なアプローチ方法を紹介しました。私たちは，訓練室のみの"模擬的な訓練"から脱却し，実生活に役立つSTサービス提供を追求しています。入院中から，退院後の在宅生活を想定した試みを，コミュニケーションという切り口でさまざまな活動を通して促進すること。それにより在宅で何ができて，何ができないかが分かり，在宅での役割や課題を見出すことができると考えています。従って，できるだけ具体的かつ達成可能な，そして患者が必要とする生活イメージを持ち，それに少しでも近い体験ができる環境づくりや実現に向けて働きかけを行うことが求められています。

4 リハビリテーション部における組織作り　集団を統治する工夫

矢野 高正　作業療法主任技師

1）リハビリテーション業界における管理・運営の実態

　一般企業においては，目標達成のための組織編成が企業の業績の明暗を分けるとも言われています。これは医療・福祉分野においても例外ではありません。リハビリテーションには，チームアプローチがその根幹にあるため，組織編成が重要であることは自明の理と言えます。しかし，実際には医療福祉系の専門教育課程において，組織の管理・運営に関する教育は十分に受けているわけではなく，特に療法士（PT・OT・ST）の教育課程では，管理・運営に関する書籍さえも皆無なのが実態です。これは療法士が専門技術を求められるが故に，伝統的にいわゆる徒弟制度的な風土によって技術伝承されるなかで，専門技術の探究のみが強調されてきたことと無縁でないと思われます。

2）当院での療法士と組織作り

　前述したような実態がある一方，療法士は10万人を超え，10名以上の療法士を有する施設も多くなりました。また，当院のように100名を超える療法士を有する職場も増えてきており，そのための療法士が所属する部署内の管理・運営，つまりは組織マネジメントが世間から求められるようになりました。幸い当院は，開設以来，脳卒中を中心としたリハビリテーション医療を行ってきた経緯から，リハビリテーション部の技師長をトップとする療法士内の組織編成が二十数年前より確立していました。そして2000年の回復期リハ病棟開設以降，さらにシステマチックな組織編成に取り組むことができました。これには，診療報酬制度が専従の療法士を要件に加えて後押しをした事実もありますが，世間がリハビリテーション医療に"手厚いリハサービスの提供"を求めた結果が，多くの療法士を要するようになったと言えましょう。こうした情勢の中で療法士に係る部署の組織編成の強化が不可欠となってきました。

3）当院療法士における二つの組織体制

　リハビリテーションに従事する療法士の種類は，理学療法士（PT），作業療法士（OT），言語聴覚士（ST）に分けられます。また，当院では療法士も病棟配属制になっており，それぞれの病棟を分担しています。即ち療法士が関わる組織編成には2系統あります。一つは各職種のつながりによる「部署別組織」。もう一つは病棟ごとの「病棟別組織」です。それぞれの組織の特徴は，「部署別組織」では専門職ごとの組織のため，主任以下，指揮命令系統が明確なライン組織で構成されています。このような構成によって，指示命令および技術の伝承を円滑なものとしています。もう一方の「病棟別組織」は部署横断的な組織で，病棟ごとに責任者（病棟リハ主任）を配置し，指揮命令系統が機能する組織体制をとっています。

4）「部署別組織」から「病棟別組織」へ

この縦軸と横軸のような二つの体制ですが，回復期リハ病棟開設当初は，「部署別組織」が中心で，「病棟別組織」は補完的なものでした。しかし回復期リハ病棟においては専従の療法士を配置することが義務付けられたことを契機に，一定数の療法士の病棟配属が必須になったこと，チームアプローチ実践のため医師や看護師など他職種との連携による，迅速かつきめ細やかな患者サービスの提供が不可欠であったことから，次第に「病棟別組織」が強化されてきました。現在，病棟ごとに病棟リハ主任を配置し，職員の勤務体制や担当患者の決定を行っています。さらに医師，看護師と転倒転落事故防止対策を立案・施行したり，入院時におけるリハビリテーションの説明，苦情対応などに協同して取り組むなど，病棟全体のマネジメントに療法士が関わることが必須となっています。このため常に病棟の看護師長または主任と病棟リハ主任が話し合いながら，組織マネジメントするようになりました。現在ではリハ部病棟主任の補佐役として主任補佐も配置しており，更にサービス提供の効率化をは

かり，業務改善がなされるように工夫しています。

5）病院横断的プロジェクトチームの立ち上げ

回復期リハ病棟開設後10年を経過しましたが，より良質なリハサービスを提供するために，私たちは常にリハサービスの質の向上を求められています。そのため企画力と機動力を有した，病院内全ての部署が一同に会した組織横断的なプロジェクトチームが12チームも立ち上がりました。これらには，療法士も率先して参画しています。

例えば院内の転倒転落事故防止に取り組むワーキンググループ，通称"ころばん隊"では，療法士はリハの視点に立った転倒転落対策の立案・施行に関与しており，平成21年8月の発足以降1年半で転倒転落件数を3割削減することに成功しました。

6）チーム医療の実践においてリハ職員に求められる能力とは

このように組織運営が，「部署別組織」から「病棟別組織」へ重点を移し，院内横断的プロジェクトチームにも参画するようにもなった療法士は，専門の技術力のみではなく，コミュニケーション能力・判断力・決断力・調整力など，いわゆるマネジメント能力を身につけることが求められており，そのことが円滑なチーム医療の必要条件になっていると考えています。

まとめ

チームアプローチに主眼を置いた回復期リハ病棟の療法士の組織形態は，従来の部署別の組織形態を超えて病棟を中心とした組織形態に変貌してきており，医師・看護師などの他職種とともにリハ・ケア全体に関与できる体制づくりが重要になってきています。さらに組織横断的なプロジェクトチームに積極的に参加することで，療法士への期待と責任が増しています。これらの動きは組織体制の強化を意味し，療法士にはより一層のマネジメント能力の向上が求められていると言えます。これまでの個別対応によるサービス提供だけではなく，組織一丸となって対応することが，今後のより良い患者サービスに繋がるのではないでしょうか。

5　リハマインドの伝承

黒瀬 一郎 理学療法主任技師

はじめに

リハビリテーションとは，能力障害あるいは社会的不利を引き起こす患者の諸条件の悪影響を軽減させ，障害者の社会統合を実現するためのあらゆる措置を含むもの，と定義されています（WHO, 1981）。つまり，病気や外傷によって身体的あるいは精神的な障害が起こることで，本来ごく自然に行われていた家庭的・社会的生活が制約された人に対して，残された能力を最大限に回復させること。また新たな能力を開発し，自立性を向上させ，積極的な生活への復帰を実現するために行われる一連の働きかけのことであり，障害のある人の，傷ついた"人間らしく生きる権利"の全人間的復権を本旨とするものです（文献；目でみるリハビリテーション医学，上田敏，東京大学出版会）。

1）リハマインドとは

"リハマインド"とは，上記のリハビリテーションの主旨を十分に理解した上で，情熱を持って患者さんに関わる意思であり，行為そのものであると考えます。より平易に表現するならば，発症・受傷後に心身ともに傷つかれ自信を失われて，ともすれば弱者の立場に陥りそうな患者が，家庭や社会に参加・復権できるように，また，再び何かに生きがいを感じていただけるように，患者の立場になって援助すべく，信念をもち，技術を磨き，行動し続けることでしょうか。そしてこの言葉には，責任の重さや非力さに迷い苦しみながらも，その職責に誇り

を持つこと，などが加味されているように思います。

2）リハマインドの育成と伝承

当院のリハ部では，全職員に対し，このリハマインドを育成し，伝承するための様々な取り組みを実践しています。以下にその取り組みを紹介します。

a．各種勉強会

リハ職員は入職後すぐに「新人オリエンテーション」に参加し，リハビリテーションやICFの理念についての講義を受けます。また，毎週1回は様々なテーマで勉強会を開催し，知識・技術面の向上と併せて，リハビリテーションに対する理解が深まる機会をつくっています。この勉強会では，「私の回復期リハ」や「新人症例報告」をテーマにして療法士が個人の考えを述べる機会があり，聴講者との熱心な討論を経ながらリハビリテーションに対する考え方を共有してゆく場になっています。

b．各種ミーティング

毎月，「リハ部長・技師長・主任会」，「中ミーティング」，リハ部職員全員参加の「全体ミーティング」とPT，OT，STそれぞれの「部署ミーティング」など種々のミーティングが開催されています。これらのミーティングは，現状報告や出来事の照会，伝達事項，検討議題などリハ部門の運営に不可欠な事柄を話し合っています。これらのミーティングに参加し，リハビリテーションの理念に沿って様々な課題を検討していくこともリハマインドの醸成に繋がり，一方で，そこから新たなリハビリテーションの創造も行われます。

c．複数担当制

当院では，経験の違いによるリハサービスの質のばらつきを防ぐため，一人の患者を複数の療法士で担当する"複数担当制"をとっています。経験の浅い療法士は先輩の療法士と組むことで，技術面の指導はもちろんのこと，"患者が退院後も住みなれた地域でいきいきと暮らしていくためにどう関わっていくべきか？"といった，思考プロセスの指導にも役立てています。リハマインドが伝達される実践の場です。

d．飲みニケーション（いわゆる飲み会）

時には"飲みニケーション"で，リハビリテーションについて熱く夢を語り合うことも重要であると考えています。職場では話しにくいことや聞く余裕のないことも，飲み会の自由な雰囲気にほぐされて本音の意見交換ができることも多いものです。リハ部では"明日のエネルギー"を培うために"飲みニケーション"も大切にしています。

おわりに

以上，リハマインドを育て，伝承する私たちの取り組みのいくつかを紹介しました。重要なことは，患者の回復を支えるリハビリテーションの楽しさや喜びを共感し合い，明日のリハビリテーションを語り合うことができる職場であり続けることだと強く感じています。今後も，少しでも多くの療法士にリハマインドが伝承されることを願っています。

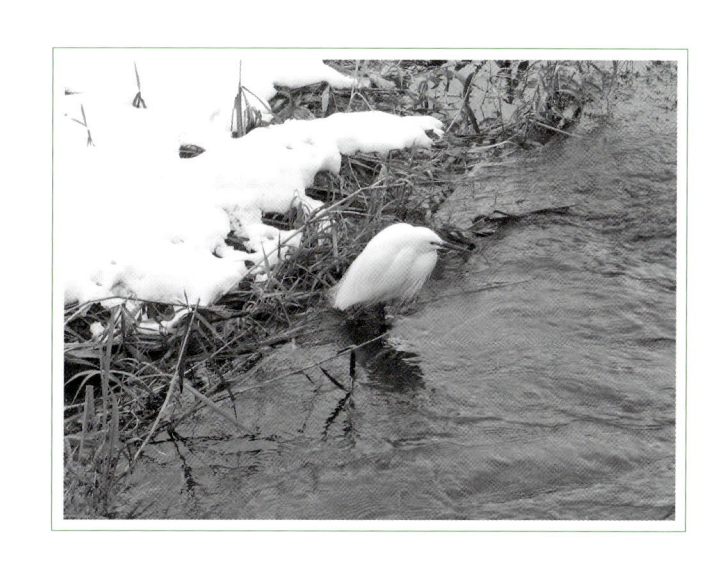

第5章
回復期リハ病棟の強力な院内サポーター

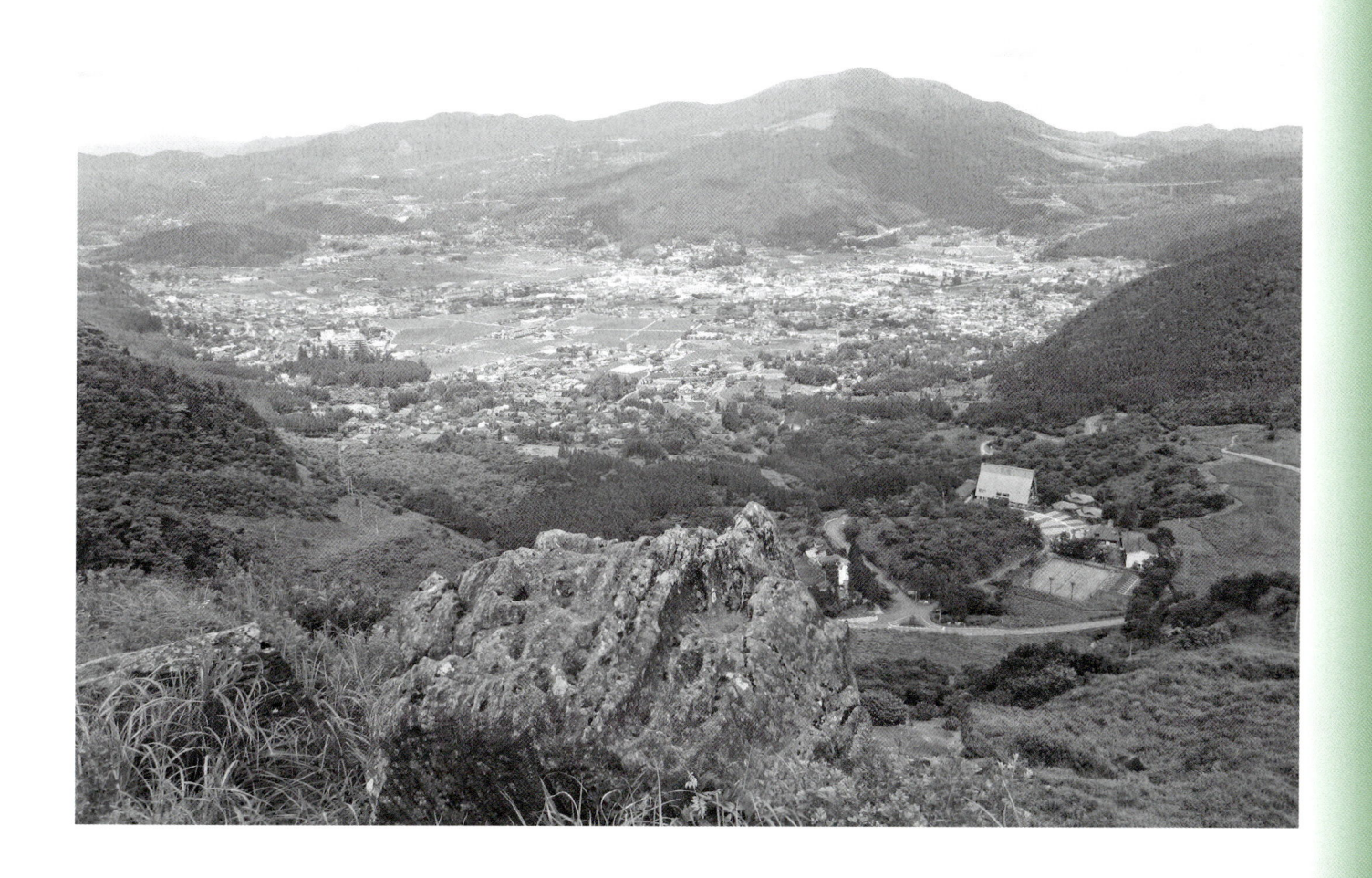

1 回復期リハ病棟と薬剤師

末松 文博　薬剤部長

　回復期リハ病棟は薬剤管理指導料が取れないこともあり，急性期病院と比べて薬剤師の人数が少ないのが現状です。当院薬剤部は，外来・入院・注射調剤をはじめ，病棟業務，治験管理・医薬品情報業務，中心静脈注射薬混注・無菌製剤業務，医薬品安全管理，生活習慣病予防教室・心臓リハビリ教室での患者教育など，多くの業務を行っているのですが，薬剤師が少ないことは他部署も十分理解していて，一方で薬剤師に対する期待も大きいのが実情です。薬剤部だけではマンパワーが足りない，だからスタッフみんながチームとして助け合いながら医療の質を高めていこうとする風土が当院には根付いています。また，当院は中規模なリハ機能特化病院であるため，発想，提案から検討，承認，実行までのスピードが速く，思い切った取り組みが行いやすいメリットがあります。

　以下，回復期リハビリ病棟において医療チームの一員として関わってきた薬剤師の取り組みについていくつか紹介したいと思います。

1）ADL向上のためのプロジェクト活動

　当院では，片麻痺患者の薬剤使用上の不便を探し出して検討することを目的とした"孫の手プロジェクト"チームを立ち上げました。各職種の立場からアイデアを持ち寄って検討し，いくつかの具体策については，実際に患者の声を聴きながら試行錯誤を繰り返し，補助具などは庶務課コントロール室スタッフとともに製作しました。プロジェクトで作成した補助具の一部を紹介します。

a．経皮消炎鎮痛外用剤使用時の補助具（写真1-A）

　台に固定したキャップから本体をはずし，ハンドル部分に回しながらセットすることで，片手では届かない背中にも容易に塗ることができます。

b．一包化した分包紙およびPTPシートから薬剤を取り出すための補助具（写真1-B）

　一包化した分包紙を固定し，片手でもハサミで切れるようにしました。また，大きさの異なる錠剤やカプセルでも容易にPTPシートから外せる台を作成しました。

　多くの薬剤は，"両手が使える"ことを前提として作られています。プロジェクトを通して，特に高齢者や片麻痺などの患者の多いリハビリの現場では，患者の立場に立った補助具の需要が多く存在します。ここにも薬剤師が貢献できる場があると考えています。

2）医療安全管理のためのチームでの取り組み

　当院では，医薬品安全管理手順書の作成・改訂を行うとともに，医療安全担当医師，統括リスクマネージャー，薬剤部長および薬剤部リスクマネージャーがチームを組

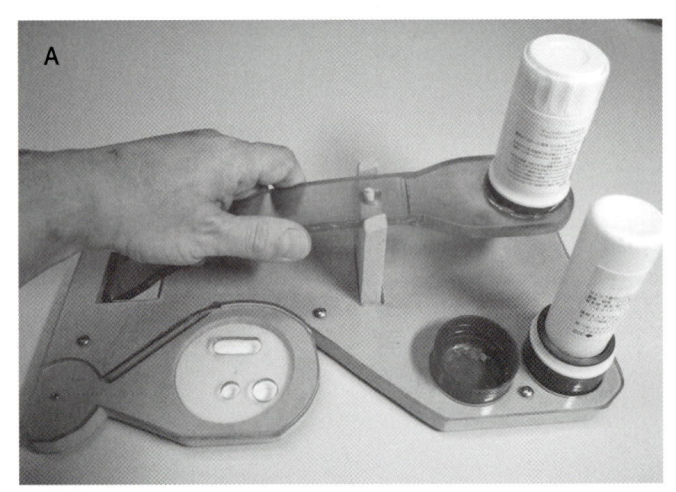

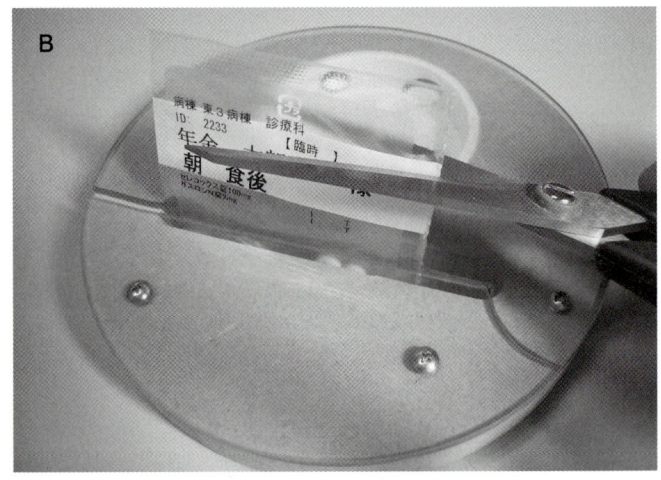

写真1　片麻痺患者用の薬剤使用補助具

んで病棟のラウンドを行っています。さらに病院全体での医療安全対策を強化するために，新たな取り組みを始めました。そのうちの一つが，転倒・転落予防ワーキングへの参加です。

a．薬剤師もメンバーとなった転倒・転落予防ワーキンググループ

多職種間で個々の患者の転倒リスクを共有し，チームで転倒防止に取り組むことを目的に，平成21年7月転倒・転落予防ワーキンググループが立ち上がりました。構成メンバーは，看護師，介護福祉士，リハ職員に医師と薬剤師が加わりました。薬剤投与と転倒・転落の関係に焦点をあてた臨床研究は極めて少ないのですが，ワーキンググループ発足後，リハビリ病棟における転倒リスクと薬剤との関係について解析を行っています。一般的には「薬剤が増えると転倒が増加する」との報告が多いのですが，当院リハビリ病棟での解析では，「薬剤数と転倒件数が相関しない」，「眠剤が少ない病棟ほど転倒件数が増えている」ことなど，これまでの報告とは異なるものとなりました。この原因について，医師やワーキンググループメンバーと議論し，「眠剤を積極的に使用することにより概日リズムの補正が早期に行われ，転倒が減った」，「薬剤を使用しないことで混乱期の活動性が維持され，転倒が増えた」などの仮説を立てました。今後これらの仮説に基づき，さらにデータの収集と種々の要因を用いた多変量解析を行うことで，リハビリ病棟における転倒リスクと薬剤に関するエビデンスを構築していきたいと考えています。

b．誰でも参加できる「くすりの勉強会」

患者さんが薬を服用して不調を呈したとき，それに気づくのは患者さんと接することの多い看護師さんやリハ職員の方ではないかと思います。しかし，残念ながら学校の教育カリキュラムも含め，看護師さんやリハ職員の方に対して薬の知識や情報が十分に提供されていないのも事実だと思います。そこで，平成23年8月より当院薬剤師が講師となり「くすりの勉強会」を始めることとしました。薬を使用する際の注意点，副作用・相互作用な

図1 医療チーム内での仕事の進め方

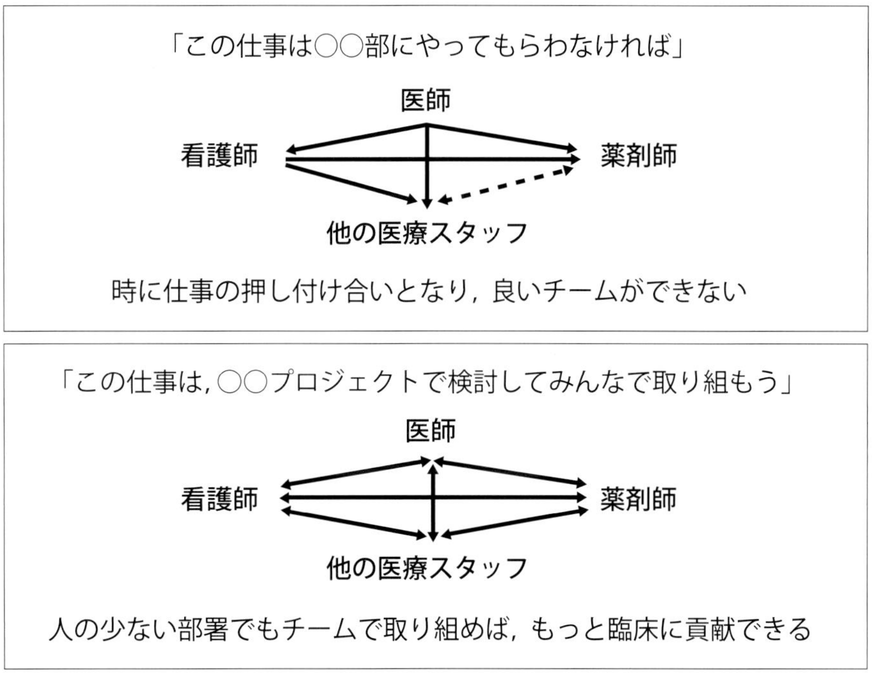

「この仕事は○○部にやってもらわなければ」
医師／看護師／薬剤師／他の医療スタッフ
時に仕事の押し付け合いとなり，良いチームができない

「この仕事は，○○プロジェクトで検討してみんなで取り組もう」
医師／看護師／薬剤師／他の医療スタッフ
人の少ない部署でもチームで取り組めば，もっと臨床に貢献できる

どの薬に関する基本的な知識を提供するとともに，スタッフからの薬に関する疑問にもできる限り答えていく場にしたいと思っています。

今回紹介した取り組みは，薬剤師だけではできないものばかりです。しかしながら，医師にお願いして，一緒に参加させてもらっているわけでもありません。患者を中心に医療チームの皆で考え，薬剤師としてできることを積極的に取り組んでいくことで，少人数であっても十分に成果を上げられると確信しています。スタッフ間の垣根の低い病院だからこそ，"チーム医療において薬剤師が貢献しやすい"と言えるのかも知れません。

2　回復期リハ病棟と放射線技師

牧野秀昭　診療放射線主任技師

平成14年12月1日の時点で回復期リハ病棟は，全国に211病院，250病棟，11548床に増加していました。さらに新設されていく状況の中，比較的"田舎"に位置する当院が，他の乱立してくるであろう回復期リハ病棟に対抗するためには，質の向上を図るしかありません。そのためにはまずADLレベルや在宅復帰率の向上など治療成績を上げ，次に患者の満足度をいかに確保するかが課題になりました。具体的な施策として，"病棟ADL訓練"の充実が重要な取り組みとなり，リハ職員だけでなく病棟看護師が日常恒常的にADL訓練に関われる体制の確立が課題になりました。「病棟ADL調整会議」において，看護師がリハに関われる時間を確保できるようにするためには診療協力部門の協力が不可欠であるという認識で一致したのです。そこで私たち放射線室としては，それまで看護師が行っていた患者の入院時検査の送迎を検査室と協同で行うことにしました。

1）放射線室の回復期リハ病棟への取り組み

平成15年1月20日から放射線室・検査室協同で患者送迎を行うに当たり，病棟代表と話し合いを開始しました。15年2月17日には送迎回数をなるべく減らすために検査項目をセット化し，外来患者で混雑する午前を避けて午後から患者送迎を行うことを確認し合いました。具体的には入院時検査として通常スクリーニングされる胸部XP，頭部CT（MRI），心電図などを同時に行い，検査日は入院翌日もしくは翌々日に実施することで取り決めました。また，杖歩行レベル患者でも検査の流れを簡略化し，危険を防止するため車椅子で送迎することにしました。

3月17日には以下のように業務の流れを確認し合っています。

　①入院予定二日前午前中に病棟より検査伝票を提出。
　②放射線室と検査室でスケジュール調整後，病棟へ報告。
　③検査予定時刻に放射線室（検査室）が病棟へ患者を迎えに行く。
　④検査終了後，検査室（放射線室）が病棟へ患者を送る。

4月21日には検査スケジュール表を作成し，病棟より検査スケジュール表と検査伝票をセットにし検査室へ提出してもらい，時間調整後，検査スケジュール表はメッセンジャーを介し病棟へ返却することになりました。4月末から実際に回復期リハ入院患者を対象に試行しました。その効果・安全確認作業を経て後，6月から回復期リハ病棟入院患者の送迎の完全実施が開始されました。

この制度はその後も，検査の迎えに行く前は病棟へ事前に電話確認を行うこと，自立患者は送迎対象から外すこと，セット検査は入院当日検査へ変更してスケジュール表は前日16時までの提出とする，など実情に合わせて修正がなされていきました。平成19年3月からは一般病棟の維持期患者に関しても入院時検査の送迎を行うことになりました。

その後，平成22年2月1日から当院は電子カルテ化されたため，検査伝票やスケジュール表などの紙媒体がなくなり，すべてオーダリングによる受け付けとなり，検査担当側があらかじめ予約時間を決めた上で時間入力をし，さらに病棟へ電話にて報告する仕組みに変更しています。このように放射線室は入院時検査はもちろんMRI，CT検査すべてを患者送迎対象に拡大して現在に至っています。

2）チーム医療への貢献とその副次効果

以上のように放射線室において入院時検査の送迎支援をすることで，看護師やケアワーカーの大幅な負担軽減を図ることができ，看護師は病棟内業務や"病棟ADL訓練"に専念できる時間が確保できるようになりました。一方，この試みは放射線技師にとっても思わぬ効果を生みました。検査を順調に行う上で患者とのコミュニケー

ションは必要不可欠であり，患者の情報も直接聴取できればそれに越したことはありません。放射線技師も送迎を行うことで患者と話をする機会が増えました。また，送迎に際して患者の移乗状況など動作のレベルが予め分かるので，検査の手順も安全に手際よく行えるようになりました。送迎を行うことで，検査する側（放射線技師）も検査に送り出す側（病棟スタッフ）もプラスの面が見られるようになったと実感しています。

今後も私たち放射線技師は，患者中心のチーム医療に少しでも貢献できるよう努力し，患者に満足してもらえる病院へと発展できるよう，支援をしていきたいと考えています。

3 回復期リハ病棟と中央検査室

佐藤清八 中央検査室主任技師 ／ 河野大吾 技師

1）回復期リハ病棟での検査室の取り組みとその結果

当院で回復期リハビリテーション（回復期リハ）が開始される以前の検査室は，その名称が語るとおりの「中央検査室」であり，すべての検査対象が集まる体制のもとで検査を行っていました。しかし，回復期リハの開始とともにその名称は変わらぬまま，体制は一変することとなりました。すなわち待つ検査室から出ていく検査室へ，"静"から"動"へと変換していきました。その背景には，回復期リハ患者を受け入れ始めた時点で，看護師を中心とした病棟スタッフの圧倒的なマンパワー不足がありました。そこでマンパワー不足への対応として入院時検査の送迎を放射線室と連携を組んで支援をすることとなり，看護師の負担軽減を図りました。

私たちの病棟参入によって，看護師は入院患者一人当たりについて約30分という時間を病棟内作業に充てることができるようになりました。これは単純に計算すると，一病棟に毎日一人の患者が入院すると仮定すれば，1カ月20日として10時間の作業時間が捻出できることになります。

しかし，この取り組みの本当の価値は，一緒に回復期の患者に関わることで，チームとして医療に取り組んでいるという連帯感だったのではないかと思います。個々の患者に関わるスタッフが孤立せず，一体感を持って仕事をしていくことは，チームワーク・フットワークの良い病院に入院したなと，患者にとっても良い印象を与えていることと思います。

また一方で，この取り組みは私たち検査技師に被験者である患者の誘導についての大きな意識改革を引き起こしてくれました。もともと私たちは，患者送迎を可能な限り自分たちで行ってきましたが，それは検査予定優先で業務を行っていました。しかし，私たちが回復期リハに関わり始めてからは，患者を取り巻くスケジュールをよく確認した上で優先すべきものを優先させるようになりました。結果として効率よく迅速かつ正確に検査データを届けることができるようになったと感じています。これまであまり見てこなかった相手のスケジュールや状況を確認しながら，臨機応変に患者さんの検査スケジュールを組んでいくことは，チーム間のコミュニケーションそのものであり，チーム医療の基本的スタンスが検査技師に備わりました。

さらに患者の送迎にはリスクも伴いますので，常にコミュニケーションを密にとりあい，ルールもしっかり決めて関わることで患者の安全を図るようにしました。送迎を開始するに当たっては，介護・介助に不慣れな私たちがそれを安全に行うために実務者レベルで繰り返し話し合いを行い，次いで実際の患者の麻痺や障害を想定した当院セラピストによる実技指導も受講しました。送迎開始した後も，新たに生じた送迎時の問題点を逐次検討し，その結果をふまえて再研修も行いました。結果として私たちが回復期リハに関わり始めてから現在まで，患者をめぐる事故は一件も生じずに現在に至っています。

このように回復期リハを通して職員間の距離がより一層近くなったことで，私たちはこれまでにも増して常に明るく清々しい挨拶ができるようになりました。

2）回復期リハ病棟におけるもうひとつの重要な検査室の責務

これまでは，回復期リハ病棟でのチーム医療に関わる話題でした。しかし，私たち検査技師の本分は，やはり「検査」だと信じています。

回復期入院の患者は，病気発症時には急性期病院で発症障害を中心に，当然のことながら最優先で治療します。しかし，中には，回復期病棟へ入院してきたときに障害を引き起こした誘因と考えられる基礎疾患などの検索や治療が置き去りにされていることがしばしばあります。私たち検査技師は，常に検査データをより迅速かつ正確に主治医に報告することが求められていると考え実行してきました。当院では主治医に緊急に電話で検査結果を報告する例も多々あります。今後も我々検査技師は，常に迅速かつ正確に検査結果を提供することで患者さんの安全を確保し回復期リハを順調に行えるよう支援していきます。

以上述べてきたように，回復期リハビリテーションに関われたことは，病院に順応した柔軟な動きのできる検査室を構築していくことなどの効果がありました。このことは，今後も検査室がニーズに応じた体制を常に行えるという自信へとつながりました。

4　回復期リハ病棟と栄養士，調理師

後藤菜穂子　主任栄養士

昨今，"栄養ケアする"という表現は，聞き慣れた言葉になりました。"栄養"とは，人間が食べ物を口から取り入れ，消化管で消化，吸収，代謝して，生命活動を営んでいく身体内の処理状態を言います。一方，"ケア"は，気にかける，世話をする，配慮するなどの意味を持っていますが，高齢者ケアで使用されているケアは"みる"こと，つまり診，看，視，観，鑑などの意味を含み"自分の目で確かめ，自分の判断で処理すること"が包括されています。当然，回復期リハ病棟を担当する栄養士は，"回復期リハ患者の栄養をみる"という重要な役割を担っています。

平成18年度診療報酬改定を受け，栄養管理実施加算が施設基準となりました。各病棟に管理栄養士1名の配置体制が取られ，多職種協働による栄養ケア・マネージメントが遂行されています。

全患者の栄養状態を迅速に把握できる栄養管理システムは，当院の給食システムと連動しており，在院患者のスクリーニングをはじめ，栄養アセスメント，栄養ケアプランと実施，モニタリングがPlan（計画）－Do（実行）－Check（確認）－Action（改善）のPDCAサイクルで管理できるようになっています。このシステムを運用して，回復期リハ病棟をはじめ全患者の栄養状態が管理されています。

病棟担当の管理栄養士は，毎日昼食時に患者の食事摂取状況の確認を行い，栄養状態の経過をみながら栄養ケアプランに問題がないか，全患者のモニタリングを行っています。病棟に出向いて食事中のラウンドで直接患者とコミュニケーションを行い，多職種間でも食事の情報交換を行い，患者に最適な食事提供を行えるよう細かく調整しています。

一方，そんな中で実際に食事を提供する上での問題点も生じてきました。患者ごとに副食形態，禁止食品，栄養補助食品などの追加食品，介護食器使用の有無などが異なり，条件が増えれば増えるほど調理や盛り付け作業が複雑になり，配膳や食事内容などを間違うリスクが増加します。一般的な給食管理システムの食数集計表は食種や指示コメントを病棟別に集計する帳票が基本になっています。回復期リハ患者のように種々の個別対応に迫られる調理業務に対応するには，現行の給食システムでは限界がありました。そこで，平成20年9月より，調理の効率化と配膳間違いなどのリスク防止を目指して，給食システムの新規プログラムをシステム会社と共同開発しました。患者個人ごとの食事データ（禁止食品やその他の食事指示）と，献立内の食品データを結びつけ，検索・

集計する画期的なプログラムです。これにより、複雑な調理業務の一部がコンピュータを用いて自動化され、業務時間の短縮が可能となり、また、患者に誤った食事が配膳されるリスクが大幅に軽減されました。

　回復期リハ病棟患者へのよりよいサービスを目指して、栄養部ではこの10年間に多職種を巻き込んで様々な取り組みを行ってきました。これらの取り組みを以下にまとめます。簡単なように見える項目も院内の調整をはじめ、調理業務や給食システムと献立の変更、取引業者との調整など多くの関連事項があり、多職種からの意見や協力なしでは不可能なものばかりでした。

①管理栄養士の病棟担当制を導入する。
②栄養指導は栄養指導室を抜け出して病棟に移動し、患者誘導も自分たちで行う。
③昼食時に管理栄養士、調理師で病棟の食堂を訪問し選択メニューの聞き取りを行う。
④朝食献立の基本主食をパン食から患者の希望が多いごはん食に週2〜5日へ変更する(パン食希望者には、個別に対応をする)。
⑤パン食のパンは、咀嚼困難な患者にも食べやすいように、特別ブレンドの生地で焼き上げた"耳まで軟らかい食パン"を特注する。
⑥ジャム、マーガリンを片麻痺患者でも使用できるディスペン包装に変更する。
⑦小鉢介護食器の盛りつけは食堂で看護師に依頼していたが栄養部で行う。
⑧日曜日の朝食パン食献立にデザート類を1品追加する。
⑨四季の行事食献立のエネルギー調整食に手作りの低カロリーデザートを導入する。
⑩段階的嚥下訓練食を開始し、温ゼリー、冷ゼリーや副食ソフトの調理を導入し、きざみ食を廃止する。
⑪副食形態でミキサー食をゼリー化し、料理カードをつける。
⑫経管流動食の注入時間短縮目的で粉末寒天を用いた半固形化調理法を導入する。
⑬嚥下機能低下による摂取エネルギー不足を防ぐために野菜、果物などを使った少量で高栄養スープレシピを考案して献立に入れる。
⑭誕生日と退院日に祝い膳を提供する。

　療養生活が長い回復期リハ病棟では、栄養士と調理師が知恵を出し合い、また、多職種間で協働して食事を提供していくことが満足につながると考えます。そして患者からの生の意見や喜びの言葉も大切なヒントになってきました。日々の患者の食へのサポートは食に携わる私たち職員の誇りであり、喜びでもあります。

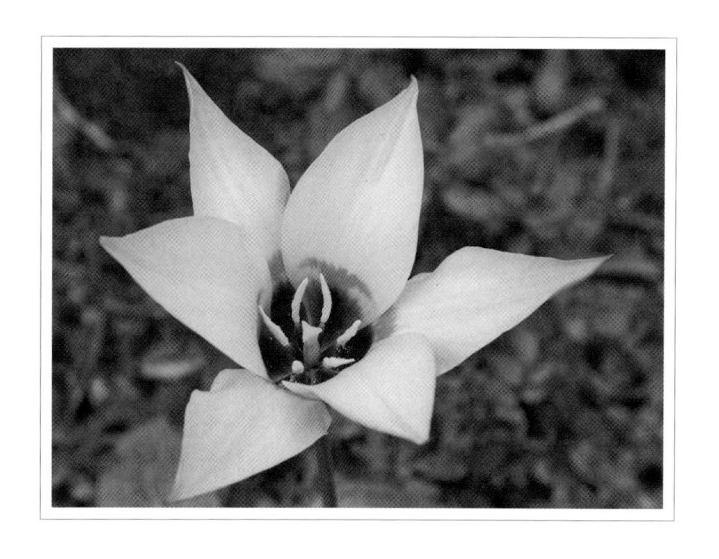

5　施設管理部門「コントロール」の役割

近藤 正雄　庶務課営繕主任

　施設管理部門「コントロール」は，事務庶務課に属し，病院の設備機能を担当し，病院設備の運転，定期点検，修繕などを行い，365日設備が稼働できるように対応しています。

　通常は，病院設備を支える裏方として活躍していますが，回復期リハ病棟が設立されてからは私たちも各種チームに参加し，患者の生活の支援をお手伝いしています。入院中はもちろん退院も生活をよりよく過ごしていただくために，看護師やリハスタッフなどで構成されているチームに参加し，患者に適した補助具などの作成に当たっています。その実例をいくつかご紹介します。

①当院スロープは緩やかな傾斜で1階から5階まで続いていて患者の歩行訓練に役だっています。しかし，患者によっては長いスロープの途中で疲労してしまう場合があると知りました。そこで患者が一休みできるように，スロープ途中の踊り場で窓から由布岳が見える場所に丸太の椅子を作成し設置しました。患者とリハ職員が休憩しながら景色を眺めている様子がしばしば見受けられるようになり嬉しく思っています。

②薬剤部からも紹介されていましたが（第5章1項），高齢者や片麻痺の患者さんが鎮痛剤などの外用薬を片手操作で塗付できるように補助具の製作も担当しました。この補助具は，これまで片手でキャップを回してはずしてダイヤルを回して外用薬を背中に塗布していた患者が，台に固定したキャップから本体をはずし，ハンドル部分に回しながらセットして簡単に方や背中に塗付できるようにしたものです。

③これも片麻痺患者の不便を解消するための工夫ですが，包化薬や薬剤シートを片手で開けるための補助具も作成しました。この補助具によって一包化した分包紙を固定し，ハサミを用いて容易に片手で切り開けられるようにしました。同時に大きさの異なる錠剤やカプセルでもPTPシートから簡単に取り出せる台の製作も行いました。

　このように私たちコントロールは，患者が快適にリハビリテーションを行える院内環境を整備しながら，一方で治療チームに加わり，患者の立場に立った補助具，患者が使いやすい物作りで貢献していきたいと思っています。

第6章
回復期リハ病棟でよくみる基礎疾患・合併症

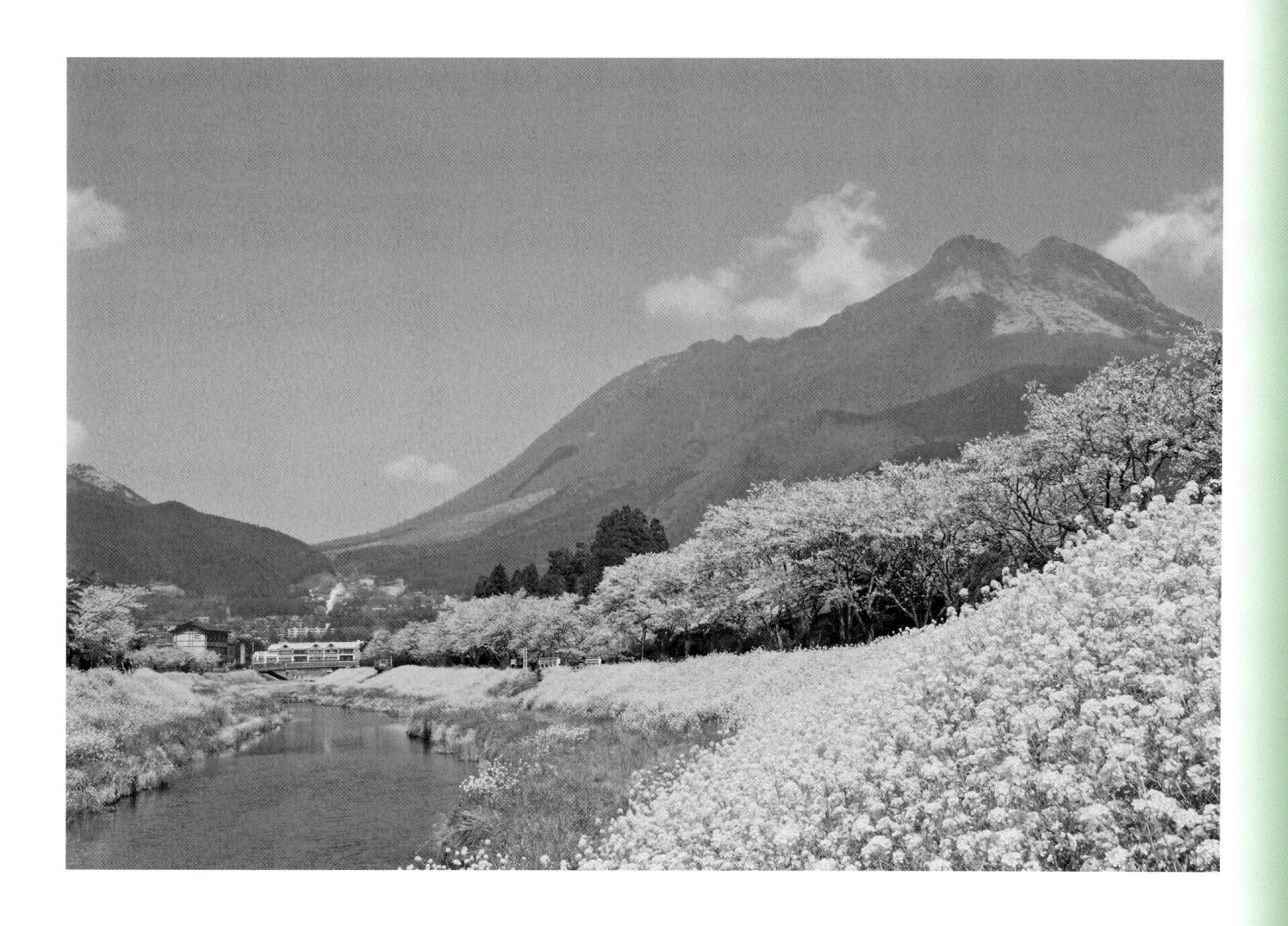

1 心疾患

福永　充　内科

　心疾患が直接の原因となる脳卒中として心原性脳塞栓があり，脳梗塞全体の20〜30％を占めると言われています。これは心房細動などの心疾患により，左房あるいは左室内に形成された血栓が脳動脈に流入して発症するもので，特殊なタイプとして，深部静脈の血栓が卵円孔開存などの右左シャントを介して左心系に流入し発症するものもあります（奇異性塞栓）。これら原因疾患の中で非弁膜症性心房細動（NVAF）はほぼ半数を占め，急性心筋梗塞・拡張型心筋症・リウマチ性弁膜症・人工弁・感染性心内膜炎などが原因となって起こることもあります。NVAF の罹患率は年齢とともに増加し，65歳以上の高齢者では2〜5％に認められ，これによる脳梗塞の発症リスクは約5倍，さらにリウマチ性弁膜症合併例では18倍も高くなると言われています。人口の高齢化に伴い，NVAF の有病者は増加の一途を辿っており，特に高血圧・心不全・糖尿病・高齢（75歳以上）・脳梗塞／一過性脳虚血発作の既往などの危険因子を有する場合は，ワルファリンやダビガトランによる抗血栓療法で発症を予防する必要があります。

　心原性脳塞栓は"突発発症"と"突発完成"を特徴とし，広範な梗塞や出血性梗塞となり易く，一般的に他の病型の脳梗塞より予後は不良です。また梗塞巣に皮質を含むことが多いため，意識障害・失語・半側空間無視・同名半盲などの症状をしばしば合併します。一方逆に，塞栓子の早期移動や早期再開通により重篤な神経症候が24時間以内に急速に改善することがあり，"spectacular shrinking deficit" と呼ばれています。その他特徴的な神経兆候としては，片麻痺を伴わない全失語（global aphasia without hemiparesis），脳底動脈遠位側の急性閉塞に伴う意識障害や眼球運動障害（top of the basilar syndrome），感覚障害や片麻痺を伴わない突然発症の皮質盲（isolated PCA syndrome）などが知られています。また脳動脈に狭窄病変を伴う場合は，アテローム血栓性脳梗塞との区別が困難な例も多くなります。

　リハビリテーションの実施に際しては，基礎心疾患による心機能低下にも配慮が必要です。心原性脳塞栓患者は発症の原因となった心疾患に加え，高血圧性心臓病や弁膜症を合併していることが多く，程度の差こそあれ，心不全状態にあると考えた方が良いでしょう。また，狭心症などの虚血性心疾患の合併にも注意が必要です。特に歩行訓練に入る前には心疾患のコントロール状態を確認し，可能なら呼気ガス分析を用いた運動耐容能の評価まで行うことが勧められます。リハビリテーション中は患者の体調に留意し，呼吸困難や胸痛などの症状を見逃さないようにします。頻回の血圧測定や心電図モニターが必要な場合もあります。

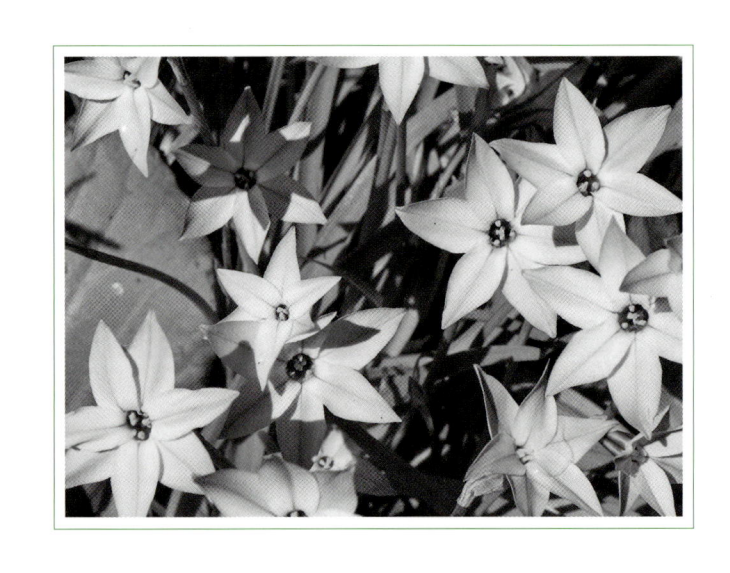

2 高血圧

安部 隆子 内科

　日本人の死亡原因において，脳卒中は悪性新生物，心疾患についで第3位となっています．病型別では，以前は脳出血が多かったのですが現在は著しく減少し，代わって脳梗塞が増加しました．脳卒中発症の危険因子としては，若年者では喫煙，飲酒があげられ，加齢に伴い高血圧，糖尿病，脂質代謝異常症，心房細動があげられます．これらの危険因子が集積することで脳卒中のリスクは増大します．そこで，上記危険因子そのものを予防すること，生活習慣病予防が大切になります．また，高血圧，糖尿病，脂質代謝異常症などの疾患は早期発見，早期治療が重要です．

　当院の入院患者の大半は脳卒中によるリハビリ目的での入院です．これらの患者の多くは高血圧を合併しています．一般に高血圧の有病率は年齢とともに上昇し，50代では3人に1人，60代では半数の人に高血圧を認めます．表1に示すのは平成18年度の当院でのデータです．脳梗塞患者では70％が高血圧を合併しており，脳出血においては92％が高血圧を合併していました．

　脳卒中の発症率は血圧の上昇に伴って増加することが分かっています．欧米の研究では，収縮期血圧160mmHg以上が脳卒中の発症に最も関与すると報告されています[1]．また，本邦の研究では，収縮期血圧160mmHg以上の患者の脳梗塞の発症リスクは3.46倍と報告されています[2]．そこで脳卒中発症予防のためにはしっかり血圧のコントロールをすることが有効です[3]．この場合の血圧の目標値は，高齢者では140/90mmHg未満，若年・中年者は130/85mmHg未満，高血圧以外に糖尿病や腎障害を合併する場合は130/80mmHgと設定されています（表2）[4]．

　降圧薬の第一選択薬はCa拮抗薬，アンジオテンシンタイプⅡ受容体阻害薬（ARB），アンジオテンシン変換酵素（ACE）阻害薬，利尿薬，β遮断薬です．降圧薬の併用療法については，多くの研究が行われています．糖尿病合併例ではインスリン抵抗性の改善の報告があるACE阻害薬，ARBが推奨され[5,6]，慢性腎臓病（CKD）合併例ではACE阻害薬，ARBの併用が腎保護効果を示したことから，これらの薬剤の使用が推奨されています[7,8]．

　脳卒中の既往のある人に対し脳卒中再発予防のために降圧療法を行うことで，約30％の相対危険度の減少が見られたとの報告があります[9]．当院に入院する患者のほとんどは脳卒中発症後のリハビリ目的です．従って，入院時には急性期病院で血圧コントロールが行われています．脳梗塞再発予防のための血圧の目標値は，140/90mmHgです（表3）[4]．

　また，高血圧性脳出血の場合，血圧コントロール不良例での再発が多く，再発予防のために特に拡張期血圧を75～90mmHg以下にコントロールするよう勧められています[10]．

表1　平成18年度の当院入院脳卒中患者における病型と合併症

	脳梗塞（n＝270）	脳出血（n＝118）
高血圧	190（70％）	109（92％）
糖尿病	90（33％）	24（20％）
心房細動	61（23％）	11（9％）

表2　高血圧患者の降圧目標

	診察室血圧	家庭血圧
若年者・中年者	130/85mmHg未満	125/80mmHg未満
高齢者（65歳以上）	140/90mmHg未満	135/85mmHg未満
糖尿病患者 CKD患者 心筋梗塞後患者	130/80mmHg未満	125/75mmHg未満
脳血管障害患者	140/90mmHg未満	135/85mmHg未満

（日本高血圧学会：高血圧治療ガイドライン2009）

表3 脳血管障害を合併する高血圧の治療

		降圧治療対象	降圧目標	降圧薬
超急性期 (発症3時間以内)		血栓溶解療法予定患者 SBP>185mmHg または DBP>110mmHg	血栓溶解療法予定患者 ≦ 185/110mmHg 血栓溶解療法開始後 (少なくとも24時間) <180/105mmHg	nicardipine, diltiazem, nitrogycerin や nitroprus-side の微量点滴静注
急性期 (発症1〜2週間以内)	脳梗塞	SBP>220mmHg または DBP>120mmHg	前値の 85〜90%	nicardipine, diltiazem, nitrogycerin や nitroprus-side の微量点滴静注
	脳出血	SBP>180mmHg または DBP>130mmHg	前値の 80%	
慢性期 (発症1カ月以降)			＜140／90mmHg (治療開始1〜3カ月)	Ca 拮抗薬，ACE 阻害薬，ARB 利尿薬など

(日本高血圧学会：高血圧治療ガイドライン 2009)

　現在までの研究では，特定のクラスの降圧薬の優位性を示すエビデンスは確立されていません．まずはしっかり目標値に向かって良好な血圧コントロールを得ることが重要と考えられます．

【引用文献】
1) Kannel WB, Wolf PA, McGee DL, Dawber TR, McNamara P, Castelli WP. Systolic blood pressure, arterial rigidity, and risk of stroke. The Framingham study. JAMA 1981; 245: 1225-1229
2) Tanaka H, Ueda Y, Hayashi M, Date C, Baba T, Yamashita H, et al. Risk factors for cerebral hemorrhage and cerebral infarction in a Japanese rural community. Stroke 1982; 13: 62-73
3) MacMahon S, Peto R, Cutler J, Collins R, Sorlie P, Neaton J, et al. Blood pressure, stroke, and coronary heart disease. Part 1, Prolonged differences in blood pressure: prospective observational studies corrected for the regression dilution bias. Lancet 1990 ; 335: 765-774
4) 日本高血圧学会高血圧治療ガイドライン作成委員会. 高血圧治療ガイドライン 2009. 東京：日本高血圧学会；2009
5) Abuissa H, Jones PG, Marso SP, O'Keefe JH Jr. Angiotensin-converting enzyme inhibitors or angiotensin receptor blockers for prevention of type 2 diabetes: a meta-analysis of randomized clinical trials. J Am Coll Cardiol 2005; 46: 821-826
6) Yusuf S, Sleight P, Pogue J, Bosch J, Davies R, Dagenais G. Effects of an angiotensin-converting enzyme inhibitor, ramipril, on cardiovascular events in high-risk patients. The Heart Outcomes Prevention Evaluation Study Investigators. N Engl J Med 2000; 342: 145-153
7) Brenner BM, Cooper ME, de Zeeuw D, Keane WF, Mitch WE, Parving HH, et al. Effects of losartan on renal and cardiovascular outcomes in patients with type 2 diabetes and nephropathy. N Engl J Med 2001; 345: 861-869
8) Asselbergs FW, Diercks GF, Hillege HL, van Boven AJ, Janssen WM, Voors AA, et al. Effects of fosinopril and pravastatin on cardiovascular events in subjects with microalbuminuria. Circulation 2004; 110: 2809-2816
9) Gueyffier F, Boissel JP, Boutitie F, Pocock S, Coope J, Cutler J, et al. Effect of antihypertensive treatment in patients having already suffered from stroke. Gathering the evidence. The INDANA (INdividual Data ANalysis of Antihypertensive intervention trials) Project Collaborators. Stroke 1997; 28: 2557-2562
10) 篠原幸人ほか脳卒中合同ガイドライン委員会：脳卒中治療ガイドライン 2009. 東京

3 リスク管理の対象としての糖尿病，肥満

大隈まり　内科

　糖尿病は脳梗塞の独立した危険因子であることが証明されています[1]。2007年の厚生労働省発表の日本人における「糖尿病が強く疑われる人」は約890万人，「糖尿病の可能性が否定できない人」は約1320万人であり，増加傾向にあります。2007年の調査では，当院にリハビリテーション（以下，リハ）目的で入院した患者さんの糖尿病有病率は，全患者418名中116名，28%にのぼりました。福岡県久山町において2002年に地域住民に糖負荷試験（75gOGTT）を行った結果，糖尿病の有病率が18.5%であったこと[2]と比較すると，リハ入院患者における糖尿病有病率は，一般の人口に占めるそれより高いことが分かりました。脳卒中のリハビリを円滑に行うためには，基礎疾患である糖尿病の管理は不可欠です。高血糖のままでは，口渇，頻尿など不快な症状が続きます。筋肉では糖が利用できないので持久力もなく，すぐに疲れてしまうのも重要な症状です。かといって，低血糖が頻発するような血糖コントロール状況では，そのたびに訓練を中断したり，訓練の量を減らしたりしなければなりません。そこで，できるだけ糖尿病でない人と同程度のリハビリテーション訓練をこなすことができるように，内服薬の調整やインスリン注射の調整を行う必要性が出てきます。

　一方，リハ入院時の体重（BMI）は，脳梗塞，脳出血ともに，糖尿病群で高く，発症に肥満やインスリン抵抗性の関与が窺えます（図1）。これは，いわゆるメタボリックシンドロームです。このことから，医療者が行う薬の調整だけでなく，食事量や食事の質，食事摂取のリズムなどを含む食事療法の遵守という糖尿病治療の基本について，患者さん自身に理解と協力が不可欠であるといえます。

　さて次に，見方を変えて，糖尿病の有無がリハビリテーションの効果に影響を与えるか否かについて調べてみました。Barthel Index（バーサル指数：BI）で比較をしてみると，脳梗塞患者，脳出血患者ともに，入院時のレベルも退院時のリハによる改善効果にも，糖尿病の有無は影響していませんでした（図2）。つまり糖尿病があるからと言ってより重症になっているとは言えず，リハ効果が期待できないとも言えないわけです。これは糖尿病を基礎疾患にもつ脳卒中の方にとって多少なりとも福音になる結果と言えましょう。

　ただし，リハ効果には差がなかったものの，脳梗塞患者では糖尿病のあるなしで一つだけ有意差を認めた項目がありました。実は糖尿病群では非糖尿病群よりも有意

図1　脳卒中リハビリテーション目的で入院した患者のBMI

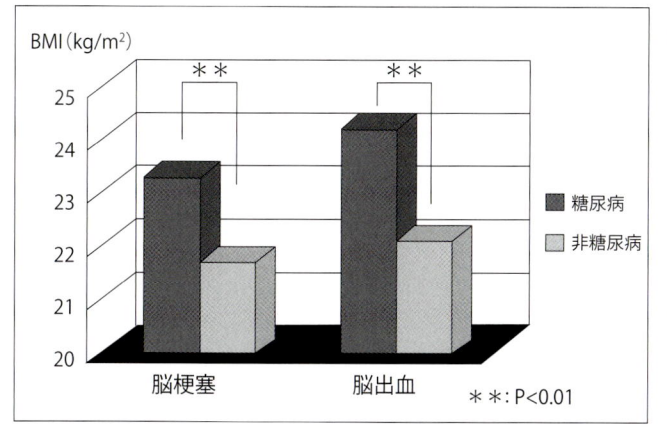

脳梗塞，脳出血ともに，糖尿病を有する患者はBMIが高かった。($P<0.01$)

図2　脳卒中リハビリテーション入院した患者のバーサル指数の変化

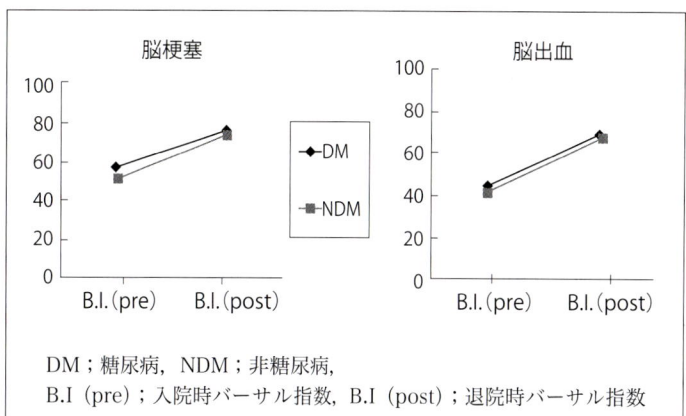

DM；糖尿病，NDM；非糖尿病，
B.I（pre）；入院時バーサル指数，B.I（post）；退院時バーサル指数

糖尿病の有無は，脳梗塞，脳出血ともに入院時・退院時のバーサル指数（B.I）に関与しなかった。

図3 脳卒中リハビリテーション入院患者の入院時年齢とその分布

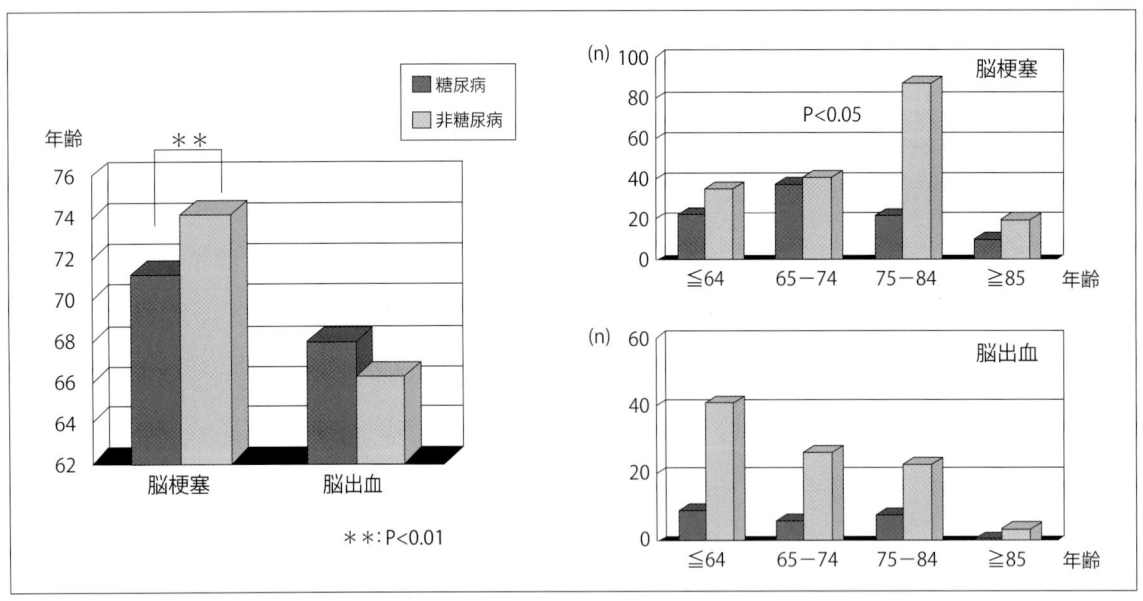

脳梗塞患者では，糖尿病を合併する患者は有意に年齢が若く，その年齢分布にも有意差が認められた。脳出血では，いずれも有意差はなかった。

に年齢が若かったのです（図3）。より若い時に脳梗塞を発症し，社会生活を制限されることは，ご本人にとってもご家族にとっても，大変遺憾なことだと思います。糖尿病を克服し，第2，第3の合併症の併発を阻止するためには，前述したように，入院中に良い食習慣や運動習慣を身につけ，適切な治療の確立を図っておくことが大切ではないかと考えています。

当院では1999年から，入院患者を主な対象として，栄養士，看護師，保健師，治療体操訓練士，検査技師らとともに「糖尿病教室」を行ってきました。教室への参加は自由で，ビデオや講義形式で糖尿病についての基礎知識や療養に関する指導を週に3回程度，定期的に行っていました。しかし，脳卒中の発症や再発に関与する基礎疾患は糖尿病だけではないことから，2002年にその名称を「生活習慣病予防教室」と改めて，対象とする症候もメタボリックシンドローム，高血圧，脂質異常症，骨粗しょう症，心疾患，禁煙などに広げて開催することにしました。毎日，リハビリテーション終了後の16時15分から，30～45分程度の講義を行っています。指導者も，理学療法士，放射線技師などが加わり，映像を使ったり，プリントを使ったりしながら，今後の基礎疾患の療養についてアドバイスを行っています。1カ月参加すれば一通り全ての内容が聴けるようにプログラムを組み，生活習慣病の管理が必要と考えられる患者に受講を勧めています。入院当初は，脳卒中の発病で混乱している場合が多く，退院後の療養などと言っても，想像すらできない方が多いのが実情です。しかし，リハビリが進むにつれて，将来の生活や再発予防についての不安は高まってきます。この時期に，2次予防についての正しい知識を得ることができれば，在宅生活への不安の一部を解消できるのではと考えています。できれば入院された患者全員に，一通りの話を聴いていただきたいと思っていますが，リハのスケジュールや，入浴時間との重なりなどもあり，現時点では自己参加される患者だけを対象としています。

参加した患者さんからは，よく，「もっと前にこの話を聴いとけばよかった」という声をいただきます。しかし，「今から思い立っても，決して遅くはありませんよ！」と，勇気づけながら，今後の療養につなげていってもらえるよう，スタッフ一同がんばっています。

【文献】
1) 小林祥泰編：脳卒中データバンク2009. 中山書店. 東京. 2009
2) Ikeda F et al : Gastroenterology 136 : 1234-1241, 2009
3) Adams HP, Patman SF et al : Prevalence of diabetes mellitus among patients with subarachnoid hemorrhage.:Arch Neurol 41; 1033-35, 1984

4　回復期脳卒中患者と基礎疾患・脂質異常症

大隈まり　内科

　2007年4月、動脈硬化性疾患予防ガイドライン[1]の改定がありました。その背景の一つとして、戦後の欧米型生活習慣への大きな変化により、脳出血が主体であった本邦の脳卒中の実態が、動脈硬化を原因とするアテローム血栓性脳梗塞の増加へと変化してきたことがあげられます。そのような流れの中で、近年になって日本人の様々な調査研究の結果が示されました。我が国においても高LDL（悪玉）コレステロール血症が心筋梗塞や脳梗塞発症と関与していることが改めて明らかになってきました。加えてHDL（善玉）コレステロールの低下が動脈硬化性疾患の危険因子であることも考慮され、「高脂血症の診断基準」を「脂質異常症の診断基準」と改めて、動脈硬化性疾患の予防のための新ガイドラインが作成されたのです。

　さらに、2012年6月には、2012年版ガイドライン[2]が発表されました。脂質異常症の診断は10〜12時間の絶食採血で行い、LDLコレステロール（LDL-C）、HDLコレステロール（HDL-C）、中性脂肪（TG）を用います。高LDL-C血症は140mg/dl以上ですが、2007年版では直接測定していたLDL-Cを、計算式（総コレステロール－HDL-C－TG÷5）で求めることとしています。また、新たに境界域高LDL-C血症（120〜139mg/dl）が設置されました。低HDL-C血症は40mg/dl未満、高TG血症は150mg/dl以上は従来通りです。

　治療方針の決定のためのリスク評価は、より具体化され、糖尿病・非心源性脳梗塞・末梢動脈疾患・慢性腎臓病を有すると、それだけで高リスク（カテゴリーⅢ）と評価されます。カテゴリーⅢの目標値は、2007年版と同様で、LDL-C＜120mg/dl、HDL-C≧40mg/dl、TG＜150mg/dlです。新たに加わった項目としてnon HDL-コレステロール（non HDL-C）があります。総コレステロール値から、HDL-C値を引いたものです。採血の結果でTGが400mg/dl以上であるか、または、食後採血の場合に用い、その目標値は＜150mg/dlです。

　実際、2007年に当院の回復期病棟に入院された脳梗塞患者269名のうち、脂質異常症を合併されていた方は172名（64%）でした。すでに、LDLコレステロール低下を目標とした薬物治療が開始されている患者も多いのですが、172名のうち90名は、HDLコレステロール＜40mg/dlの低HDLコレステロール血症も合併していました。現在のところ、運動がHDLコレステロールを増加させることは知られていますが、低HDLコレステロール血症に特異的な薬物治療はまだありません。今後の課題となっています。

【参考文献】
1）日本動脈硬化学会編：動脈硬化性疾患予防ガイドライン 2007年版
2）日本動脈硬化学会編：動脈硬化性疾患予防ガイドライン 2012年版

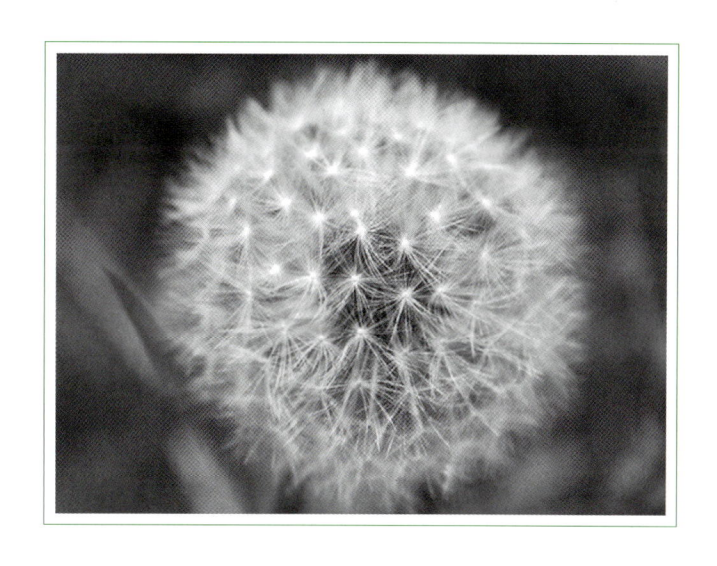

5　消化器疾患，排便障害

宮崎 吉孝　内科

　内科学における消化器病学は，食物の摂取から排便にいたる一連の器官の疾患を扱う領域です。しかし，リハビリの分野では，食物を摂取する入り口の部分と排便に関する出口の部分のみが強調されていて，消化吸収に携わる消化管本体の領域がややおざなりになっている印象があります。この章では脳卒中回復期の方々がリハビリを受けていただく上で注意すべき消化管の合併症について述べてみたいと思います。

1）脳卒中者が消化管疾患を発症する背景

　脳卒中回復期の方々には，消化管疾患を生じやすい背景があります。それらの要素について考えてみたいと思います。

a．年齢

　一般に脳卒中は年齢とともに発症する率が高まります。当然ながら3大疾病の一つ，癌も年齢とともに発症する率が高まります。したがって，脳卒中になった方々には，原因は異なりますが，たまたま胃癌や大腸癌などの癌が合併している可能性があります。毎年健診を受けていた人が，脳卒中になって健診を受けなかったら，しばらくして進行癌が見つかったというようなケースもあります。脳卒中でリハビリを受けている患者さん55人に胃カメラを実施したところ，胃癌4例が見つかったという報告もあります[1]。癌に限らず高齢者では様々な消化管のトラブルが起こりやすい要素があります。

b．動脈硬化症

　ほとんどの脳卒中は脳動脈硬化に基づく疾患と考えられます。動脈硬化は脳動脈だけに限定して起こるとは考えにくく，心臓や消化管の動脈硬化も併発している可能性があります。つまり脳卒中患者では，消化管の血行障害による疾患が生じるリスクも考えておく必要があります。

c．抗血小板薬，抗凝固薬

　脳梗塞の患者さんの場合には，脳梗塞再発を予防するために抗血小板薬や抗凝固薬が処方されていることがあります。いわゆる"血液サラサラ"にする薬です。薬物投与の必要性は高いのですが，消化管出血を引き起こす可能性があります。

d．解熱鎮痛剤

　脳卒中発症後に麻痺側の肩や膝などが痛むことがあります。そんな場合にはよく鎮痛剤が処方されます。脳卒中に限らず一般に高齢になると身体のあちこちが痛くなり，鎮痛剤をいつも服用しているという人が多いものです。また，呼吸器や尿路の感染症を発症した場合に，発熱に対して解熱剤が用いられます。これらの薬も胃や腸の粘膜を障害して潰瘍や出血を引き起こすことがあります。その際，前述した抗血小板薬や抗凝固薬を併用していると，より深刻な事態となる場合があります。

e．ストレス

　脳卒中は，ある日突然，身体の自由を奪ってしまいます。家庭での役割，仕事，趣味なども同時に失ってしまうことが多く，心に大きな痛手を負うものです。リハビリは身体的にも負荷を与えますし，病棟では集団生活や人間関係で疲れて，患者さんは大きなストレスを抱えこんでいます。実はストレスにとても弱い臓器が消化管なのです。脳卒中後，胃潰瘍や十二指腸潰瘍を発症するリスクが高まることは昔からよく知られた事実です。

f．自律神経障害

　消化管系は自律神経の支配を受けています。交感神経系は腹腔神経叢，上・下腸間膜動脈神経節から出て消化管に分布し，主として消化や蠕動運動を抑制します。副交感神経系は，右側結腸までの領域に迷走神経，左側結腸から肛門までの領域に骨盤神経を分布させていて，消化や蠕動運動を促進する役割を担っています。一方，腸管独自の神経系による運動も知られています。食事をして胃に食物が入ると胃から大腸にかけての大蠕動（胃直腸反射）が起こり，便が直腸まで運ばれると，その情報が骨盤神経を介して大脳に伝えられ，便意が起こる仕組み

となっています。また直腸内に便が貯留して直腸粘膜が刺激を受けると，直腸が収縮して内圧を高め，同時に肛門を緩めて便を排泄するという直腸肛門反射が起こります。便秘時に用いられる座薬にはこの反射を利用しているものがあります。これら自律神経の上位中枢は脳の視床下部にあります。消化管は脳の支配がなくても消化吸収できる能力を備えてはいますが，脳卒中で視床下部機能が影響を受けると消化管機能に悪影響を及ぼす可能性があり，排便に関しては大脳の関与も大きいため同部位の脳卒中により便秘を起こす可能性も高いと思われます。

2) 脳卒中に伴って発症する消化管疾患

上記のような要因から，脳卒中者で生じやすい消化管疾患があります。ここではこれらの疾患について解説したいと思います。

a. 出血性潰瘍などからの消化管出血

脳卒中に伴って起こる消化管系疾患としては，まず潰瘍やびらん（表層性の潰瘍）などからの消化管出血を考えねばなりません。日本医大の小野は脳卒中急性期患者45名に上部消化管内視鏡（いわゆる胃カメラ）を実施した結果，23名（51％）の人に潰瘍やびらんなどの急性胃病変が認められ，そのうちの約半数で消化管出血を生じていたと報告しています[2]。東京慈恵会医大の法橋[3]は，脳卒中で亡くなった方148名の解剖を行った結果，急性上部消化管病変を45.9％に認め，肉眼で見えるような消化管出血を15.5％に認めたと報告しています。脳卒中患者の約半数に何らかの胃，十二指腸病変が起こり，そのうちの約半分の方が消化管出血に至ると考えてよさそうです。これは決して少なくない頻度です。そこで脳卒中後に，潰瘍や消化管出血に対する対策が必要となります。そのことは脳卒中急性期病院の専門家もよくご存じで，私たちの病院に紹介されて来る多くの患者さんに抗潰瘍薬が投与されています。当院でも抗潰瘍薬を続行しています。定期的な採血検査を行い，貧血が進行する場合は便潜血検査や内視鏡検査を実施しています。肉眼的な吐下血が起こった場合には緊急の止血を要する場合もあるので，消化器科専門病院とのネットワークを作っています。昨今の内視鏡技術の発展により，専門医であれば大出血でも救命できるケースが増えていますので，リハビリ病棟にも機敏な対応が求められています。

b. 消化管粘膜障害

脳梗塞になると，脳梗塞再発防止のためアスピリンなどの抗血小板薬が投与されます。アスピリンが胃，十二指腸粘膜病変を起こすことは以前から知られていたのですが，最近ではカプセル内視鏡やバルーン内視鏡の開発普及により十二指腸以外の小腸や大腸にも同様の粘膜病変を起こすことが解明されています。胃，十二指腸潰瘍の治療で用いられる抗潰瘍薬は小腸，大腸の粘膜病変に対しては効果がないと言われています。対策としては原因薬剤を中止するしかありませんが，それでは脳梗塞の再発リスクが高まってしまいます。小腸，大腸粘膜病変の重篤さと脳梗塞再発リスクを天秤にかけて判断するしかありません。山本ら[4]は，潰瘍・出血の既往歴，複数のNSAIDs併用，抗血小板薬・抗凝固薬の併用，H.pyroli感染などの因子を併せ持つ高リスク患者群に対しては，低リスク群と区別して対応する必要があると述べています。小腸粘膜病変に対する治療としては，藤森ら[5]はミソプロストールやレバミピドなどの有効性を示唆しています。一方，山本[4]はアスピリンの代わりにチエノピリジン系薬剤やホスホジエステラーゼ阻害薬を使った方がよいと報告しています。ホスホジエステラーゼ阻害薬は中止後止血能が回復するまでの期間が短いので，その点からも使いやすい薬と言えそうです。

c. 胃，十二指腸潰瘍穿孔

前述したように，脳卒中になるとストレス，自律神経障害，薬の影響などが加わるために胃，十二指腸潰瘍が起こりやすくなっています。潰瘍は消化管出血の原因になるとともに，穿孔を起こすことがあります。消化管が穿孔すると胃酸などの消化液が腹膜を刺激しますので，猛烈な痛みを感じます。しかし，穿孔当初は痛みがひどくても，しばらくすると痛みが治まってくることがあるので要注意です。痛みが治まっても，内部の病状は悪化している可能性があります。意識障害や認知症，鎮痛剤を服用中の方などでは穿孔しても腹痛を訴えないことがあり，穿孔を見逃す可能性があります。診断のためにもっとも有用な検査は腹部CTです。少量の遊離ガスでも確認することが可能です。

d. 急性腸間膜血行不全

頻度は低いですが，脳卒中者に合併する可能性のある重篤な消化管疾患なので挙げておきます。動脈硬化性の

血栓や心房細動由来の塞栓によって上腸管膜動脈が閉塞する疾患です。上腸間膜動脈は小腸，大腸の広い範囲に血液を送っているので，その血行が途絶えると広い範囲で腸管壊死を起こします。発見が遅れると死に至る恐ろしい病気です。突然の激烈な腹痛として発症し，採血や単純CTだけでは確実な診断が困難なため，確定診断のためには造影CTや血管造影を行わなくてはいけません。腸管の壊死を免れるには，できるだけ早く診断を確定して外科的処置を行うことです。

e．虚血性腸炎・出血性腸炎

同じく腸管の血行不全によって生ずる疾患で回復期リハ病棟で頻度の高い病態に虚血性腸炎があります。急性腸間膜血行不全では太い動脈ないしは静脈に閉塞を生じますが，虚血性腸炎では目に見えるような主幹血管の閉塞は確認できません。腸管内の小さな血管の血行障害が原因であると考えられています。一般に虚血性腸炎は自然治癒することが多いのですが，Martsonの分類によれば，痕跡を残さず治癒する一過性型（60％），治癒過程で狭窄を生ずる狭窄型（30％），腸管壊死をきたす壊死型（10％）に区分され[6]，中には重症化する例も認められます。重症例の場合は，急性腸間膜血行不全との鑑別が問題になりますが，両者の区別は難しく段階的に進行すると考えた方がよさそうです。虚血性腸炎が起こりやすい部位は下行結腸とS状結腸です。症状は腹痛，下痢，下血です。高血圧症，虚血性心臓病，糖尿病などをもつ高齢者によく起こります。長期臥床に伴う便秘も一因と言われていますので，脳卒中患者では特に気をつけておかなくてはいけない疾患です。

一方，これも脳卒中患者に多いと言われている急性出血性直腸潰瘍は，通常便秘とは関係がなく，長期臥床による直腸の血行不全が原因ではないかと考えられています。

f．便秘症

前述した自律神経系は腸間膜を介して腸管に分布しています。長期臥床で運動しなくなると，腸間膜の物理的刺激がなくなるため，結果的に自律神経の機能が低下して消化蠕動運動が停滞します。また便は食物繊維と水分などが集まってできていますので，食事摂取や水分摂取が不十分になると適度な硬さの便が形成できなくなります。十分な食事摂取が胃腸反射の原動力となっていますので，食事習慣の変化も腸の蠕動運動を低下させます。また排便に関しては大脳が関与していますので，ベッド上や他人がいる環境で排便させることは排便反射に心理的な抑制がかかることも考えられます。実は脳卒中回復期リハ病棟の併発症で便秘は最も頻度の高い病態になっています。たかが便秘と思っても，腸閉塞の原因になったり，物理的刺激で大腸潰瘍をきたして重篤な事態に陥ることもあります。その対策は単に下剤を処方すれば良いというものではありません。できるだけ離床させ，運動させること，規則正しい食事摂取を心がけることなど，生活面の改善に努めなければなりません。また，排便はできるだけトイレで行う，食後の決まった時間に行う，などのことを実行して排便の動機づけや習慣化をはかることが大切です。終日臥床の方の場合でも，こまめな体位変換，腹部マッサージなどで排便機能を高められます。

g．腸閉塞（イレウス）

脳卒中後の長期臥床や全身状態の悪化に伴ってイレウスを発症することがあります。イレウスの診断は比較的容易ですが，回復期リハビリ病棟でもっとも難しいのは，一刻も早く外科に送るべきなのか，少し猶予があるのかの判断に苦慮することです。機械的イレウスである場合，閉塞の部位，閉塞が完全なのか不完全なのか，単純性なのか絞扼性なのかの判断が求められます。以下，教科書的な鑑別について表に示します。

所　見	単純性イレウス	絞扼性イレウス
発症のしかた	徐々	突然
腹　痛	間歇的	持続的
圧　痛	全体的	局所的
腹膜刺激症状	なし	あり
聴　診	金属音	サイレント
脈　拍	100以下	100以上
体　温	微熱	高熱
白血球数	10000以下	10000以上

（堀川らの記載をもとに作成した[7]）

実際には判断に迷うことが多いのですが，著者らが絶対に外科に送るべきと考えている状態について列挙してみます。①内ヘルニア，外ヘルニア（鼠径部，腹壁，閉鎖孔）を認めた場合，②異物，腫瘍，重積を認めた場合，

③造影CTにて腸管が造影されない場合などです。これらの判断のためには，腹部CT（できれば造影）が非常に有用です。

h．逆流性食道炎

　脳卒中者では胃腸の正常な蠕動運動が低下しているため，胃液が逆流して食道炎を起こすことがあります。高齢者に多い食道裂孔ヘルニアや円背，脳卒中の危険因子でもある肥満も原因となります。抗血小板薬や抗凝固薬を内服していると，吐血につながることがあり，比較的多く経験する疾患です。

3）脳卒中とは関係ないが見逃されない消化管系疾患

　以下に述べる疾患は，脳卒中者に限らず誰にでも起こりうる疾患です。脳卒中者では早期診断が難しいことがあり，特に注意を要する疾患として挙げておきます。

a．癌

　消化管は非常に癌の発生が多い臓器です。昨今胃癌が減ったかのような印象をお持ちの方もいるかもしれませんが，胃癌の死亡者数は実はそれほど減少していません。男女を合わせた総死亡者数で見ると，癌の中での死因トップは依然として胃癌です。また大腸癌はここ20年で2倍に増加しており，女性の癌死亡者数では大腸癌がトップになっています。癌は年齢とともに発症率が高まりますが，脳卒中の方も例外ではありません。胃癌，大腸癌は進行するまで自覚症状が出ませんので，早期発見のためには内視鏡などの検査を実施する必要があります。消化管を含め悪性腫瘍をスクリーニングすることは，回復期リハビリ病棟の本来の役割ではありませんが，当院では何らかの症状が出現すれば積極的に内視鏡検査を実施するようにしています。

b．急性虫垂炎

　急性虫垂炎は健常人でもありふれた病気です。一般にそれほど恐ろしい病気だという認識はないと思います。しかし，脳卒中患者に関しては，急性虫垂炎は非常に危険な病態だと考えた方が良いでしょう。脳卒中患者でのデータそのものは入手できなかったため，堀川らによる[8]高齢者の報告を示しますと，高齢者急性虫垂炎の特徴として①80%の症例で典型的症状が出ない，②外科入院時に急性虫垂炎が疑われた者は51%，③開腹時に72%の症例で既に穿孔していた，となっています。そこで堀川らは，高齢者が腹痛で来院したら所見がなくても鑑別診断に必ず急性虫垂炎を挙げるべきであると述べています。脳卒中患者も基本的に高齢者が多いため，同様の特徴があるのではないかと推察します。急性虫垂炎の早期診断のためには腹部所見や採血だけでは不十分で，腹部超音波検査やCT検査を実施する必要があります。脳卒中による失語で腹痛を訴えることができない方については，発熱や嘔吐など，軽微な異常を見逃さないという姿勢も必要です。

おわりに

　以上，脳卒中合併症としての消化管疾患について述べてみました。内科診断学では，何でも検査に頼るのではなく，病歴や身体所見を取ることが大事であると言われています。昨今の何でも検査に頼る風潮に対する戒めであると思います。しかし，脳卒中患者の場合は，十分な病歴や身体所見を取ることが難しいことがあり，そのような場合には積極的に検査を行うべきだと思います。内視鏡やCTを行わなければ診断が難しい疾患が多々ありますので，漫然と見過ごさないという姿勢が大切ではないでしょうか。

【参考文献】

1）辻彰子ほか：脳卒中後遺症を中心とした，リハビリテーション施行中の患者における，上部消化管内視鏡検査の有用性について：リハビリテーション医学32：666-69，1995
2）小野正浩：脳卒中発作に伴う急性胃病変の内視鏡的検討：日本医科大学雑誌49：340-352，1982
3）法橋建：脳卒中における急性上部消化管病変についての臨床病理学的研究：東京慈恵会医科大学雑誌96：96-114，1981
4）山本貴嗣：薬剤性消化管粘膜障害のマネジメント―NSAIDsとアスピリン―NSAIDs・アスピリンによる粘膜障害のマネジメント（上部消化管）マネジメントの考え方とその実際：消化器の臨床13：139-143，2010
5）藤森俊二ほか：見えてきた小腸病変　潰瘍性病変　1）薬剤起因性病変：非アスピリンNSAIDs：GI Res 18：505-512, 547, 2010
6）小西文雄ほか：虚血性腸炎，急性腹症の診断と治療：外科（増刊）57：1487-1489, 1995
7）堀川義文ほか：急性腹症のCT，へるす出版，東京，1998, pp116-117
8）堀川義文ほか：急性腹症のCT，へるす出版，東京，1998, pp12

6 回復期リハビリテーションの時期における尿失禁の分類と治療

住野泰弘／三股浩光 大分大学医学部腎泌尿器科外科学

はじめに

尿失禁（自分の意思に関係なく尿が漏れること）は高齢者の3大症候群の一つと考えられており，高齢者の生活機能の自立を阻害し，健康管理に深刻な問題を与え，医療コスト増大の一因にもなっています。また，脳卒中など回復期リハビリテーションの場においても，尿失禁は患者のADLを著しく阻害し，医療従事者や家族にとってもその対処に多大な労力が費やされます。しかし，尿失禁にはいくつかの種類があり，種類に応じた治療法を考えていかなくてはなりません。ここでは脳卒中などの回復期リハビリテーションの時期に認められる主な尿失禁の種類とその原因，治療法について述べたいと思います。

高齢者や脳卒中などの回復期リハビリテーションの時期に認められる尿失禁は，主に①切迫性尿失禁，②腹圧性尿失禁，③溢流性尿失禁，④機能性尿失禁に分類されます。

1) 切迫性尿失禁

急激に起こる尿意切迫感と同時，または尿意切迫感の後に，不随意に尿が漏れる状態で，男女を問わず40歳以上の中高年ではよくみられ，加齢とともに増加し，高齢者では高い有病率を示します。原因は脳血管障害や脊髄障害後の神経因性排尿筋化活動，前立腺肥大症の初期や加齢，及び原因不明の特発性排尿筋過活動，膀胱炎や前立腺炎などによる膀胱知覚亢進などが挙げられます。

脳卒中前には認められなかったのに，発症後にトイレが間に合わなくなったと考える場合，まず本疾患を考えます。

2) 腹圧性尿失禁

重いものを持ち上げるような労作時や飛び上がるなどの運動時，もしくはくしゃみや咳などにより，腹圧が上昇して尿道内圧を上回るために不随意に尿が漏れる状態で，いずれの年齢でもみられますが，女性に多く，特に出産後や更年期に多いとされています。腹圧性定尿失禁の原因としては外尿道括約筋を含む骨盤底筋群の弛緩による1）膀胱頸部や尿道の下降（尿道の可動性亢進），2）内尿道括約筋の収縮力低下・消失，3）腹圧の尿道閉鎖圧への伝達低下による反射性尿道閉鎖の減少・消失などがいわれています。先述した切迫性尿失禁との混合型も多く認められるため，脳卒中発症前から存在していたものが増悪したと訴える患者も多いと思われます。治療には骨盤底筋体操などの行動療法や薬物療法がありますが，近年，メッシュテープで尿道を支えるTVT（tension free vaginal tape）手術が普及して，その治療成績は向上しています。しかし，尿失禁に重要な役割を果たす外尿道括約筋の機能不全によるものの中には重症の尿失禁をきたすもの（前立腺全摘出術など）も認められ，これに対しては優れた治療法がなく難渋しているのが現実です。[※]

3) 溢流性尿失禁

尿排出障害のため，膀胱内に顕著な残尿があり，常に膀胱が充満した状態となるため，膀胱内の尿があふれて少しずつ漏れる状態を言います。尿排出障害の原因は二つに分けられ，一つは前立腺肥大症や尿道狭窄による下部尿路閉塞によるものです。脳卒中の急性期または回復期では，ADLが低下しており，膀胱留置カテーテルを挿入されていることが多く，尿道粘膜が浮腫を起こすためにカテーテル抜去後に排尿困難を増悪させることが時々見受けられます。適切な処置を施さずにいると尿閉状態が継続し，溢流性尿失禁だけでなく腎機能障害も合併してきます。治療としてα1遮断薬などによる薬物療法や経尿道的前立腺切除術などの手術療法を行います。

原因のもう一つは，末梢神経障害による神経因性膀胱で，膀胱収縮が障害され（排尿筋低活動），尿排出障害をきたします。代表的な疾患としては糖尿病性末梢神経障害，直腸癌・子宮癌術後における末梢神経障害，馬尾腫瘍などです。治療は主に原疾患の治療およびα1遮断薬やコ

リンエステラーゼ阻害薬などの薬物療法ですが，自己導尿をはじめとした間欠導尿が必要になることがあります。

4）機能性尿失禁

膀胱尿道機能に関係なく，認知障害や身体運動障害のため，トイレ以外の場所で尿を漏らす状態をいいます。高齢者では認知症やADLの低下が認められることが少なくなく，機能性尿失禁が多いと思われますが，その他にも複数の因子（前立腺肥大や糖尿病，脳血管障害など）が関与することが多く，他の尿失禁タイプが混在していることが多いとされています。治療法としては身体のリハビリテーションをはじめとした行動療法が主体になります。

以上，尿失禁の種類や原因，治療法について簡単に述べてきました。種類に応じた適切な治療法を選択しないとかえって症状を増悪させてしまいます。患者によっては，複数の尿失禁が混在していることがあり，対処に難渋することもあるため，不明な点があれば私たち泌尿器科の医師にご相談ください。

※この外尿道括約筋の機能不全に伴う尿失禁は難治性でこれまで有効な治療法は確立されていませんでしたが，最近，四肢より骨格筋組織を採取し，増殖させた幹細胞を機能が低下した外尿道括約筋に局所投与する方法が報告され，難治性尿失禁に対する新たな治療法として注目されています[1]。しかし，このような自家骨格筋幹細胞による外尿道括約筋再生は，筋採取に伴い患者に侵襲を与えるとともに，臨床応用の問題点として品質保証体系の必要性が挙げられています。

幹細胞を用いた再生療法以外の方法として，私たちの教室では各種増殖因子やサイトカインを用いた外尿道括約筋の再生や機能低下の予防を目指しています。これまで私たちは，ヒト外尿道括約筋から筋の組織幹細胞である筋衛星細胞を分離培養し，その増殖・分化に各種増殖因子やサイトカインが関係していることを明らかにしてきました[2-4]。将来的に臨床の場に応用できる研究をさらに進めていきます。

【参考文献】
1) Nikolavsky D and Chancellor MB: Stem cll therapy for stress urinary incontinence. Neurol Urodyn. 29 Suppl 1:S36-41, 2010.
2) Sumino Y et al.:Growth mechanism of satellite cells in human urethral rhabdosphincter. Neurourol Urodyn. 26:552-51, 2007.
3) Sumino Y et al.:The effects of hepatocyte grouth factor and insulin-like growth factor-1 on the myogenic differentiation of satellite cells in human urethral rhabdosphincter. Neurourol Urodyn. 29:470-475, 2010.
4) Hanada M et al:Growth inhibition and apotosis induction by tumor necrosis factor-alpha in human urethral rhabdosphincter satellite cells. J Urol.183:2445-2450, 2010.

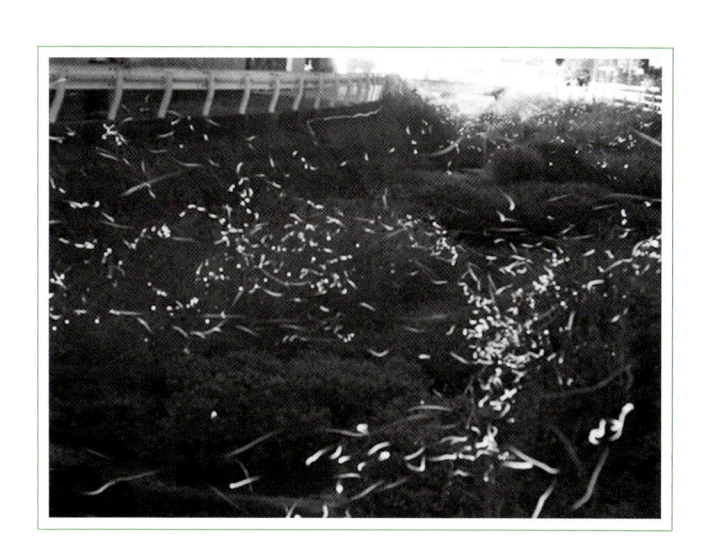

7　尿路感染症

井上 龍誠　副院長

1) 排尿障害と尿路感染

　排尿困難，尿閉，尿失禁などの排尿障害は，一般には65歳以上の高齢者の10～30％，入院高齢者の15～45％，中枢神経疾患患者の60～80％に認められています。当院では，入院時の患者の約4割に尿失禁が見られています。これらの排尿障害はそれ自体による苦痛だけでなく，患者のADL内容，転倒，退院後の生活方針にも大きく影響し，リハビリテーションを進める上での大きな課題となっています。排尿障害の原因は，脳卒中や整形疾患などによる神経障害，運動機能障害，精神機能低下，心不全や腎不全などの内科疾患，薬物の影響，また泌尿器・婦人科的要因，生活環境要因など多岐に及んでいます。

　高齢者の主な尿路疾患には，感染，尿路通過障害，神経因性膀胱，尿失禁，悪性腫瘍などがありますが，排尿障害のある方では同時に尿路感染を併発していることが少なくありません。その原因としては，排尿障害における残尿，カテーテル使用に起因した急性・慢性感染，局所の不潔による上行性感染，全身的衰弱と他部位感染巣からの下行性感染などがあげられます。この中で，日常の診療上，遭遇機会が多く注意を要するカテーテルの管理について記します。

2) 尿路感染におけるカテーテル使用上の留意点

　バルーンカテーテル留置は周囲の汚染がなく管理が容易です。しかし感染や尿道損傷には注意が必要であり，決して安易に長期使用するものではありません。特に自己抜去はとても危険です。消毒を十分行っても上行性感染は必発であり，尿道炎，膀胱炎，腎盂炎，敗血症などをしばしば併発します。感染が固定化すると治癒させるのは大変難しく，仮に一時的に抗生物質で症状が軽快しても再発を繰り返し，菌も耐性を獲得したり緑膿菌や真菌の感染も加わって，その対策に頭を悩ますこととなります。また，膀胱括約筋の機能を低下させないためにも，長期留置は避けるべきとされています。したがって適応は次の場合となります。①全身状態が不良で尿量の厳重な監視が必要な場合。②創傷や褥創があり，頻回で高度な尿失禁がある場合。③間歇的導尿が不可能な場合。④尿閉や残尿が多い排尿困難の場合。また，カテーテルを使用するにあたっての原則は次の通りです。①残尿を極力少なくする。②カテーテルによる細菌導入を避けるための十分な消毒。③カテーテルの留置は避ける。やむをえず使用する場合には，できるだけ短期間にとどめる。④常に開放とせず，可能なら，1～2時間カテーテルを閉鎖して尿を膀胱内に一定量ため，その後に開放する方法を1日数回繰り返すとよい。⑤膀胱訓練の早期開始。⑥抜去可能ならば，早めに一日数回の間欠導尿法に切り替える。

3) 尿路感染症の治療について

　排尿障害に伴う尿路感染の多くは，炎症反応も乏しく尿検査のみに異常所見を認める慢性膀胱炎です。急性腎盂炎や敗血症，炎症反応の上昇などの場合を除き，抗生物質の使用は状況を見極めた上で起因菌を培養同定するなどして適応を慎重に判断し，極力使用しないこと。一時は効果がありますが，遠からず耐性菌を招く結果となり有益ではありません。むしろ，物理的に洗い流したほうが有益な場合もあるといわれます。可能なかぎり感染の原因除去や残尿の減量に努めることが大切です。原因が除去されれば，尿路感染は自然に消失することが多いとされています。

8 肺　　炎　特に院内肺炎と嚥下性肺炎

後 藤 洋 一　内科

1）肺炎の疫学

　肺炎は厚生労働省平成21年の死因別統計[1]によると全死因の中の9.8％を占め死因の4位になっています。死因の1位は全死因の中の30.1％を占める悪性腫瘍（癌など）です。癌患者が最後は肺炎を併発することがありますがこの場合，死因としては肺炎とされないことが多いので，実際はもう少し肺炎が直接死因であることが多いのではないかというのが臨床医としての実感です。

2）肺炎はなぜ起こるのか

　さて，肺炎は通常は無菌状態であるべき肺の中で細菌やウイルスが増殖し肺の最も重要な役割であるガス交換（酸素を取り込み二酸化炭素を排出する）をできなくしてしまう（呼吸不全）ことが大きな問題です。実際には肺の中も完全な無菌状態ではないのですが健康な人の場合には細菌などの異物が入り込んでも速やかに排除する免疫システムが出来上がっています。高齢になるとその免疫システムがうまく働かず細菌やウイルスを排除できません。体外から肺の中に細菌やウイルスが侵入しそこで増殖した結果肺炎になります。肺炎球菌による肺炎，クレブシェーラ菌による肺炎，インフルエンザウイルスによる肺炎もそうですし，肺結核の場合も最初は体外から侵入した肺結核菌によって起こります。その他数多くの種類の細菌やウイルス，カビなどが肺炎の原因になることが分かっています。

3）医療関連感染症としての肺炎（院内肺炎）

　一般の人が肺炎にかかる場合を市中肺炎と呼んでいます。比較的軽症で死にいたることは多くありません。一方，病院の中は病院外と異なり抗生物質の効きにくい細菌（耐性菌と呼ばれる）が多く生息し主に医療従事者を通して感染が広がります。重症化しやすく死亡につながりやすい肺炎を発症します。これを医療関連感染症（院内感染）といいます[2]。最近では長期に老人ホームや介護施設に入所している患者が肺炎を起こした場合，院内感染症と同じように重症になりやすく抗生物質の効きにくい肺炎を起こすことが明らかとなり注意が喚起されています。いずれにしても他の病気の治療のために病院に入院したのに病院内で肺炎になることは患者にとって不幸なことです。われわれ医療従事者はそのことを自覚し患者に肺炎をうつさないようにしなければなりません。健常な医療従事者にとっては症状の出ない病原菌であっても，体力の落ちた高齢の患者には重大な肺炎を引き起こすことがあるのです（日和見感染）。リハビリ病院の場合患者のADLが低下しているために医療従事者と介助を通して濃厚な接触がより起きやすい状況にあります。そのため医療従事者は一層適切な院内感染予防対策をとる必要があるのです。

4）嚥下性肺炎

　高齢になればなるほど肺炎が増えるのは免疫の低下，院内肺炎にかかる機会が多いことが要因ですが，もうひとつ重大な要因があります。それが嚥下機能の低下による嚥下性肺炎（誤嚥性肺炎ともいう）です。

　われわれ人間の喉は他の哺乳類と比較して解剖学的な特徴があります。それは，咽頭が長く喉頭が下に下がっているということです。口から入った食物と水は咽頭と喉頭の適切な働きで空気は喉頭を通って気管支や肺へ，食物と水は咽頭から食道を通って胃に入らなければなりません。人間の場合咽頭において空気と食物・水が共通の通り道になっていて誤って別の方に入っていくことがあります。空気が胃に入っても，げっぷを出せば済みますが，食べ物や水が気管支に入ると咳き込んで大変なことはよく経験します。これによって，肺は異物を外に出すことで肺炎になることを防ぐのですが，高齢者，脳血管障害患者で特に嚥下障害の患者では誤って食物・水が気管支・肺に入りやすく，かつ入ってしまった場合の咳反射が低下しているために肺への異物の侵入を許しやす

くなります。異物に病原性の高い細菌やウイルスがあって免疫力が低下していると肺炎を発症します。また，高齢者や嚥下障害の患者では誤嚥しても咳反射が起こらず異物を気管支から排除できない現象も起こります（不顕性誤嚥）。口腔内は多様な細菌が常在しています[3]。誤嚥に伴う肺炎を防止するために次のようなことが試みられています。

a．口腔内の清潔度を保つ

口腔内は完全には無菌になりませんが，口腔ケアを行った群と行わなかった群で高齢者肺炎の発症頻度が大きく異なることが報告されています[4]。

b．咳反射の低下を防ぐ

咳は気道に異物を入れないための人間の重要な生理的反射です。高齢者や嚥下障害患者では咳反射が低下しています。唐辛子の成分のカプサイシンは咳反射を増強します。カプサイシンを含む食べ物や，カプサイシンを少量添加することにより肺炎の発症頻度が減ることが報告されています[5]。

また，降圧剤の中でACE阻害剤という降圧機序を持つ薬は咳の副作用で知られていますが，これを逆手にとって高血圧症を合併した嚥下障害患者に投与し肺炎の発生頻度が減少したという報告もあります[6,7]。

d．嚥下機能の廃用や巧緻性の低下を予防する

他の骨格筋と同様に嚥下に関与する筋肉も使われないと廃用により嚥下機能が低下することが考えられます。また加齢とともに巧緻性が低下します。嚥下筋の廃用を防止し巧緻性を保つ運動も重要になるでしょう。

【参考文献】

1) http://www.mhlw.go.jp/toukei/saikin/hw/jinkou/kakutei09/dl/6hyo.pdf
2) 日本呼吸器学会「呼吸器感染症に関するガイドライン」成人院内肺炎診療ガイドライン日本呼吸器学会，2008
3) http://www.jrs.or.jp/quicklink/glsm/guideline/nopass_pdf/seijinsichu_g_21.pdf
4) Yoneyama T, et al, Oral Care Reduces Pneumonia in Older Patients in Nursing Homes J Am Geriatr Soc 50:430-433, 2002
5) Ebihara T, et al.: Capsaicin troche for swallowing dysfunction in older people. J Am Geriatr Soc, 53(5):824-828, 2005
6) Nakayama K, et al. : ACE inhibitor and swallowing reflex. Chest 1998; 113: 1425
7) Sekizawa K, et al. : ACE inhibitor and pneumonia. Lancet 1998; 352: 1069

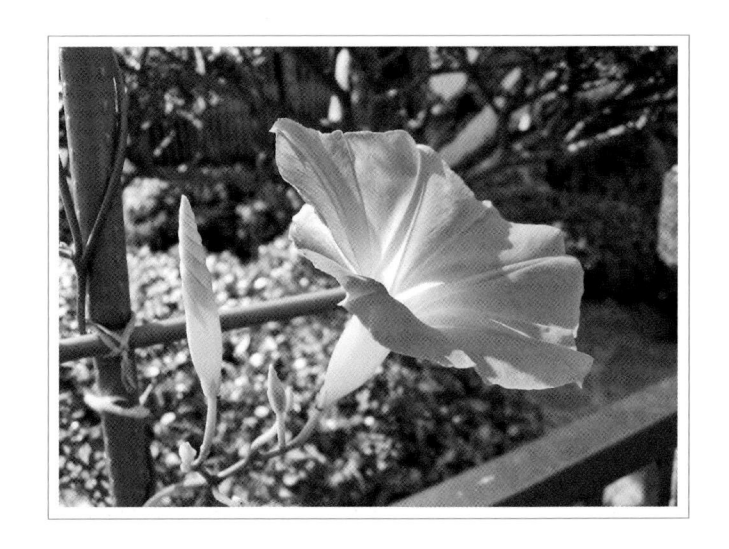

9 不眠

大隈和喜 内科

　不眠は回復期リハビリテーション病棟でも重要なテーマの一つです。脳卒中後や整形外科手術後の患者は多くが高齢なうえ，種々の不安や疼痛，訓練の疲労，集団生活の緊張，他患者のいびきなどにより不眠を生じています。脳卒中発症直後の急性期病院では意識障害を観察する観点からも睡眠導入薬はあまり用いないので，発症の悲嘆や不安で不眠が続いていて，転院時には疲弊し切っている方も少なくありません。発症のショックは転院で一息つくと再び患者を襲ってきます。昼間することがあって人の気配が多い時はまだ良いのですが，夕方から夜にかけて暗くなって一人ベッドに休んでいると，発症時のフラッシュバックや先々の不安が襲ってきて頭もさえてしまい，寝ようと思っても眠れないという状況に陥ります。睡眠はその日の身体的疲労をリセットさせるだけでなく脳機能を整え記憶を整理するためにも役立っていると言われています。一方，睡眠や食事，対人交流は，身体にとって大切な"概日リズム"の調整因子でもあります。不眠が続くと概日リズムが壊れてしまい，昼間元気に活動できなくなって効率が低下し，リハビリテーションに支障をきたします。このような理由で睡眠障害はリハビリテーション導入期に取り上げるべき重要な課題だと考えています。

1）不眠のパターン分類とその影響

　不眠はその質の観点から，入眠困難，中途覚醒（浅眠，熟眠障害），早朝覚醒などに分類されます。入眠困難は後2者に比較すると病的意義は少ないとされていますが，この状態が続くと，やはり疲労が蓄積したり昼夜逆転になったりして精神，身体に悪影響を及ぼしてきます。後述する不穏，せん妄なども，入眠障害，昼夜逆転を伴って発症してきます。中途覚醒（浅眠，熟眠障害），早朝覚醒はさらに病的意義の高い病態であり，これらは現在進行のうつ病に親和性の高いことが知られています。不眠は精神疾患のみならず高血圧や糖尿病，肥満，脂質代謝異常，虚血性心疾患などの誘因や増悪因子ともなる，いわゆる万病の源なので的確に把握して解決する必要があります。

　不眠の観察や予防には患者が安心できるような周囲の環境やスタッフの温かい見守りが大切です。奥ゆかしい患者の中には，眠れなくてもスタッフに気遣ってラウンドの時には目をつぶって寝たふりをしたりする方もいて，「眠れましたか」と問いかけても「大丈夫です」と答えたりします。逆に，「眠れなかった」という患者に対して，「ああ言っているけどラウンドの時はいびきをかいて眠っていたよ」とスタッフが否定的に捉えることもよくあります。睡眠の型が崩れている場合には，初めの徐波睡眠期には深く眠っても，その後極度に眠りが浅くなって半分意識が残った状態で過ごしているような方もたくさんいるので注意が必要です。夢ばかり見るという患者も熟眠できていない可能性があります。患者には「明日のリハビリテーションに全力で取り組むには今夜よく眠ることが大切ですよ」と睡眠の重要性を説明しながら，睡眠障害の有無とどんなタイプの不眠なのか詳しく問診することが大切です。

2）不眠の治療

　スタッフの温かい接遇や安心して過ごせる環境はまず大切です。しかし，病院は必ずしも個室ばかりではなく夜間も他患者のいびきや物音がしたり，時には急変に伴う医療処置の騒音も生じます。このような環境では，ただでさえ睡眠をとる力の少なくなっている高齢者は容易に入眠困難や中途覚醒を起こしてしまいます。つまり，不眠予防の環境調整には病院では限界があるのです。

　入眠困難に対してはベンゾジアゼピン系薬物のうち急速に血中濃度が上昇するタイプの催眠導入薬や，さらにそれを受容体レベルで選択性を増強させたものなどが通常用いられています。これらの薬物は30分ほどで血中濃度が最高になり，その後速やかに代謝されるのが特徴な

ので，代謝排泄がよほど不良でない限り翌日残ることはありません。しかし，多くのリハ関係者が危惧するように，服用して間もない時間帯の起居動作，歩行に際しては，ふらつき転倒に十分注意する必要があります。神経因性膀胱や尿路感染で頻尿をきたしている場合など，夜間頻尿を有する患者では要注意です。回復期リハ病棟では代謝機能が低下した高齢者が多く，薬物感受性が亢進していることもあります。このような患者では薬物が残存していて鎮静や筋弛緩効果が残っていることもあります。

一方，夜間頻尿が顕著な場合はそれ自体が熟眠障害の原因になり，患者も苦にしていることが多いので，頻尿の原因を十分調べて治療できるものはそれ自体を治療しただけでよく眠れることもあります。

ところで回復期リハ病棟では，しばしばベンゾジアゼピン系睡眠導入薬が使えない事態に遭遇します。それは不穏やせん妄の患者です。先述したように入眠障害が不穏・せん妄の誘因になるのでややこしいのですが，ベンゾジアゼピン系薬物は脱抑制によって不穏やせん妄を誘発・増強することがよくあり，もともと不穏やせん妄のある患者では単独投与は禁忌になります。不穏，せん妄は高齢になればなるほど，認知レベルが低下すればするほど発症しやすいので，該当する患者では慎重に投与しなくてはなりません。脳卒中発症後の混乱が強い患者でも，そのまません妄を誘発させてしまいますので，使用には十分注意するか，ベンゾジアゼピン系薬物は避けた方が良いでしょう。不穏やせん妄患者の不眠やリズム異常に関する薬物治療は後述します。

10 脳血管障害後うつ状態 (post-stroke depression, PSD)

大隈 和喜 内科

1) 多重喪失体験とうつの発症

脳卒中の後遺症で回復期リハ病棟の入院患者は，ある日突然発症した脳出血や脳梗塞によって心身機能，家族内の立場，職業，社会的地位，趣味など一度に多くのものを失います。脳卒中の発症は多重喪失体験なのです。夜は後先のことを考え，不安や焦りで眠れず，朝目覚めれば発症以来始まった厳しい現実を突き付けられ，身体の疼痛などにも耐えながら日々の訓練を続けなくてはいけません。リハビリを続けながら，時折，訪ねてくる家族や友人ですら，何か遠い存在のように感じられてくることさえあります。喪失体験はもともと最も頻度が高いうつ病の誘発因子です。それを考慮すれば，回復期リハ病棟の脳卒中後リハ患者がうつ状態になるのは無理もないことだと思います。失語の方では，その受けた苦しみすら表出できない，あるいは慰めの言葉も聞き取れないなどのコミュニケーション・ギャップがあります。一方，脳の器質病変やび慢性の血流低下による脳機能変容が，うつを招くという考えも提唱されています。

このような脳卒中後のうつ病，うつ状態をpost-stroke depression, PSDと呼んでいます。国内外におけるPSD発症の頻度に関しては2割から6割とその報告がまちまちです。平成15年，当院回復期リハ病棟に入院した166名の脳卒中患者で行った調査では，SDS50点以上の方とすでに抗うつ薬を投与されている方を合わせると45%に上りました（図1）。しかも，これは失語などで質問表に回答できない方を除いた数値でした。実際には経過中にほぼ半数の方がうつ状態もしくはうつ病になっていると予測されます。これらのPSD群とそうでない群で影響を与える因子を比較したところ，Brunnstrom分類による麻痺の程度が重いほど，失語・構音障害・嚥下障害のいずれかを有する場合，選択的注意障害がある場合に，そうでない場合と比較してPSDの発症が多いことが分かりました[1]。

2) うつ病・うつ状態の評価

当院では主に作業療法士がスクリーニングテストとしてSDSを行っています。これによって大まかなうつ状態の当たりは付けることができます。うつが疑わしい場

回復期リハ病棟でよくみる基礎疾患・合併症

図1 回復期リハ病棟におけるPSDの比率（N = 166）

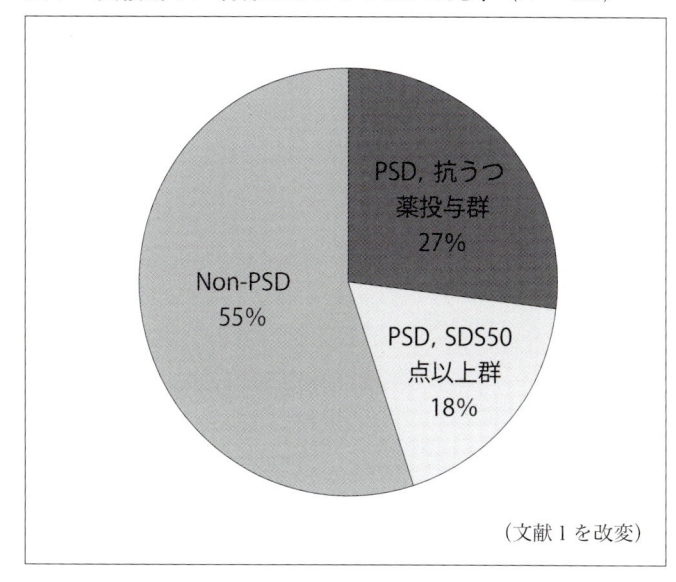

- PSD, 抗うつ薬投与群 27%
- PSD, SDS50点以上群 18%
- Non-PSD 55%

（文献1を改変）

合には，臨床心理士や心身症担当医師が介入します。そこで患者と実際に会って表情や態度，会話の様子などを観察しながらより詳細なうつ病の問診を行っています。ハミルトンなど汎用されるスケールも用意していますが，身体症状や精神症状を詳細に問診することで投薬の必要性や薬物の選択に役立てるために，深町によるうつの問診表（浜の町病院式）（表1）を用いています。現在では臨床心理士や心身症科医師だけでなく，うつを疑った他の医師や看護師がコンサルテーション前に自分でスケールをとる事例も増えてきました。

　回復期リハ患者には失語や高次脳機能障害のために問診表にうまく回答できない患者も多く入院しています。そんな時に大切なのは患者の行動上の変化や表情・姿勢・態度です。最も頻度の高い身体症状である食欲不振（体重減少），不眠（特に中途覚醒・浅眠・早朝覚醒など熟眠障害）には注意が必要です。食欲不振と不眠はそれぞれがうつ病にとても親和性の高い症状なので，これらが両方揃うとかなりの確率でうつ病の発症を疑わなくてはいけません。患者の表情にも注意が必要です。疲労色が濃くなり，特に脳と起源を同じくする目に生気がなくなるのを見逃さないようにしなくてはなりません。それ以外にも，今まで一生懸命リハしていたのに，急に集中力が低下した場合や夕方淋しげにひとり夕陽を見ている状況を目撃した場合など，要注意です。高次脳機能障害など神経疲労が顕著なケースでは，1カ月ほど頑張ってリハしたのちに「これ以上できない」とベッド上で顔にタオルをかぶって寝込んでしまうような発症の仕方もあります。患者によっては無理だと分かっているのに帰りたがるなど，家に頻回に電話をかける，など不安や淋しさ，焦燥感でうつが表現されることもあります。

3）PSDの治療

　PSDの治療に薬物が必要か否かは昔から議論のあるところです。その理由は，抗うつ薬投与が主治療となる通常のうつ病とPSDの違いとして，PSDでは一般にリハビリテーションの効果が上がってADLレベルが向上するにつれてうつ症状が改善してくるという特徴をもっているからです。特にそれまで歩行できなかった方が装具や杖を使って歩行できるようになった時にうつ気分が軽減することはよく経験します。

　当然のことながら，治療チームがしっかり患者と向き合いながら，徐々に前向きな考え方ができるように粘り強く関わっていく努力が疾病受容とうつ状態からの脱却には重要です。患者自身の希望を重視し，自己実現にむけて協働するリハの取り組みも，うつ状態からの脱却に有効でしょう。リハマインドに支えられたリハの構造自体が，うつ病やうつ状態からの離脱を促進することに疑いの余地はありません。

　しかし，それでも心身症担当の筆者は積極的に抗うつ薬を用いています。その理由をいくつか述べます。従来，抗うつ薬がリハの遂行上問題とされたのは眠気やふらつきなど副作用のためでした。これは古典的3環系，4環系の抗うつ薬が抗コリン作用や抗ヒスタミン作用など覚醒水準を低下させる作用を有していたからです。現在ではこれらの作用を減らしてセロトニン神経系に選択的に作用するSSRIやセロトニン神経系とノルアドレナリン神経系に選択的に作用するSNRI，ノルアドレナリン神経系に従来と違った機序で作用するNaSSAなど新世代の抗うつ薬が多数登場しています。眠気やふらつきを生じさせにくい抗うつ薬の登場は高齢のリハ患者への抗うつ薬の導入を容易にしました[2]。都合のよいことに，通常，SSRIの副作用としてよく知られている嘔気や頭痛なども，リハ患者では若年者に比較して生じにくい印象があります。セロトニンとノルアドレナリンのどちらにより作用する薬物を選択するかは，前者が不安や焦燥，後者が意欲低下・失エネルギーに関連しているという前提の

表1 深町の「うつ病の問診表」

うつ病の問診表　　　　　　　　　　　　　　　　（浜の町病院　深町建）

1) 精神症状
   a) 不眠：早朝覚醒，浅眠，入眠困難
   b) 疲労感：疲れやすい，全身がだるい，寝起き不良（日内変動），一日中眠い
   c) 頭痛：鍋をかぶったような頭重感，圧迫感，肩こり
   d) 消化器症状：食事をとるのがおっくう，食欲不振，もたれ感，腹満感，るいそう，口渇
   e) 性欲減退：急激な減退（年齢不相応）
   f) 循環，呼吸器症状：胸の圧迫感，息切れ，動悸，溜め息
   g) めまい

2) 神経症状
   a) ゆううつ：くよくよ，些細なことが気になる，心細い，将来に希望が持てない，うら淋しい，
   　　　　　　　淋しくて誰かそばにいてほしい，気が沈む，涙もろい，自分を責める，
   　　　　　　　この世から消えてしまいたい（いっそ死んでしまいたい）
   b) おっくう：仕事に乗らない，根気が続かない，新聞やTVを見たくない，人に会いたくない，
   　　　　　　　外出したくない，物事がなかなか決まらない，頭の回転が鈍い，何をするのも面倒くさい
   c) いらいら（怒りなどとは違う）：そわそわする，何となく落ち着かない，いてもたってもいられない，
   　　　　　　　焦り，漠然とした不安感

3) 面接時の印象
   （表情，声，態度など）

もとに概略使い分けています。

近年，うつ病の病態や抗うつ薬の隠れた作用機序が判明するにつれ，たとえ操作的診断でうつ病と診断されなくても抗うつ薬を用いるべきだとする考え方も出てきました。それは，抗うつ薬が脳のグリア細胞から分泌される brain derived neurotrophic factor（BDNF）の分泌を促進し，海馬傍回における神経細胞の新生を促進する効果を持つことが分かったからです。[3] かつては，神経細胞は出産後新生されないと考えられていましたが，現在では高齢者でも盛んに新生されていることがわかってきました。うつ病になるとBDNFの分泌が低下し，神経細胞の新生が不活発になるわけです。これでは，効率のよいリハビリテーションができるわけがありません。神経細胞の新生促進が抗うつ薬の真の作用であるなら，うつでなくてもBDNFを増加させて神経細胞の新生を促進させるために投与しておくという考え方も出てくるわけです。ちなみに抗うつ薬は種類をとわずBDNFを増加させると言われています。最近，脳卒中患者の発症後にSSRIと問題解決療法およびプラセボの3群を導入し，脳卒中後うつ状態の予防効果を比較した無作為割り付け研究の結果も報告されていますが，プラセボと比較して有意に有効であったのはSSRI投与群であったとされています。[4]

患者の立ち直りを早めてリハの効率をあげるために，スタッフの経験年数や人柄だけに頼らずに患者を救済するために，薬物の利用は有用な手段であると考えています。

4) 高次脳機能障害・失語患者の混乱とうつ状態

高次脳機能障害と一口に言ってもその種類や程度は千差万別で，患者の数だけ病態があると言っても過言ではありません。しかし，皮質の機能に何らかの障害を持って認知や遂行，記憶などに障害が残ると，急性期に覚醒が良くなるにつれて多かれ少なかれ患者は混乱に陥ります。当初は何が起こっているか理解できず，周囲の人間

がおかしくて自分をだましているかのような感覚になる方も少なくありません。病態失認と言ってもよいほど，自分の障害に気づかない人もいます。このような高次脳機能障害を有する患者にいきなり病状を告知することに対しては，賛否両論あるようです。しかし筆者は，これまでの経験から機会を適切に捉えてなるべく早めにご自分の病態を理解してもらった方がリハへの適応が良い印象を持っています。日々の生活を行う中で，あまりにも周囲の反応が自己の思いと食い違うので患者も次第に自分の側に何か起こっているのではないかという疑念が生じてきます。その時点で，疲れ果てたご家族と本人に高次脳機能障害の説明をするのです。「何か病気が起きてから毎日変なことばかり起こると思いませんか。きちんとやっているつもりなのにできていないし，自分の記憶のとおり話しても通じなかったりしますよね。それが，脳卒中の結果生じた高次脳機能障害という病態なのです。認知や判断，記憶，遂行などの障害で，今までやっていたようにやったつもりでもできていないのでご家族との間でももめるのです。しかも，以前簡単にできていたことをやろうと思っても，すごく疲れますよね。それが神経疲労とか精神疲労とか呼ばれる病態なのです。リハビリテーションはその失われた脳機能がどこまで再学習で回復できるかの訓練になります。訓練の後は，脳をしっかり休めて栄養もとって翌日の訓練に備えてくださいね」などと説明します。何か食い違ってうまくかみ合わないもどかしさを抱えていた患者が，このような共感的な説明によって「ようやく自分の苦悩が理解してもらえた」と安堵される光景を何度も目にしてきました。

このように高次脳機能障害や失語は患者にとって苦悩や不安，怒りの源になり，リハビリテーションは著しい疲労をもたらします。治療チームはそんな患者の状態に十分気を配りながらリハを進める必要があります。1カ月ほど頑張って，「もうこれ以上できません」と言って寝込んでしまう患者を少なからず目にします。筆者は，中等症以上の高次脳機能障害や失語の患者にはリハ時の神経精神疲労による脳の疲弊を予測して，なるべくSSRIなどを導入して円滑なリハが進められるように脳を保護することにしています。

【文献】
1) 大隈和喜，江頭政和，衛藤宏，加藤真樹子：脳卒中回復期リハビリテーション病棟における心理的諸問題と心身医学の役割．心身医学：46：645-653，2005．
2) 大隈和喜，衛藤宏：脳血管障害後回復期リハビリテーション患者のうつ状態に対するパロキセチンの有用性．Pharma Medica 21:69-74, 2003.
3) Luca S et al:Requirement of hippocampal neurogenesis for the behavioraleffect of antidepressants. Science 301:805-809, 2003.
4) Robinson RG, Jorge RE, Moser DJ et al. : Escitalopram and problem-solbing therapy for prevention of poststroke depression. A randomized controlled trial. JAMA 299:2391-2400, 2008.

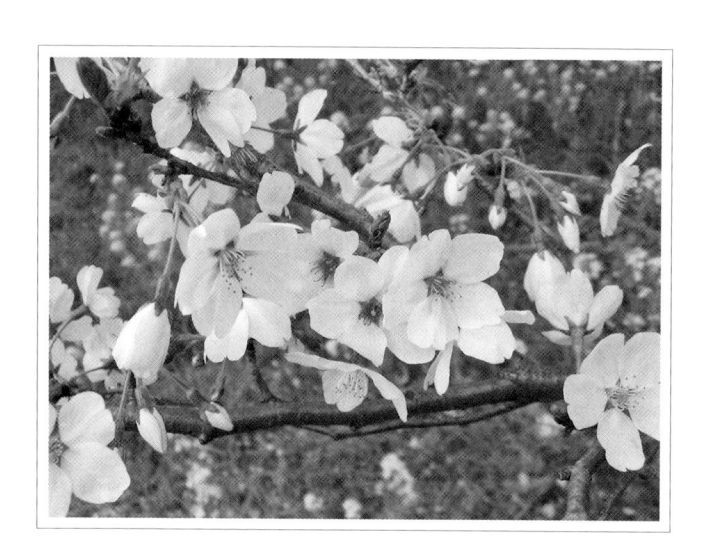

11 不穏, せん妄

大隈 和喜 内科

　回復期リハ病棟の精神的併発症のなかでうつ病・うつ状態に次いで多いのは不穏・せん妄だと思われます。しかもほとんどが転院早々発症してくる厄介な病態です。脳卒中後には覚醒度の低下や記憶障害，失見当識などを認めて認知症と間違われる時期が介在する患者もいますが，この場合，経過とともに改善していくのが特徴で通過症候群と呼ばれます。この一過性混乱は日内での変動がなく，高次脳機能障害を有する患者や高齢者で多い印象です。これに対して不穏・せん妄は同じく失見当識や幻覚，記憶障害を伴い，精神運動興奮を主調とする型とむしろ精神活動が低下する型があるとされていますが，いずれにしても日内で症状が変動するのが特徴で，正常な反応を示す時間帯が介在するのが診断の目安となります。

1) 回復期リハ病棟で多い不穏・せん妄

　回復期リハ病棟では，夕方くらいから徐々に不穏になり，夜間にかけて軽度の意識混濁，理解力，判断力，集中力の低下，思考の混乱，状況認識の障害などをきたす夜間せん妄が頻繁に観察されます。結果として不安・恐怖など感情障害や記憶障害，失見当識，さらには徘徊，放尿，失禁，妄想，不安，恐怖，精神運動興奮などの行動異常を生じます。昼間はおとなしく指示にも従え知的水準も保たれている方が，夕方から夜にかけて決まって別人のようにおかしくなったりするのでとても印象的な病態です。平成15年に行った当院脳卒中回復期リハビリテーション病棟における精神症候に関する調査でも，不穏，せん妄はなんと全体の4分の1弱の方に認められ，決して稀な病態ではないことが分かりました（図1）。不穏，せん妄の発症は年齢ときれいに正比例して増加することも分かりました（図2）。回復期リハ病棟では，なぜ，このように不穏・せん妄の併発が多いのでしょうか？

図1　回復期リハ病棟における不穏・せん妄の出現率

不穏・せん妄あり　23%
不穏・せん妄なし　77%

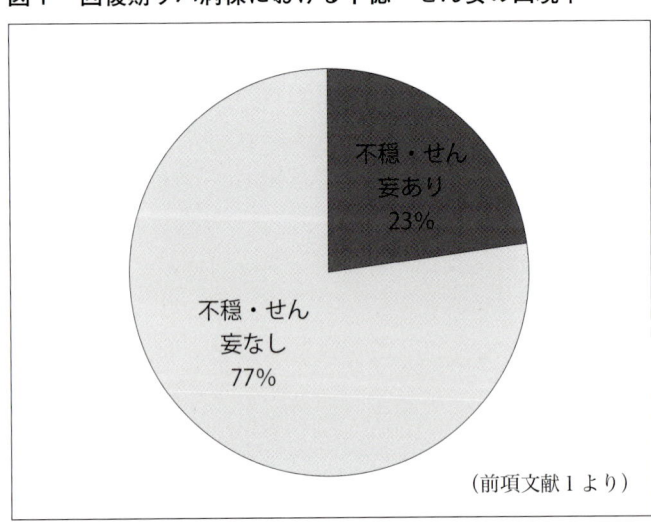

（前項文献1より）

図2　回復期リハ病棟における不穏・せん妄の発症と年齢

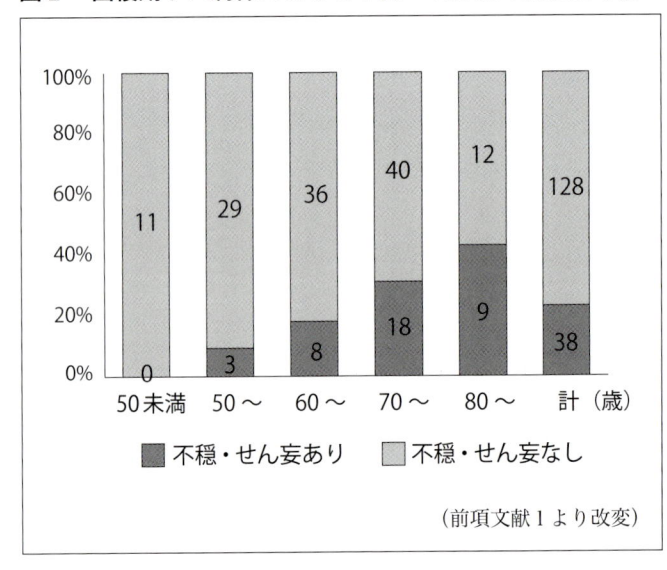

年齢(歳)	不穏・せん妄あり	不穏・せん妄なし
50未満	0	11
50〜	3	29
60〜	8	36
70〜	18	40
80〜	9	12
計	38	128

（前項文献1より改変）

2) 不穏・せん妄の誘発因子

　表1に不穏・せん妄の誘発因子を列挙しています。脳の器質疾患の存在や脱水，貧血，感染，高齢など身体因子，不眠や不安など脳に影響する状態が挙げられています。これらの因子を一見して気づくことは，脳卒中回復期リハ病棟の脳卒中患者ではほとんど主な因子が当てはまることです。全体の4分の1弱の脳卒中回復期リハ患者が不穏やせん妄を併発したという当院のデータもさほ

表1　不穏・せん妄の誘発因子

身体疾患	脱水，貧血，感染症，心肺機能低下，脳外傷，脳卒中，肝障害，腎障害
誘発物質	アルコール，薬物（ベンゾジアゼピン系の睡眠導入薬や安定剤，抗コリン作用，抗ヒスタミン作用を有する種々の薬物，覚醒剤）
誘発状態	認知症，加齢（脳の加齢による器質変化），不安，不眠，昼夜逆転

ど驚くに当たらないことが分かります。患者の多くは高齢者で，突然の脳卒中の発症で脳に損傷を受けた上，飲食もままならず脱水気味で来院し，それまでの手術，安静臥床，治療のための点滴確保などで拘束され，極度の疲労と不安・緊張の中で不眠の日々を過ごしており，誤嚥性肺炎や尿路感染などを合併していることも稀ではありません。つまり回復期リハ病棟では不穏やせん妄は運悪く生じるのではなく，当然起こりうる病態と覚悟しておいた方がよい症候だということです。

3）不穏・せん妄は伝播する

当院でも回復期リハ病棟を開始したばかりの頃，発症間近な脳卒中患者を同時に大勢受け入れたことで不穏・せん妄が多発して苦労した時期がありました。誘発諸因子の中でも不安は特に影響力が大きく，他の患者が不穏・せん妄になって大声をだして暴れていると入院したばかりの他患者も不安になり不穏・せん妄が伝播するのです。こうして4,5人の患者がせん妄を連鎖的に起こすと他の健康な患者も睡眠をとれず，夜勤看護師も疲弊して，病棟全体が手に負えない状況に陥ってしまいます。なかでも"不安"がいかに大きな影響をあたえているかは，不穏・せん妄を生じる患者で親密な家族（妻や夫）が付き添うことによってせん妄が回避されたりするケースがしばしば認められることでも分かります。

4）回復期リハ病棟における不穏・せん妄の特徴

回復期リハでよく観察していると，昼間しっかりと受け答えできる人でも夕方から夜間にかけてせん妄を生じていることに気づきます。先述のように突然の脳卒中発症は複数のせん妄誘発因子を同時に発生させるので，比較的健全な脳の人でもせん妄を起こすのではないかと考えられます。このことは一口にせん妄といっても，質の違いがあることを予測させます。事実，入院早々生じる不穏・せん妄患者に治療介入すると，治療が容易な大多数となかなか治療に反応しない少数が分かれてきます。後者は，もともとかなりの脳の全般的機能低下＝認知症が潜在的にあり，概日リズムも壊れてかけていた患者がほとんどです。高齢で認知症の程度が重たい方ほどせん妄が発生しやすいという矛盾はありますが，もともと発症前に生活が自立できていた方では比較的脳卒中回復期のせん妄離脱は容易だと考えています。

夜間せん妄になると昼夜逆転して昼間寝てしまうのでリハになりません。ケアとしては，相手の感情の動きを見ながら心地よさを感じさせる認知症的ケアは，環境順応や患者に安堵感を与えるという点からせん妄患者でも基本になりますが，夜間せん妄の真只中でいくら親身に世話しても患者は朝には全く覚えていません。せん妄の時は脳波では徐波が出ていると言われています。効率よく決まった期間でリハを進めていくためには，不穏・せん妄は早く終息させるに越したことはないのです。

5）当院回復期リハ病棟におけるせん妄の治療

ここでせん妄の治療一般の話をするつもりはありません。あくまでも脳卒中後に急性期病院から回復期リハ病棟に転院してきた患者に生じる不穏・せん妄の治療についてです。その特殊性については上記しました。

不穏・せん妄の発症には身体因子や不安が関与しています。だから，まずは脱水や感染症などがないかチェックし，身体管理を行う必要があります。不穏，せん妄を誘発しやすい薬物が投与されていないかチェックすることも必要でしょう。最も強力な因子と思われる"不安"に対しては，医療チームの各々がこれまでの患者の苦労や悲嘆に深く共感しながらこれから行われるリハの目的や内容について分かりやすく説明しなくてはいけないでしょう。環境もなるべく患者が親しみを感じられるようにいつも使用していた物品を揃え，住み慣れた環境に近い方がよいでしょう。不安に駆りたてられて家に帰ろうとする場合には，配偶者や親しいご家族にお願いして一緒に泊まっていただくのが効果的な場合もあるでしょう。このような身体管理，環境調整や患者に早く環境に慣れてもらうためのケアを十分考慮した上で薬物療法を行い

ます。

　薬物療法はともすれば鎮静による拘束と捉えられ，眠気やふらつきを引き起こして転倒の原因となるなど，リハビリテーション病院ではとかく忌避されることが多い治療法です。しかし，筆者はそれでも薬物を正しく使って救済できる患者は積極的に薬物介入すべきだと考えています。薬物使用の基本的な考え方は，①薬物療法は夜十分睡眠をとらせて昼活動する概日リズムを早期に作るために用いる，②記憶に残らず昼夜逆転の悪循環をつくり疲労も増悪させる夜間せん妄の時間を消去し，意思の疎通が可能な昼間は積極的に起こしてリハ療法士や看護師とのふれあいをはかり（social contact），リハ環境への順応を促進させる，ということです。

6）薬物療法の工夫

　せん妄の誘発因子に薬物があるのは周知の事実で，特にベンゾジアゼピン系の催眠導入剤や抗コリン作用や抗ヒスタミン作用をもつ薬剤群などは，せん妄・興奮を誘発・増悪させることがあるので使用は勧められません。不眠があるのにベンゾジアゼピン系催眠導入薬が使用できないのはつらいところです。

　夜だけしっかり眠ってもらい，昼はしっかりリハをしてほしい。それを現実にできる薬物療法が望まれていました。ところが通常のせん妄に保険適応をもっている薬物も実際には夜間せん妄を止めて寝かせる力には乏しく，回復期リハ病棟のせん妄治療にはあまり役立たない印象です。ハロペリドールは幻覚を抑え，眠らせる力も強い点で有用ですが，錐体外路症状や悪性症候群（特に注射では）が出現しやすい難点を持っています。

　当院において筆者は，敢えて鎮静作用が強くて現在では統合失調症でもあまり使用されなくなっているレボメプロマジンの超微量（2.5-15mg）投与とこれも古い催眠導入薬ですが除皮質効果を生じにくいブロムワレリルウリア投与を組み合わせて，この目的にアプローチしています。あくまでも夜だけ熟眠してもらうための手段なので，翌日リハができる程度の量的匙加減が大切です。レボメプロマジンはかつて統合失調症に用いられていた量の10分の1以下なので，この程度の微量ではほとんど錐体外路症状を引き起こすことはありません。この方法により発症前まで比較的健全に自立していた方では夜間せん妄を抑えて眠らせ，昼間リハができる例が増えました。病棟の環境に慣れ，リハが進んで不安・緊張が改善すれば，通常の催眠導入薬への切り替えを試みます。

　この手法でうまくいかない場合はリスペリドンの水薬などを用いることもあります。その他の非定型抗精神病薬を用いることもありますが，睡眠に導入して早期にリズムを整える効果はあまり高くありません。

　もちろん高齢で認知症が進んでいる場合など，こうした働きかけに反応せず，なかなか昼夜の生活リズムができない場合もあり，その際にはアセチルコリンエステラーゼ阻害薬などで覚醒を高めたり抑肝散やメマンチンで過剰な興奮を抑えたり，認知症の薬物治療を併用しながら，認知症の看護，介護，リハを行っていきます。

7）回復期リハ病棟でせん妄を早期に終息させる意義

　このせん妄患者に対する，生活リズムの早期確立を目的とした薬物療法は，あくまでも昼間のリハ・ケアとの抱き合わせの相乗効果を狙っているのであり，"騒ぐ患者を鎮静拘束する"などという後ろ向きな考えで行っているわけでないことを理解していただけたと思います。手段にしてもベンゾジアゼピン系薬物のように除皮質を起こさず，夜はより安全に熟睡できて昼リハができる薬物なり方法があれば，特にレボメプロマジンを用いる必要もないのです。第5章1項でも薬剤部から紹介しましたが，当院で転倒の誘発因子について調べた調査では，これらの薬物治療が直接転倒を増加させるという所見はついに認められませんでしたし，逆に転倒頻度は薬物投与とは関係のない取り組みをする中で確実に減らすことができています（第9章2項）。

　せん妄は，昼夜逆転によりリハができないばかりか，本人も記憶にないまま困惑・疲労させ，実態をみた家族は患者を重度認知症と誤認するので，著しく本人の尊厳と権利を阻害する症候と言えます。また，放置すれば伝播し，職員も著しく疲弊します。このような患者をリハ適応外として精神科病棟に転院させれば，患者の貴重な回復期リハの期間を逸することにもなりかねません。だからこそ回復期リハ病棟に転院したその時からせん妄への積極的アプローチが必要になるのです。

12 パーキンソン病とリハビリテーション

森　敏雄　神経内科

1) 病因と病態

パーキンソン病は中脳にある黒質のドパミン生成細胞が変性し脳内ドパミンが減少する疾患で，無動・固縮・安静時振戦・姿勢反射障害を4大徴候とします。具体的には歩行，立位・座位保持，トランスファーの障害をきたすため移動能力の低下，転倒のリスクの増加をきたします。活動性の低下が進むと廃用による骨粗鬆に伴う腰椎圧迫骨折・転倒による大腿骨骨折を合併する頻度も高くなります。また症状が進行すると構音障害や嚥下障害も加わります。運動器以外の症状では自律神経症状として便秘の頻度が高く，他に排尿障害，起立性低血圧，また体温調節障害をきたしうつ熱になることもあります。認知機能障害が出現することもあります。

2) 疫学

好発年齢は40-80歳で，有病率は厚生省の定めた神経難病では一番高頻度にみられ，人口比10万人あたり100～150人ですが，高齢になるほど多く65歳以上では人口比10万人あたり200人と言われており，高齢化の進むわが国では今後発症数の増加が見込まれています。また根治療法がない病気ですが発症後の平均余命が20年以上と長いため，症状が進行すると長時間の介護負担が必要になります。

3) 重症度の評価法

パーキンソン病の重症度分類はHoehn-Yahr (H-Y) 重症度分類が頻用されており，厚労省の特定疾患の難病の認定基準にも使われています。簡単に説明すると，Ⅰ度は軽症で一側のみの障害，Ⅱ度は両側性の障害ですが姿勢反射障害はなくADL上は介助を要しない，Ⅲ度は姿勢反射障害がみられますが日常生活は自立可能，Ⅳ度はADL上介助が必要ですが自力での歩行はなんとか可能，Ⅴ度は立位が不可能でADL上ほぼ全介助となっています。厚労省の特定疾患の難病の認定基準はⅢ度以上（姿勢反射障害出現）となっています。病態や治療効果を客観的に評価する標準的な評価スケールはUPDRS (United Parkinson's Disease Rating Scale) で，精神状態・日常生活動作・運動能力検査・治療の合併症の4項目について評価します。

4) 治療

a. 薬物療法

パーキンソン病は基本的にはL-ドーパを中心とした薬物治療が主体です。薬物治療が長期にわたると，薬の効果が突然切れて突然体が動かなくなるoff，逆に突然薬の効果が出現するonがみられることがあります。また症状の進行とともに徐々にL-ドーパの量を増やしていかねばならず，薬物性の不随意運動がみられることがあり，精神症状（幻覚）がみられることもあります。

b. 脳深部電気刺激 (deep brain stimulation, DBS)

最近では脳深部電気刺激が保険で認可されました。これは視床や大脳基底核などの脳深部に細い電極を留置し，完全埋没型刺激発生装置に結んで持続的に刺激を行うもので，薬物治療に代わるものでなく，L-ドーパの増量を中心とした薬物治療が副作用のため限界に達したときに，薬物の肩代わりまたは底上げ効果により結果として薬物を減らし，副作用の減少を図ることを目的としています。

c. リハビリテーション

パーキンソン病のリハビリは，症状の進行に合わせて目的と介入方法が変わります。[1] H-YⅠ～Ⅱ度程度の患者さんには，活動性が低下しないよう身体能力の維持と改善を目標に，日常生活のなかで運動を習慣づけるよう指導します。H-YⅡ～Ⅳ度程度の患者さんには以下の5点の重要項目（コア）①トランスファー能力（ベッドへの移乗や椅子からの立ち上がりなど），②歩行能力，③バランス能力，④手を伸ばしてものをつかむ能力，⑤姿勢（首下がり，腰曲がりの防止）の維持と改善を目標に運動療法をおこないます。H-YⅤ度の患者さんには褥瘡の防止，拘縮

の防止を目標にして，ベッド上や車椅子上の姿勢補正，運動への援助を行います。

症状が進行し薬物治療の項で述べたon-offが出現するようになると，on-offに合わせて行う動作を決めて，目標を設定する必要もあります。例えばonの時はお皿をもって歩く訓練を行い，offの時はトランスファーを目標に訓練を行うなど，細かい目標の設定が必要になります。またリハビリを行っている時に昨日はonの状態でできたことが本日はoffの状態でできない時は，「怠けている」，「やる気がない」ととらえないようにしないといけません。

パーキンソン病のリハビリでは，一般的な方法以外に，外部より適切なキュー（合図・刺激）を与えると歩行が改善する矛盾性運動という特異的な特徴を利用して，床の上に線を引いたり，棒を置いて乗り越えさせようとする視覚刺激や，イチ，ニー，サンと声をかけたり，メトロノームの音を聞かせる音刺激にて歩行状態を改善するものなどが応用されています。

忘れてはいけないのはパーキンソン病は運動プログラムが障害される病気のため学習能力が低下しているので，在宅での訓練プログラムなどを行い練習回数を一般人より増やすようにすることです。

5）パーキンソン病と転倒

転倒は骨折や怪我を引き起こし，移動に対する恐怖を生み，それが活動性の低下につながり筋力などの低下をきたし転倒の危険性が増すという悪循環をきたします。転倒を起こす可能性が高いのはH-Y Ⅲ〜Ⅳ度の患者ですので，歩行訓練や在宅理学療法にて転倒の頻度を減少させることが大事です[2]。

6）見逃されるパーキンソン病

当院での例です。70代の男性で5年前から徐々に動きが遅くなり歩行障害をきたし，転倒して腰椎の圧迫骨折をおこし近医入院しましたが，特に歩行障害の原因は精査せず加齢によるものと判断されて回復期リハビリ目的にて当院に入院しました。入院時の診察では安静時の振戦はみられませんでしたが，右に優位な筋固縮・無動を認め，歩行はつかまりながら5m以下をやっと歩ける程度で，すくみ足を著明に認めました。頭部MRIには有意な変化がなく，パーキンソン病を強く疑い，L-dopa製剤を漸増しながらリハビリを行ったところ1km以上の院外歩行が可能なまでに回復しました。このように，回復期リハビリ病院にパーキンソン病の診断がついてない患者さんが入院することがあるので，すくみ足や筋固縮がみられる患者さんではパーキンソン病の可能性を考慮して，必要があれば専門医の診察を受ける必要があると思います。

【文献】
1) Keus SH, et al: Evidence-based analysis of physical therapy in Parkinson`s disease recommendations for practice and research. Movement disorder 22: 451-460, 2007
2) 千田圭二ら：Parkinson病と転倒．神経内科 74:73-78, 2011

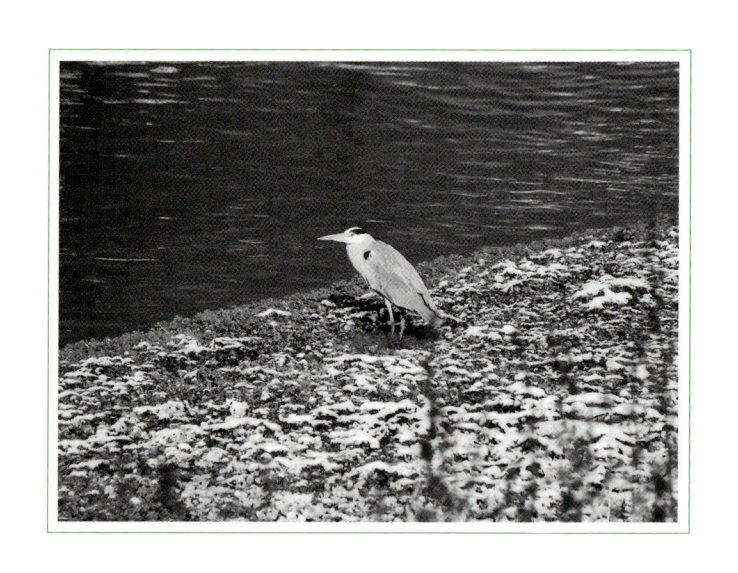

13　喫煙と禁煙対策

井上 清子　内科

1）脳卒中と喫煙

喫煙も脳卒中の危険因子であり，本邦4万人以上のコホート研究（JPHC study）では喫煙者の脳梗塞発症リスクは非喫煙者の1.3倍，クモ膜下出血は3.6倍でした[1]。世界のコホート研究では脳出血は有意な危険因子ではありませんでした[2]。一方，禁煙すると脳卒中の再発率は2～4年で低下していき，10～14年たつと非喫煙者と同等になると報告されています[3]。そこで日本脳卒中学会の脳卒中治療ガイドライン2009では，脳卒中一般の発症予防のため禁煙を行うよう強く推奨しています。

2）喫煙はニコチン依存症

一般社会ではタバコは嗜好品とされていますが医学的には麻薬や覚せい剤と同じ依存物質の扱いを受けています[4]。ニコチンは他の依存物質とは異なり生活を脅かすまでの激しい精神症状は引き起こさず，法的規制も緩いため"依存"の自覚がもちにくいようです。しかも，喫煙をやめれば急速にニコチン濃度が低下し"快"の感覚が損なわれ，喫煙後急速に"不快"から脱することができ，「タバコで頭がさえる」，「ストレスが解消される」，「元気になった」などと認知されます。しかし，これはニコチン濃度低下による症状（離脱症状）がニコチン補充で消えた状態であり，認知の歪みです。ニコチンを常習するとかえって脳活動が低下することが報告されています[5]。

喫煙習慣の本質はニコチン依存症という"病気"であり，"再発しやすいが繰り返し治療することにより完治しうる慢性疾患"と認識されるようになりました。それで2006年より本邦でも一定の条件を満たす場合には禁煙外来での保険診療が認められました[6]。

3）回復期脳卒中患者の禁煙治療

保険診療で使う禁煙治療薬（禁煙補助薬）にはニコチン製剤であるニコチンパッチと非ニコチン製剤である経口薬のバレニクリンがあります。しかし，回復期リハ病棟でこれらの薬物を用いた禁煙治療を行うことは事実上困難になっています。その理由としては，現行の保険制度では入院患者の新規の禁煙治療は保険対象外となっていること，ニコチン製剤は血管攣縮作用のため脳血管障害回復期初期には禁忌となっていること，などによります。

禁煙治療薬（禁煙補助薬）を使うと，禁煙に伴う"イライラ"，"不安"などのニコチン離脱症状が緩和され禁煙成功率が高くなります。しかし，決して「タバコを吸いたくなくなる」わけではありません。タバコ依存の成立には，ニコチン離脱症状に代表される身体的依存の外に，前述の認知の歪みに由来する心理的依存があります[5]。例えば「タバコがなければやっていけない」，「タバコを吸うのは個人の自由だ」などの心の働きで，これには心理療法が必要となります[7]。

回復期脳卒中入院中でも禁煙しない喫煙者の多くは，強い心理的依存を持っています。喫煙を依存症とは認めないさまざまな"認知の歪み"を持っているため，これを修正し"タバコをやめないと損をする"と思い直してもらう必要があります。"軽いタバコ"に変えても無意識に吸い方を工夫して血中ニコチン濃度を維持していたり，"本数を減らす"ことでタバコへの未練がかえって募ることも報告されています[8]。喫煙者には，はっきりと禁煙をすすめ，禁煙開始からすっぱりやめるよう指導することが大切です。「私の大切な楽しみを奪おうとしている」などの強い否認を持つ場合には動機づけ面接法があり，「やめようと思ってもやめることができない」場合には認知行動療法で対応していきます[9]。

4）当院での禁煙への取り組み

2011年1月から3月までに当院入院した脳卒中回復期患者174名への聞き取り調査では，喫煙歴がある76名中27名（35.5％）が禁煙できていませんでした。当院では多職種からなる禁煙ワーキンググループが中心となり禁煙活動を行い，同年3月より敷地内禁煙と禁煙外来を実

施しています。現在も禁煙アナウンスや生活習慣病予防教室，禁煙パトロールやゴミ拾いを続け，他の患者さんから喫煙者への声かけが甘いとの叱咤激励をうけつつ，敷地内禁煙の維持と禁煙支援に取り組んでいます。

【文献】

1) Mannami T, et al.: Cigarette smoking and risk of stroke and its subtypes among middle-aged Japanese men and women. the JPHC Study Cohort I. Stroke,35:1248-1253, 2004.
2) Shinton R,Beevers G.:Meta-analysis of relation between cigarette smoking and stroke. BMJ298:789-794, 1989.
3) Iso H, et al:JACC Study Group: Smoking cessation and mortality from cardiovascular disease among Japanese men and women:theJACC Study. Am J Epidemiol 161:170-179, 2005.
4) 川根博司：喫煙習慣はいかに蔓延したか――世界的拡大とその歴史．THE LUNG perspectives18:15-18, 2010.
5) 臼井洋介：なぜタバコを吸いたくなるのか？「ニコチン依存症」とよばれる理由．薬局 60:31-38, 2009.
6) 厚生労働省保険局医療課長通知 診療報酬の算定方法の制度等に伴う実施上の留意事項について（B001-3-2ニコチン依存症管理料），保医発第0306001号，平成18年3月6日．(http://www.mhlw.go.jp/topics/2006/03/dl/tp0314-1b01.pdf)
7) 日本禁煙学会編：禁煙学，改定2版，南山堂，p 99．
8) 日本禁煙学会編：禁煙学，改定2版，南山堂，p 9．
9) 日本禁煙学会編：禁煙学，改定2版，南山堂，p 104-108．

第7章
リハビリテーション看護

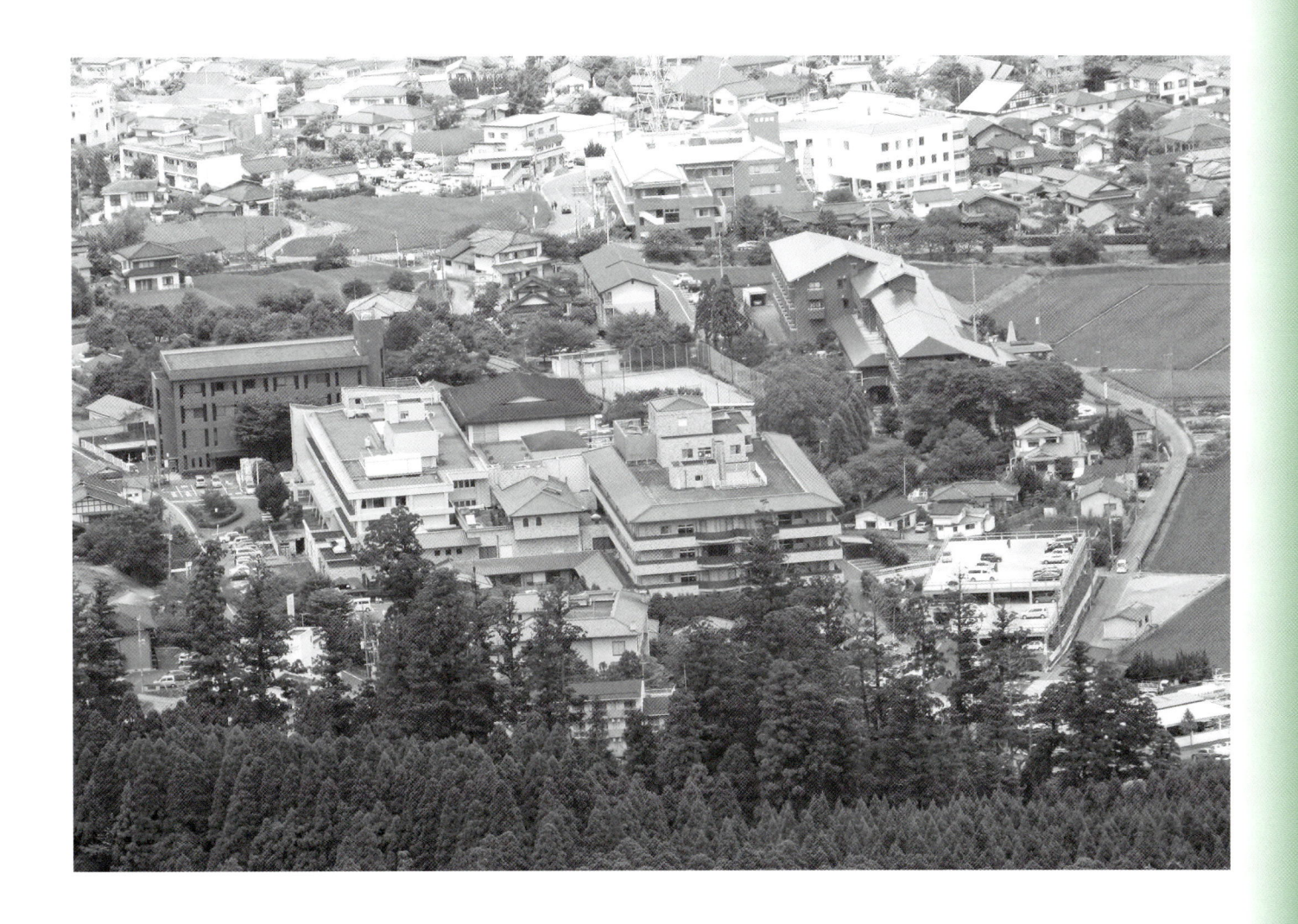

1　回復期リハビリテーション看護の基本

河野寿々代　副看護部長

　回復期の看護は病気の回復過程を援助することであり，その人らしい生活が送れるように患者の持つ力を最大限に引き出し援助していくことです。

　当院は，回復期リハビリテーション病棟（以下，回復期リハ病棟）を開設する以前から，脳血管障害をはじめとした成人病のリハビリテーションを行ってきた経験を持っています。この時期に培った「自立への援助」を中心とした看護のさらなる拡大を，回復期の看護には求められました。当院では，脳血管障害患者のクリニカルラダーを作成し，看護の質の向上に努めていました。平成13年に行われた日本リハビリテーション看護学会では，当時の看護部長であった羽野秀子氏が「専門性のある臨床実践を提供し質を保証する」をテーマに基調講演を行い，当院のクリニカルラダーの活用と評価を紹介しています。平成7年から着手し作成されたクリニカルラダーは，脳の解剖整理・失語症・嚥下障害・高次脳機能障害や家族看護までを含む内容で，現在まで当院の教育の中で活用されています。リハビリテーション看護の実績を持っていた私たちでしたが，回復期リハビリテーション病棟の開設時は他職種との協業や，ICFの考え方に戸惑いを感じたことも事実です。しかし以前から私たちが感じていた「訓練室での患者の機能が日常生活に活かされない」という問題を大きく変化させ，患者にとっては革命的な出来事になったと感じられました。

　2003年の全国回復期連絡協議会・看護研修会で提言された「回復期リハ病棟のケアの10項目宣言」は，看護・介護が行わなければならないケアを宣言されました。当院ではそれに生活リズムを獲得（日中の活動性の向上と夜間の睡眠の確保）・他職種との情報共有の2項目を追加し現在では12項目として取り組んでいます。ADLを改善する取り組みには病院内の他部門の協力も得られ，看護がADL拡大に取り組む時間を提供してもらいました。検査・レントゲンへの誘導も担当技師が行ってくれるようになり，全職域参加のADL調整会議も開催され，4病棟に拡大された回復期リハ病棟の，質の向上に向けた取り組みが行われました。上田敏先生や大川弥生先生の講演が行われたり，大川先生との共同研究が行われたりする中で，看護もますます学びを深くしていくことができたと思います。患者の回復を見据え目標をチームで立案し，日々の情報を共有していくことや，月々の実践計画書を家族に説明し家族と目標を共有していくこと，まさにチーム医療が回復期リハ病棟では行われていると思います。

　回復期リハ病棟の患者は年々重症化しています。高齢化も進み認知症を合併している患者や，自分の意思を家族に伝えられない失語症の患者もいます。目標設定にあたっては，看護師は患者の権利の擁護者としての役割を期待されています。倫理的に，そして患者の思いを把握し，チームの目標が患者の意思を反映したものになるように看護は関わらなければならないと思います。

　セラピストからの活動認定書に合わせ看護計画の修正を行い，在宅訪問指導の評価で自宅での生活を描いた退院指導を計画する，患者個々のプログラムが展開されています。これは当院の看護の理念でもある「その人らしさを専門的に支える看護」です。

　回復期リハ病棟ではチーム医療で患者の問題解決を行っていきますが，看護が独自に関わる問題も多くあります。看護師の業務は診療の補助と療養上の世話に分かれます。回復期リハ病棟における診療の補助業務は患者の疾患に合わせた観察や合併症の管理，服薬の管理などであり，再発予防のための教育などです。加藤看護部長が日本病院学会に発表された「回復期リハ病棟の入院を中断した症例」の報告では，平成19年度の退院患者849名の中でリハを中断し転院した症例は121名いました。中断の要因は消化器疾患や脳血管障害の再発，転倒による骨折や腎機能低下，入院中に癌が発見された症例も10例みられています。昨年度私が担当した西3病棟での調査でも約1割の患者が再発や合併症のために急性期病院に

転院しています。高齢者が多く脳血管障害が7割を占める回復期リハ病棟では、基礎疾患や合併症の観察や生活指導も大切な看護援助といえます。患者の体調を管理し、疾患の観察を十分に行わなければ、リハを安全かつ効果的に行うことはできません。療養上の世話では、患者の安全管理と環境調整、患者の役割や発達課題に伴う問題やセルフケア、患者のニーズに沿った援助等を行うと同時に、身体的・精神的回復過程の援助を行うことが求められています。

看護が関わるべきもう一つの課題は家族の看護です。患者の急な発症に戸惑う中、混乱したままで回復期リハ病棟に患者が転院します。そこで家族はまた新しい人間関係の構築を開始します。多くは初めて関わる人です。そのような中、家族には「患者の代弁者となり頑張らないといけない」との思いや、「ここでどこまで治るのか」との不安や、遠く離れた回復期病院に入院させたので毎日は面会に行けない、などの距離的な不安も発生しています。併せて、今まで患者が担ってきた役割を、家族が抱えていく「役割の負担」も見られます。当院に転院してきた時点では、急性期病院の入院費などでの経済的な問題も明らかになっていることを考えると、家族の持つ不安や問題は大きく、家族も患者と同様、看護の対象者になると考えます。昨年から、回復期病棟に入院された患者家族を対象に、家族看護教室を心理療法士の協力を得て開催しています。疾患や症状の講義と、グループミーティングを行い参加家族が悩みや不安を話しながら、お互いの立場や思いを共有していく過程を支えています。家族が患者の障害を受容し、患者がその人らしく復帰していく過程を支え、見守ることのできる家族に成長できることが家族看護の目標であると思います。

回復期リハ病棟に質の評価が導入され看護必要度が指標とされたのは2008年です。医療の質は構造・過程・結果の3項目で評価されます。今回の看護必要度・日常生活機能評価は「ADLを改善させて自宅復帰する」目標に対する結果として回復期のリハの質の評価の視点とされました。当院の昨年の評価は基準を達成できています（表参照）。

医療の現場に質の評価が初めて導入されてきましたが、今後は組織をマネジメントしていく力が現場レベルで必要になると思われます。マネジメントとは目標に向かってすべての要素を活用していく過程ですが、チーム医療の代表格である回復期リハ病棟では、まさに看護にもマネジメントが求められています。患者の体調を整え、目標を管理し、より有効にリハ療法士が関わり、患者の機能を引出し、できるADLをしているADL・するADLまでに引き上げ、生活の場で実施できるように支援できるか、それが回復期リハ病棟の看護師に求められています。そこでは、看護の理念である「その人らしさを専門的に支える」の"その人らしさ"とは何かを、しっかりイメージ化できることが大切です。さらに家族を看護の対象として捉え、急な発症に伴う動揺や、今後への不安、回復への期待など、様々な思いしっかり支えながら、いかに在宅での介護実践能力を向上させていただけるかが、患者の退院後の生活を大きく左右してきます。

多職種と協業していくチーム医療の中で、看護は24時間患者に寄り添う職種です。"あきらめない看護"を実践し、"切れ目の無いリハ・ケアサービス"を提供しています。そして一番身近な存在として患者や家族の立場に立ち、"その人らしい"退院後の生活が送れるよう、生活を支援していく役割を担っています。

表　平成21年7月1日から22年6月30日の期間の評価

1年間の総退院患者数	550名
うち、入院時に日常生活機能評価が10点以下の重症者の数	183名 33.3%
うち、退院時に日常生活機能評価が3点以上改善した患者	86名
重症者回復率	47%
在宅復帰率	70.7%

2 患者さんと共に

安 部 寿 美 看護師長

　当院では，すべての入院患者に対して受け持ち看護師制をとっています。受け持ち看護師は，患者の入院全般にわたって一貫して主体的な看護の責任を担っています。回復期リハ病棟では，疾患・リスク管理に留意しながら，ADLの改善を中心とした能動的かつ多様な訓練を提供し，在宅復帰を目指しています。受け持ち看護師として，入院当初から在宅生活を見据えた支援を援助していく必要があります。そのために，まず患者のフィジカルアセスメントを行い，全体像を把握します。そして患者・家族との信頼関係の早期構築をはかります。

　入院前期の患者は，訓練や生活動作を通して自己の障害に直面し，元の状態には戻れないことに気付き始めます。この時期には，患者が自分の障害についてどう思っているのか，これからどうなりたいと思っているのかなど，思いをよく聞くことが特に大切です。疾病受容の経過の中で，今，患者がどういう時期なのかを推測しながら慎重に支援していくことが求められ，この点でprimary mental careは看護師の重要な職務の一つだと思います。その際肝要なのは，患者の自尊心を守りながら患者の能力を引き出していくような援助を心がけることだと考えます。回復に向けて努力しようとする意欲を支え，これまでできなかったことができるようになったことを共に喜び，新たな望みや目標を引き出していく役割を果たします。

　また，回復期リハ病棟では患者の家族に対する援助も必要です。急な発症による不安や戸惑い，回復への期待など家族の心も揺れています。そんな家族を支え，支援していくことも忘れてはいけないと思っています。最近は，看護部を中心に「家族の会」も定期的に開催・運営して，家族の問題の早期把握や理解の促進，早期解決を目指す取り組みを行っています。

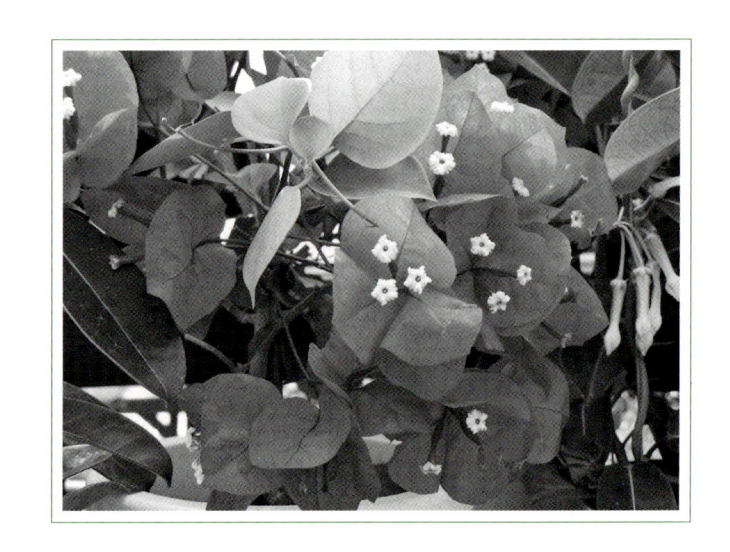

3 認定看護師の活動

佐藤　史／畑中美奈／泉　美沙子／木本ちはる　看護部

1）脳卒中リハビリテーション看護認定看護師について

　日本看護協会では認定看護師制度を設立し，平成22年度には19分野の領域で認定看護師が誕生し，全国で活動しています。日本看護協会が定めた認定看護師の大きな活動目標は実践，指導・相談，教育と三つの柱があり，その中で「脳卒中リハビリテーション看護」に期待される能力には八つの項目があります。さらに当院看護部が認定看護師に求める役割をも踏まえて私たちは活動しています。

　脳卒中リハビリテーション看護（以後，脳卒中リハビリCN）制度は，平成21年度から全国3カ所（静岡県・愛知県・熊本県）で6カ月間の教育研修を開始し，平成22年7月時点では全国で74名の脳卒中リハビリCNが誕生し，それぞれの臨床現場で活躍しています。当院では脳卒中リハビリCNとして2名が認定されましたが，まだまだ誕生して間もない資格制度でもあり，看護部や他の分野の認定看護師（摂食・嚥下障害看護，認知症看護，回復期リハビリテーション看護）の支援を受けながら活動を開始したばかりです。

　我が国における脳卒中の死亡率は年々減少傾向で第3位ですが，発症率は増加傾向にあり2020年頃までは増加すると予測されています。さらに要介護状態となる疾患の中では第1位を占めています。そのような中で私たち脳卒中リハビリCNは，脳卒中発症予防から始まり，脳卒中を発症された直後の急性期，回復期そして維持期と全ての期において看護介入が必要であり，それぞれの期で専門的で適切なケアを提供し，さらにシームレスな連携を行っていくことが必要とされています。

　当院患者の疾患の8割は脳卒中であり，急性期（保存療法），回復期そして維持期の患者の受け入れを行っています。急性期患者は比較的少ないのですが，回復期病棟は3病棟あり，さらに維持期患者さんの入院も多いことから，脳卒中という疾患をいつも近くに感じていました。今までも脳卒中看護は行われており，チームでの取り組みも実践されています。そこでさらに私達に課せられた役割は，脳卒中を発症された患者さんへのケアや，患者さんとご家族へ精神的支援と生活再構築のための支援，さらに再発予防のための取り組み，発症予防への地域への取り組みだと考えています。

　始動して間もない新しい分野の認定看護師ではありますが，臨床実践現場で患者さんとご家族のためにできること，その人らしさを支えていくことを目標に今後も他の認定看護師と専門的な関わりを行っていきたいと思います。

［脳卒中リハビリテーション看護認定看護師　佐藤　史］

2）回復期リハビリテーション認定看護師とは

　平成19年から全国回復期リハビリテーション病棟連絡協議会主催の回復期リハビリテーション看護認定研修が始まりました。現在，当院には5名の認定看護師がいます。各病棟において①入院患者やその家族に対する質の高い看護の提供，②個人，集団，組織に対するリスクマネージメント，③多職種との協業とチームアプローチの実践等を目的とし，自ら実践モデルとなり，日々，スタッフへの指導・教育に努めています。また同時に，受け持ち看護師の役割を認識させ，専門職として誇りが持てるように，患者の個別性に応じた看護を提供できるよう助言，指導していく役割も担っています。

　回復期リハビリテーション看護の真髄は，対象となる患者（家族も含む）に対し，人間としての尊厳を護り全人的復権を目指す，言いかえれば，その人らしさを大切にして生活を復興，支援していく活動と言えます。私たち看護師は，回復期リハ病棟に入院してくる患者が在宅復帰に向けて機能回復にだけ目を向けるのではなく，障害受容過程を支援しながら，実生活の再構築を考えていけるように，リハチームの一員として援助していく役割を果たしています。私たちは，一方で刻々と変化する患者の健康状態を把握し，再発予防，基礎疾患管理，併発症の早期発見などリスク管理や生活指導も行っています。

チームアプローチの観点からは，他職種との情報共有，連携，協業は必要不可欠です。患者の退院後の"する生活"をチームで共有し，目標に向かって，それぞれが専門職としてアプローチしていくことが，質の高いチーム医療に繋がると考えます。

これからも看護職一人ひとりが，患者のその人らしさを大切に考えた"尊厳を守る看護"を提供でき，健康状態を適宜モニターでき，患者の希望する生活に導くため細やかな支援ができるように，実践モデルとなり動機づけや実践教育に努めていきたいと思います。

[回復期リハビリテーション認定看護師　畑中美奈]

3）認知機能が低下した患者さんに接して

回復期リハ病棟に勤務するとたくさんの認知機能低下症例を経験します。その中でも，脳血管障害後のせん妄が原因で認知機能が低下している患者は，チームで四苦八苦しながらも，在宅復帰までたどり着けるケースが多かったように思います。しかし，既往症として認知症があり，脳血管障害を併発された患者には，手探りの援助など通用しませんでした。提供した援助が跳ね返されるため，回復の経過が得られずに悔しい思いをしてきたのが本音です。

この問題に何とかアプローチできないかと，私は認知症看護認定看護師を取得しました。

その結果，疾患についての興味と理解も深まり，チームで患者の回復に貢献できるケースも増えてきました。認知症患者の援助に欠かすことのできない基本は，見当識の提供，患者の思いを引き出すため，叱らず，せかさず，説得しない。笑顔で待つことです。私自身，この原則を実践していく中で，自然と患者の世界に寄り添うことができるようになり，目の前の患者と笑い合うことができるようになりました。今後も，入院してくる認知症患者が苦しまれることなく，スタッフと一緒に病気を笑い飛ばせるように，"認知笑"の世界を築いていきたいと思っています。

[認知症看護認定看護師　泉 美沙子]

4）摂食・嚥下障害看護認定看護師

日本の人口予測では，2055年までに老人人口が総人口8993万人の40.5％の3646万人に上ると推計されています。高齢者では靭帯のゆるみなどにより喉頭の位置が下垂することや嚥下反射惹起が遅延する傾向にあることなどから，嚥下機能が低下していきます。また，加齢により罹患者が増加する脳血管障害やパーキンソン病などは，急激で重篤な摂食・嚥下障害に陥る主要な疾患として知られており，患者数の増加が予測されています。

一方，摂食・嚥下障害患者を取り囲む環境は，入院治療の一点をみても高齢者数の増加に伴って医療費の削減に向けた在院日数の短縮という現実を迎えています。このことが一つの要因となり，急性期病院では栄養摂取手段としてとりあえず胃瘻造設を行い，積極的なリハビリテーションが行えないまま，後方の療養型病院に移動させられてしまうケースも少なくないと思います。胃瘻からの栄養管理だけ行っても，患者の嚥下関連筋群の廃用を進行させ，嚥下機能を著しく低下させ非可逆的な嚥下障害状態を招来するばかりか，汚染された唾液の誤嚥による誤嚥性肺炎増加の主要な因子となりかねません。

回復期リハの期間は限られた期間ではありますが，急性期を通過してようやく生活の細部に及ぶリハに専念できるようになった摂食・嚥下障害患者が，"食べる"という人間にとって最も重要な命題に思う存分取り組み，最大の可能性をひきだすための重要な機会になっているのです。私は認定看護師として嚥下造影や嚥下内視鏡などの機能評価に携わり，また，主治医を中心とした病棟のリハ・チームと協力し，患者の「食べる力」を引き出す努力をしています。患者の摂食状態を観察して日常の食事内容，食事環境などに関するコンサルテーションに対応し，患者の摂食・嚥下機能の向上に少しでも役立ちたいと思っています。平成24年4月からは栄養サポート・チーム（NST）の専従となり，病院全体の栄養管理に関わっています。合併症管理やサルコペニアの改善に向けて取り組んでいきたいと思います。

[摂食・嚥下障害看護認定看護師　木本ちはる]

4 思い出に残る患者さんたち

大嶋典子／矢山雪江／佐藤　史／平井雅子　看護部

1）自宅退院された高齢患者で家族との関わりが印象深かった一例

入院中の患者，家族は退院後に自宅に帰りたい，自宅で過ごしたいと思われるのが通常だと思います。しかし，実際には障害の程度や介護力の不足，経済的な問題，患者との心理的距離などの違いにより，患者や家族の望む場所に必ずしも帰れるとは限りません。ここでは，私が回復期リハ病棟で看護する中で，家族との関わりが印象深かったケースを提示します。

脳梗塞後遺症Aさん

Aさんは93歳女性で，X年11月21日脳梗塞を発症し，急性期の保存的治療終了後に現地の病院の回復期病棟でリハビリテーションを開始されました。ADLは全介助レベルで，左片麻痺，構音障害，嚥下障害があり，重度の高次脳機能障害症状を呈していました。心疾患や感染症の合併もあり，全身状態も不良でした。X＋1年1月末，誤嚥のリスクが高く経口での栄養摂取は困難と判断され，胃瘻が造設されました。しかし，ご家族はさらなる全身状態の安定とADL能力の向上を望まれ，同年2月中旬に当院回復期リハ病棟へ転院して来られました。

在宅復帰の難しさと家族の事情

当院転院時，夫と孫娘が付き添っていましたが，夫が患者のそばに寄り添って，ずっと手を握りながら話しかけていた姿が印象的でした。夫は患者と二人暮らしをしていました。長男は遠方に住んでおり，近くにいたのはお孫さんだけであり，患者夫婦はこのお孫さんを頼りにしていました。夫もすでに80歳台後半で心疾患や腰部脊柱管狭窄症などの持病をもたれており，入院1カ月のカンファレンスでは患者を自宅で介護していくのは限界があるとチームで判断しました。お孫さんは夫と幼児二人の4人暮らしで，子育てに追われる中でも祖父とともに頻回に面会に来られ，協力的な方でした。面会時には，患者の様子や祖父の介護や心配事について担当看護師とよく話をしていました。

お孫さんの思いと決断

チームの見解を説明してしばらく経ったある日，お孫さんが来院され，「祖父の家では無理かもしれないので，自分の家に引き取って在宅介護したいのですが大丈夫でしょうか？」と尋ねられました。「退院後，施設や病院に転院しても，満足のいく介護をしてもらえるかどうか分からないし，祖父母のこれからが心配です。大切な祖父母だから自分が介護したい」。祖父である患者の夫はお孫さんの傍らで涙ぐんでいました。私は夜勤明けでしたが，お孫さんの言葉に胸が詰まり，目が覚めるような感動を覚えた記憶があります。

チームで希望を支援する

それからチーム間での再検討が始まりました。「入院時と比べて耐久性は向上しているが，依然として全介助レベルで介護量が多い」，「全身状態も肺炎，尿路感染のリスクが高く，自宅介護は容易ではない」などの意見も出ましたが，「介護サービスを最大限活用し，介護にももう少し工夫を凝らせば，お孫さんの介護負担を何とか軽減できるのではないか」との意見をチームで決定し，お孫さんの自宅へ退院する方向で支援することになりました。

退院先の決定を患者に伝えると，患者は目を輝かせ何度も頷いていました。家族と暮らせるという希望が精神面の賦活につながったのか，ジェスチャーでの自己表出も増え，左方への注意不足も改善していきました。そして元助産婦だった患者が，妊娠しているスタッフのおなかを慈しむように触れる姿も見られるようになりました。

MSWは在宅に向け，地域と調整してサービス内容の検討・調整を行い，看護師はリハセラピストと共に役割分担しながら，お孫さんへの介護指導を行いました。その内容は①栄養管理：PEGからの液体栄養注入手段の獲得，とそれに関連する発熱や下痢時の対処法，②排泄ケア：おむつ交換と便秘時，下痢時の対処法，③移乗動作介助：ベッドから車いすの移乗介助法を主にセラピスト

から指導，④排痰の援助：体位ドレナージや吸引手技，⑤体位変換：自動体位変換マットの使用方法，などです。そしてお孫さんが退院後の生活イメージをつかみ不安を軽減するために，一日のスケジュールや週間のスケジュールを作成し，彼女の生活パターンとの照合を行いました。身体管理や介助量の多さでご家族にも不安が大きかったと思いますが，お孫さんはこれらの課題に積極的に取り組んでいかれました。私たちは常に不安や疑問に耳を傾けるよう努力し，種々の問題に対して最善と思われる方法を一緒に考えていきました。

終盤では在宅訪問指導を行いました。セラピスト，MSW，看護師，担当ケアマネジャー，訪問看護師のチームで患者とともにお孫さんのお宅を訪問し，介護方法の実践的指導や福祉サービス内容の再検討，在宅支援スタッフとの情報共有，介護のための住宅改修指導などを行いました。介護度はVでしたが，使用できるサービスは実際の生活では不十分なことが分かり，それらは自費で補われることになりました。

退院後の経過

退院後，お孫さんは時々電話で近況報告をしてくださいました。夫やひ孫に囲まれて活き活きと過ごされている様子を伺っていましたが，その後退院された翌年の秋，お孫さんから他界されたと電話で報告を受けました。悲しいお知らせではありましたが，お孫さんの電話口の様子からは介護をやり遂げた充実感も同時に伝わってきました。

担当看護師として思ったこと

回復期リハ病棟の受け持ち看護師の役割として，個々のケースにそった患者看護を行うだけではなく，家族背景を理解した上での家族看護の重要性は今さら言うまでもありません。しかし，本ケースに現場で実際に関わる中で，大切なのは厳しい現実の中でも患者・家族の希望に懸命に耳を傾け，具体的な生活をイメージしながら，そこに近づけていくように最善の方法を共に模索する姿勢なのだと思いました。一方，在宅訪問やサービス担当者会議を繰り返しながら，現実が見えてくると，患者や家族の希望になかなかついていけない福祉サービスの限界があり，結局，家族に経済的，身体的負担をかけてしまったことに残念な思いをしました。

でも，最後にお孫さんから電話をいただいて思いをお聞きした時，大切な家族を自宅で介護し，看取るということは介護する方にもそれを受ける方にとっても，人生の中で大きな意味をもっているのだと改めて気づかされ，家族看護や家族支援の奥深さを考える機会となりました。

[主任看護師　大嶋典子]

2）回復期リハ病棟で終末期医療を行ったケースをめぐって

私の心に残る症例は脳出血と脳梗塞を繰り返し，回復期リハ病棟に入退院を繰り返しながら，結局，回復期病棟で最後の時を迎えることになった83歳女性Bさんのケースです。

低栄養・貧血の進行で見つかった結腸腫瘍

これまで脳出血や脳梗塞によって入退院を繰り返してきたBさんは口数の少ない静かに微笑む様子が印象的な方でした。そのBさんは再び脳出血を発症して回復期リハ病棟に入院してこられましたが，今度は嚥下障害が出現し，経管栄養の状態になっていました。しかし，経管栄養による十分な栄養素の供給にもかかわらず，Bさんの栄養状態は悪化して貧血も進行し，自発性も低下してベッド上で過ごすことが多くなっていきました。進行する悪液質の原因検索のためCT検査が行われ，上行結腸に巨大な腫瘤病変が発見されました。

主治医からご家族に検査の結果が説明されると，ご家族からは本人には告知をしないでほしい，精密検査や専門病院への受診も希望しないので当院で最後まで見てほしい，という要望が聞かれました。この時点でBさんの回復期リハ病棟の入院期間の期限は2カ月を切っていました。このままご家族の希望を受け入れ積極的な治療をしなくてよいのか，本人への告知はどうするか，転棟や転院もせずに終末期の医療を回復期リハ病棟で継続するのか。継続するとしてリハビリテーションの位置づけは，と様々な疑問が浮上し，私たちは難しい判断を迫られることになりました。

チームで話し合って方針を決定

方向性について迷ううち，主治医の提案で私たち回復期病棟の全スタッフで2週間ごとにカンファレンスを実施し，意見を出し合うことにしました。自分だったらどうしてほしいか，自分の親だったらどうするか，Bさんにとってどうすることが最善か，私たちは悩み続けまし

た。このようにチームでカンファレンスを繰り返し，ご家族とも再度話し合った結果，Bさんには告知せず，このまま病棟で最後まで診療とリハを続けていくことにしました。最後まで人間らしく尊厳を保つための医療がリハビリテーションの理念に合致すると結論づけたのです。

最後までできることを考えて実行して

予想通りBさんの容態は徐々に悪化し，意識レベルも低下して反応も乏しくなっていきました。私たち看護スタッフはBさんがBさんらしく最後を迎えられるためにはどのようなケアが必要か，悩みながらも考えたことを実行していきました。苦痛を緩和してなるべく安楽に過ごしてもらいながら，Bさんに関心を持ち続け，コミニュケーションをとり続ける。孤独感を感じないよう敢えて大部屋で他患者と過ごしてもらい，季節感を感じ取れるような環境作りに配慮しました。リハセラピストたちも，積極的リハができなくなったBさんを訪室して声をかけ体に触れるなどそっと寄り添い続けました。このようなケアのもとBさんは穏やかに日々を過ごされ，入院期限の6カ月を少し過ぎた頃，家族に付き添われて静かな臨終の時を迎えられました。ご家族からはお礼の言葉をいただきました。

Bさんを担当して考えたこと

回復期リハ病棟でBさんのターミナルケアを体験したことで，明確な解答のない問いかけに対して考え抜く機会を与えていただきました。全てが終わって，Bさんを最後まで診させていただいて良かった，回復期リハ病棟でターミナルケアを行う意義もそれなりにあったのではないか，と私たちは感じていました。私たちの選択がBさんにとって最善であったか，Bさん自身に尋ねることはできませんが，与えられた問題について考え悩み続けることが私たちの使命であると教えていただいたような気がします。

[看護師　矢山雪江]

3）くも膜下出血患者の全介助状態から在宅復帰までを支えて

Uさんとの出会い

Uさんはまだ40代の女性でした。X年4月左前大脳動脈末梢部動脈瘤が破裂し，くも膜下出血を発症されました。某医大病院の救急救命センターに搬送され，救急医療を受けられ一命をとりとめ，5月上旬からようやく意識レベルが改善してきました。全身状態が落ち着いたと判断され，当院回復期リハ病棟に転院してこられました。

在宅復帰を目指す看護の取り組み

転院時の意識レベルはJCS Ⅱにて気管切開，酸素吸入，経鼻経管栄養，ADL全介助状態でした。全身状態を慎重に管理しながら，リハビリテーションを開始しました。幸い呼吸状態は安定していたので酸素吸入は翌日には中止でき，気管カニューレからの離脱を計画しました。ところがUさんは，その後ラウンドの合間にカニューレを自己抜去されました。危機的な状況に騒然となりましたが，その時点で喀痰排出力や嚥下機能がある程度回復しそうなことも分かっていましたので，呼吸の安定を見届けた上でそのまま経過をみることとし，気管切開部は自然に閉鎖できました。

覚醒も良くなったので，初めは経鼻栄養と併用しながら段階的に摂取嚥下評価・訓練を行い，最後には普通食の摂取が可能になりました。入院時は全く歩行不可能な状態でしたが，全身状態が安定するとともに支持性・耐久性も向上し，車椅子→アームウォーカー歩行→介助下独歩と進歩していかれました。

ADLレベルが上がってくるにつれ，私は受け持ち看護師としてUさんの発症前の生活をなるべく入院生活の中で再現してあげたいと思いました。そこで，発症前によく使用していた使い慣れた品物，思い出の品物，写真，化粧品などをご家族に持ってきていただき，ベッドサイドの環境を整えるよう努めました。その上で，リハスタッフの持ち時間以外にも病棟でできる生活動作の訓練を実践していきました。毎朝，洗顔したのち使い慣れた化粧品でお化粧することや，コンタクトレンズを装着したり，その日着る服を自分で選んで着ることなど，発症前のUさんの日常の暮らしに少しずつでも近づけるよう，支援していきました。排泄の自己管理は困難を極め，種々の取り組みを試みましたが，残念ながら退院前までに実現できませんでした。しかし，Uさんはこれらの訓練を通して少しずつ自信を取り戻していかれたような気がします。

この間，受け持ち看護師を含めてチームカンファレンスを繰り返し行い，主治医によるご家族への病状説明も頻繁に行われ，種々の取り組みを考案していきました。中でもご家族の協力を得て自宅への試験外泊は3回も行

なわれ，そのたびに外泊中の状況を確認してチームで情報を共有するとともに，改善点を討議して機能を伸ばすためのリハや病棟ADL訓練，ご家族への介護指導など目標を立て直していきました。

歩行時のふらつきから完全な独歩には至らず，介助歩行レベルにとどまりましたが，ご家族の理解と協力のもと退院後は自宅復帰されました。

Uさんの退院を迎えて

Uさんは退院前に「家族のみんなにこれまで淋しい思いをさせてきた。これから自分も頑張りたいと思う」と前向きに語っておられました。私たち看護師もチーム医療の一員として，患者さんのためにできることは何かを考え，その人らしさを考えながら日々の生活の中で支援を続ける中で，多くのことを学ばせていただけたケースでした。

[看護師長　佐藤　史]

4）喫煙の認可でようやく心を開いた脊髄損傷患者の一例

ちょっと"困った患者"のCさん

頸髄損傷のCさんを受け持ったのは，私が東4病棟に勤務交代して間がない頃でした。

友人の方に付き添われて入院してきたCさんは，交通事故で障害を負っていました。上肢も麻痺があり入院時は，食事，排泄など全ての生活動作に介助を要していました。

入院して早々，Cさんは私たちスタッフにとって，ちょっと困った存在となりました。それは，Cさんがタバコを吸うために，一人で階下に降りようとしたり，タクシーで退院すると言ったり，かなり威圧的な態度をとられたからです。Cさんの指先はヤニ色に変色しており，受傷前からかなりのヘビースモーカーでニコチン依存があることは容易に推測できました。

苦渋の決断

入院時，仙骨部に褥創の形成もあったこともあり禁煙の必要性は重々説明していましたが，前医の急性期病院でも友人の介助で喫煙をしていたらしく，どうしても禁煙に納得していただけない状況でした。一方当時，当院は敷地内禁煙に到達していなかったため，禁煙外来の設置ができていませんでした（現在当院では全面禁煙となっています）。そこで主治医と対策について話し合い，リハ遂行上やむを得ない妥協として各食後1本ずつ，計3本の喫煙を許可しました。看護サイドでタバコとライターの管理を行い，毎食後にスタッフが喫煙所まで同伴し，喫煙の管理と援助を開始しました。

妥協の思わぬ効果

生活の中で目的があると活動性が上がってくることはよく経験しますが，Cさんは喫煙したいがために，タバコを持つこと，ライターに火をつけること，喫煙所まで車椅子を操作すること，など生活動作を向上させていきました。その中でスタッフとの信頼関係も確立していったような気がします。6カ月間の入院で全介助だったCさんは，入浴以外のADLを車椅子レベルで自立させ，退院となりました。退院後も時々電話をくださり，元気な声で近況を報告しておられます。

Cさんを受け持って思ったこと

これは当院の敷地内に喫煙所を設けていた時期のお話です。喫煙がどれだけ有害か明らかになった現在では当然勧められるものではなく，当院でも今は全面禁煙となり喫煙所は撤廃されました。

しかし，今でもCさんのことを思い出すと，あの時，禁煙を押し通していたらどうなっていたのだろうか，と考えてしまうのです。最低限の喫煙を援助したことでCさんの活動性が向上し，スタッフとの関係も良好になったことは事実です。リハビリテーションも継続して行なえ，ADLの向上にもつながりました。もし，禁煙を押し通していたら，入院の継続も困難になり，スタッフとの関係も険悪なものになっていたのではと思ってしまいます。

問題ありと指摘されても仕方ないケースですが，看護に携わる身にとって，患者さん中心に考えるとはどういうことか，個別性のある看護の提供とは何なのか，改めて考えさせられた症例でした。

[主任看護師　平井雅子]

第8章
食の復権―摂食嚥下訓練のチーム医療

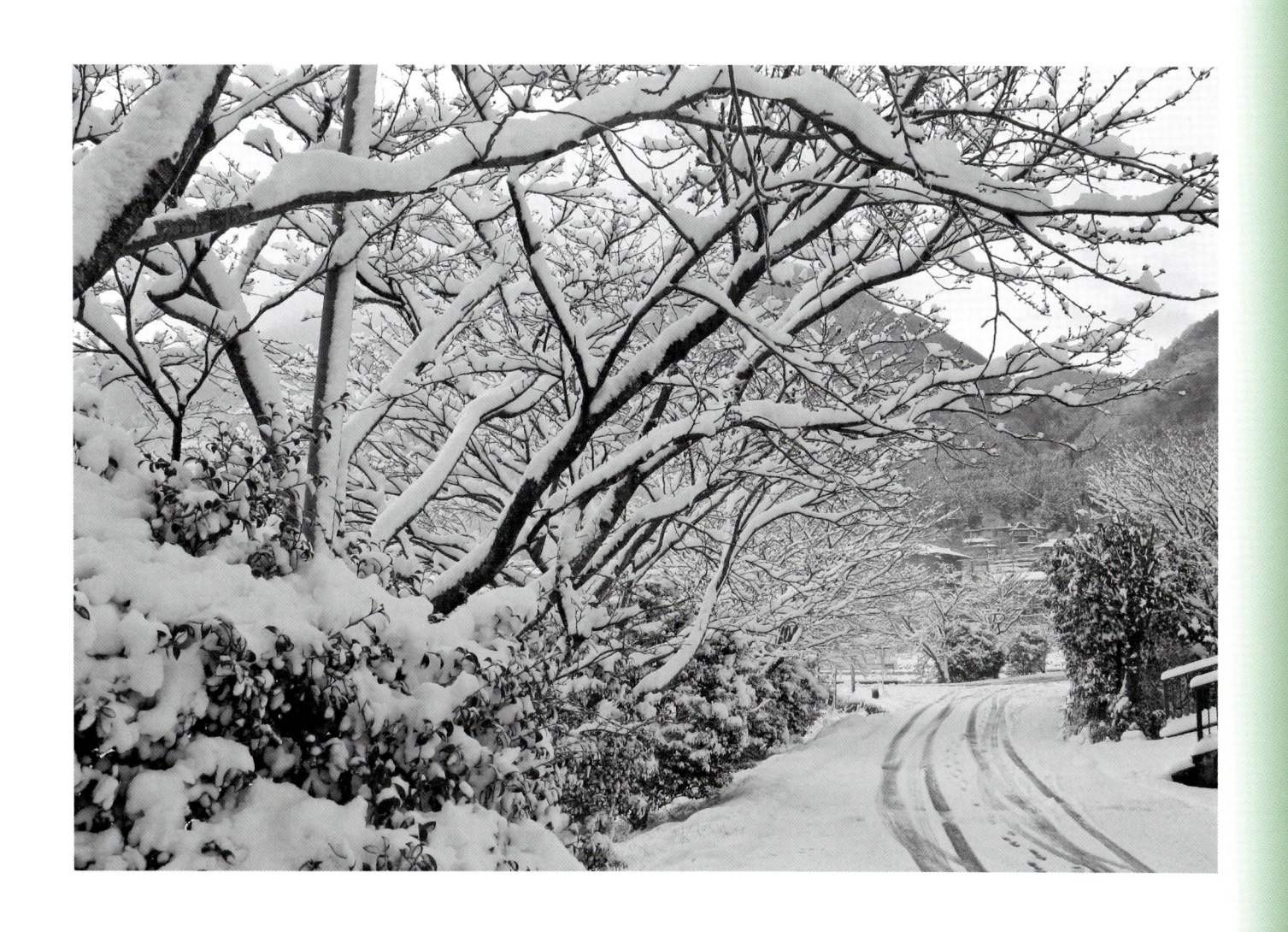

1　食の復権　嚥下チーム発足からおおいた食リハビリテーション研究会発足まで

森　淳一　リハビリテーション副部長

はじめに

　地域リハビリテーション体制が整備される中にあって，嚥下障害のリハビリテーションも様々な形で展開されてきました。嚥下障害に関する研修会が頻繁に開催され，各施設においても「何とかして食べさせてあげたい」という思いから様々な取り組みがなされてきています。しかし，単に飲み込めたとか，むせずに食べたとかいうことに議論が集中してしまい，摂食・嚥下障害のリハビリテーションの本来の目的である自立や人間の尊厳・復権を目指した内容にまではなっていない現状も見受けられます。

　ここでは，私たちの病院において摂食・嚥下リハビリテーション（以下，嚥下リハ）がいかに根付き，その後どのように展開されたかを振り返りつつ"食べる"ということの意義や嚥下リハの理念，それを実現させるチーム医療の在り方などについて述べたいと思います。

1）嚥下チームの立ち上げ

　当院では平成11年4月に嚥下チームが誕生しました。その当時，嚥下リハを積極的に推進しているところは全国的にまだ少なく，その後の回復期リハ病棟設立に際してのリハを中心とした取り組みに少なからず影響を与えました。

　嚥下チームは，実際の症例を通した働きかけが功を奏し現場が盛り上がる中，当時の院長のトップダウンにより誕生しました。きっかけは湯布院旅行中に延髄外側症候群（ワレンベルグ症候群）を発症した患者さんが入院してきたことです。その患者の嚥下障害への取り組みの経験を通して，この領域への関心が関係スタッフに浸透していきました。この症例は走ることもでき，ADLは食べること以外は何ら不自由のない状態で，患者の"食べたい"という希望を，医師を中心として，セラピスト，看護師，栄養士などが試行錯誤で取り組んだ結果，何とか食べることができるようになり退院しました。この症例の成功体験から，担当したスタッフがチームでの取り組みの大切さを実感していたところに，院長から嚥下チームを作って組織的に取り組んではどうかと命が下り，ここに嚥下チームが誕生したのです。

2）嚥下チームの実践から

　嚥下チームの立ち上げによりすぐに見られた変化は，経管栄養のマーゲンチューブがテープで顔につけられたままの患者がほとんどいなくなったことです。このことは間歇的経管栄養—患者の尊厳や自由度を守るために食事ごとにチューブを挿入して抜去する—の意義をチームで認識し，それが病院全体に拡がったからにほかなりません。嚥下チームのメンバーは，医師，看護師，PT, OT, ST, 薬剤師，栄養士，放射線技師で構成され，看護師は各病棟から2名ずつがメンバーとなり，"嚥下ナース"と呼ぶこととしました。嚥下ナースは嚥下チーム委員会等で議論された考え方や摂食嚥下技術を普及させるための各病棟での発信役となりました。この活動はまたたく間に病院に広がりましたが，おそらくその理由は当時，今よりは様々な意味において"余裕"があったこともあると思います。

　嚥下の取り組みが積極的に展開されるようになった一方で，問題点も明らかになってきました。嚥下チームとリハチームの連動の不具合が顕在化してきたのです（表1）。そこで，それまで考えてきた嚥下チームのモデルを変え，リハチームと嚥下チームの一体化を図り，まずは，嚥下チームの基本方針を"リハ的視点に立つ"こととしました（表2）。

　リハ的な視点に立つ意味を表2に掲げてみます。いくつかのキーワードを示しますと，①「生活」，②「ICF」，③「チーム」，④「個別性」ということになります。

　自立支援を考えるとき，"食べる"という行為は，入浴，排泄などとともにに日常生活上の大きなテーマであり，自立基準の一つとなります。食の介護や嚥下障害を取

表1　当初の体系の問題点

- 嚥下チームの評価・訓練がリハチームに分かりにくい，伝わりにくい
- 訓練や指導内容がバラバラになりやすい
- リハチームのゴールと嚥下チームのゴールが連動しにくい
- 嚥下チームで取り組んでいることが他のスタッフに理解されない

表2　嚥下チームの基本方針

- リハ的視点に立つ
  - 将来の生活に視点を置くこと
  - リハゴールに連動した明確な嚥下ゴールを設定すること
  - 生活機能の向上に視点を置くこと
  - 食事の楽しみや生きがいを追求し，食を通して尊厳・復権を目指すこと
  - 口腔ケアや評価・訓練方法などを共有し一貫性を保つこと
  - 一人一人に応じた栄養管理を行うこと
  - チームアプローチに徹底すること

扱う時は，リハ的な視点に立ち，口腔ケアやその他の様々なアプローチを各専門職の連携のもとで実施することで，寝たきりの予防と自立生活の支援，そして本来的な"食"への欲求をみたすことに繋がり，結果として，介護予防にも寄与できるものと考えます。

3）"食"を支えるリハ的な視点について

ICFが提唱され，その中で生活機能の視点で人間を捉えるということを専門職が実践することで，より深く，細やかに病者や障害者を含めた人間を理解することができるとしています。生活機能とは"人間が生活するうえで使用している全ての機能"です。食べることもICFでは生活機能の一つとして挙げられています。

食の自立ということは，"食べ物を体内に取り込むこと"と，その前に"食べ物を準備すること"も含まれ，この二つがタイミングよく進むことで生活リズムや生体リズムを作るのです。さらに，在宅での食事場面を想定すると，食事の前には洗面所で手を洗ったり，排泄をしたり，時には更衣をすることもあるでしょう。そして，食堂まで移動し，食卓では家族との会話やテレビなどのメディアを楽しんだり，食後においても排泄や整容そして余暇を楽しんだりするなど様々な活動に繋がっていきます。つまり，食べるという一つの活動は他の様々な活動と連動しており，それが生活のリズムを作っているのです。"リハ的"とは"生活に視点を置くこと"とするならば，このような食べることにまつわる様々な活動を支えるアプローチは極めて"リハ的"と言えるのではないでしょうか。食べることを支えるということは，生活全般の活動性向上につながり，ひいては廃用症候群発生の予防にもなるのです。

4）食を介護するということ

食の介護とは，人間として幸せに生きていくために"食"を通して必要な栄養状態およびQOLを向上できるように支援していくことです。嚥下障害に対するリハの普及もあって技術的な面が強調されがちですが，食を介護するということは，個々の食文化・食習慣なども含めた食環境全体に配慮しながら，"口からおいしく食べられる食"を実現することによって，全人的な介護をすることです。つまり，生きていくために基本となる"食"を通して，人間の尊厳・復権を目指すものでなければなりません。その方にとっての食事の楽しみや生きがいを奪うことなく，慣れ親しんできた食習慣・生活習慣を尊重し，自立を助けるように働きかけることが，求められている介護ではないでしょうか。

5）その後の嚥下チームの展開と研究会の発足

その後，診療報酬の摂食機能療法が改定されたことなども追い風となり，嚥下チーム活動は順調に成熟し（写真1, 2, 3），県内の他施設から嚥下チームや嚥下訓練についての講演依頼も増えていきました。平成15年，当院は大分県リハビリテーション支援センター（以下，県リハ）に指定され，平成

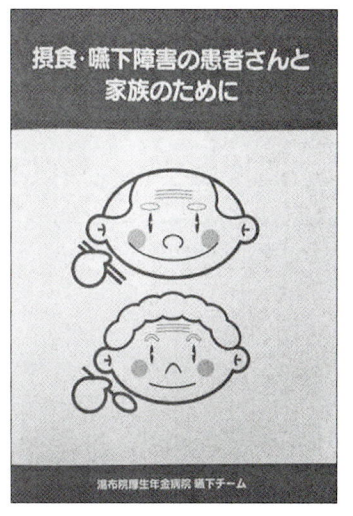

写真1　摂食嚥下の小冊子

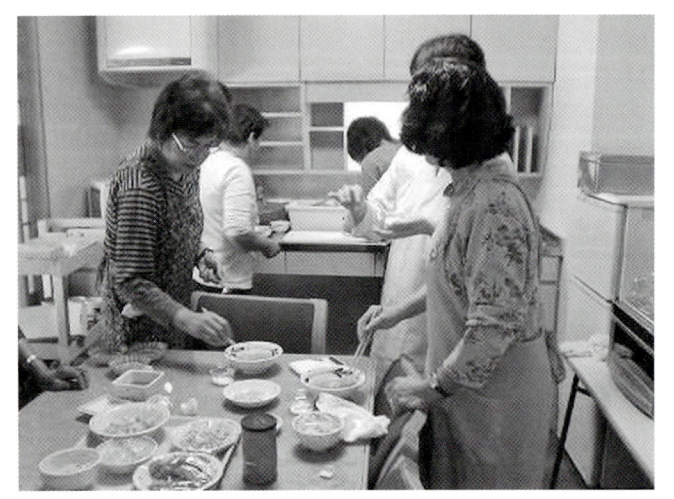

写真2　嚥下食の家族指導

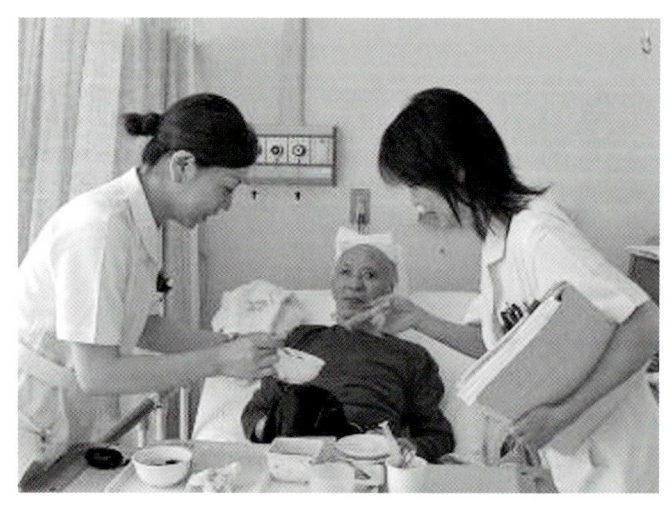

写真3　嚥下食の打ち合わせ

17年には県リハが主催する摂食嚥下リハビリテーション研修会において，講演会と嚥下チームが中心となったシンポジウムが行われました。その総括として，嚥下のリハ・ケアを実践するためには，関連するあらゆる職種からなるチームでの協業が必須であると共に，各病期における嚥下障害のリハ内容の整理と本領域のネットワーク作りが急務であるとされました。これが契機となり，関連4団体の会長（(社)大分県栄養士会，大分県歯科衛生士会，大分県介護福祉士会，大分県言語聴覚士会）が中心となり，翌平成18年に「おおいた食のリハビリテーション研究会」が発足する運びとなったのです。さらに，顧問として，(社)大分県歯科医師会理事，（社)大分県看護協会の会長および大分県リハビリテーション支援センター長にも参加していただき，単なる専門的知識技術の習得だけでなく，専門職同士の顔が見え，敷居が低く，気軽に議論ができる研究会が立ち上がりました。

6)「おおいた食のリハビリテーション研究会」の活動

食べるということがあまりにも日常的過ぎるためか，"食べる"ことと"口"が後回しにされてきたという現状があり，これに対する反省から本研究会はスタートしたとも言え，先述したコンセプトを重視した活動は現在も続いています。

設立集会及び第1回研修会が，平成18年12月に参加者240名を集めて開催。その際，講演会に加え，交流会として各専門職からなる実演コーナーを設け体験型の研修会を開催し，その後も年に2回ある研修会のうち，1回はこの体験型の研修を取り入れ好評を得ています。この交流会は各専門職団体が主体的に企画・準備から実演まで全てを行っていますが，準備する側が他職種のことを考え，何をどのように伝えれば良いのか，自分たちの専門性を生かしつつどのように伝えれば良いのかなど，工夫を凝らしています。これを交互に開催する中で，主催者

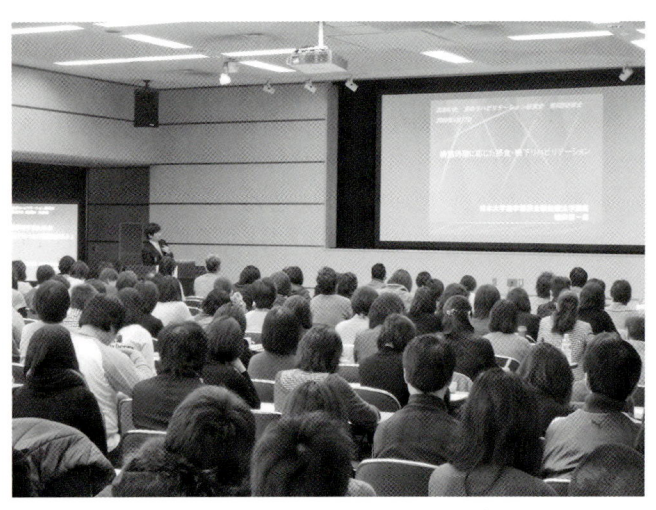

写真4　第6回研修会。植田耕一郎先生
（日本大学歯学部教授）による講演会

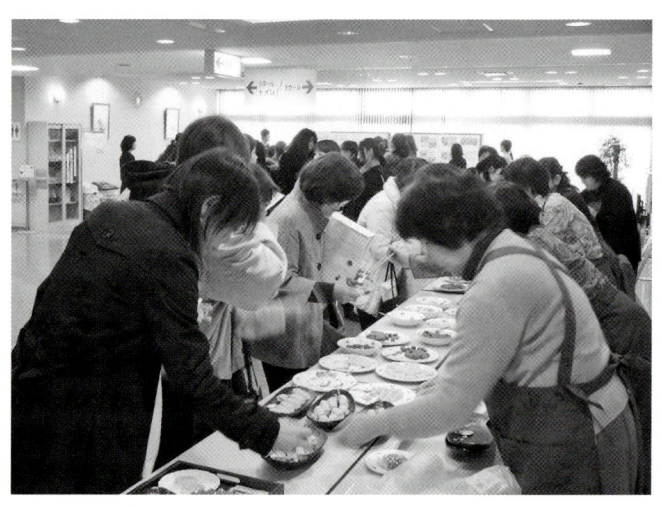

写真5　第7回研修交流会より，栄養士会の嚥下食コーナー

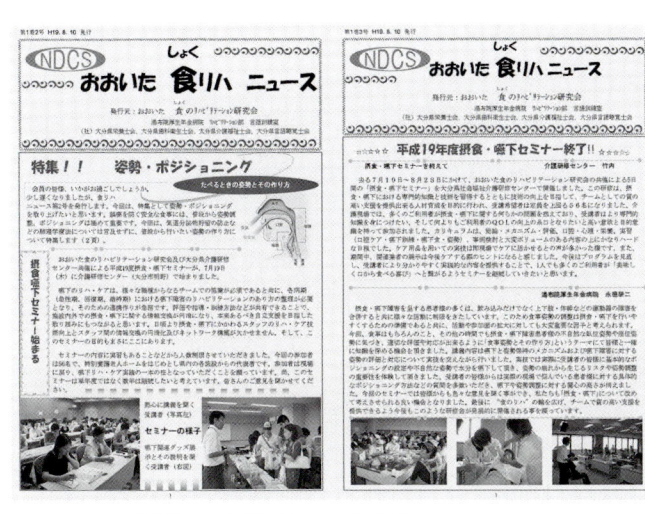

写真6 会報「おおいた食リハニュース」

表3 摂食嚥下セミナーカリキュラム

1日目	オリエンテーション	30分
	摂食嚥下障害への対応と支援～口から食べることの意義～	90分
	嚥下のメカニズムについて	180分
2日目	摂食嚥下障害の診方	180分
	摂食嚥下障害患者の評価	180分
3日目	摂食嚥下障害患者の心理・接し方	120分
	経口摂取確立のための呼吸・姿勢アシスト	150分
	グループワーク1	60分
4日目	間接・直接訓練の実際	180分
	口腔と歯科的アプローチ	120分
	グループワーク2	60分
5日目	口腔ケアの実際	180分
	栄養管理について	180分
	グループワーク3	60分
6日目	嚥下食・介護食の実際	180分
	安全な食べさせ方について	180分
7日目	事例検討	150分
	事例報告	180分

にとっても連携を考える上で非常に貴重な場となっています。研修会の参加者は医師・歯科医師，看護師，栄養士，歯科衛生士，PT，OT，ST，介護福祉士，ケアマネジャーなど多職種に及び，本研究会の理念の一つである"お互い顔が見える，敷居の低い……"を実現する一つのスタイルとして定着しつつあります（写真4，5）。

また，会報として「おおいた食リハニュース」を年3～4回発行し（写真6），これまで12号，延べ約2500冊を配布しました。内容はその都度，事務局がテーマを決めて各専門職に原稿を依頼しています。

もう一つの研究会の活動に「摂食・嚥下セミナー」があります。このセミナーは7日間のコースで，基礎的な内容から実習を多く含む実践的な内容に至るまで幅広い研修が行われています。平成22年度カリキュラムの概略を表3に示します。平成23年度においては，リハの概論と地域リハに関する知識啓蒙，及び認知症や高次脳機能障害への対策などを内容に追加する予定です。

本セミナーはこれまでに毎年50名を定員として実施され，平成22年までに198名の修了生を輩出しました。この修了生たちが県下の食を取り巻くシーンで活躍しているのです。セミナーの講師は現在県下で活躍している医師や各専門職とし，身近な者同士による垣根の低い研修会を目指し毎回好評を得ています。また，主に修了生たちを対象としたスキルアップセミナーも年に1回開催し，成果報告などを行い，情報交換やネットワーク作りの場となっています。

平成11年に当院で産声を上げた"嚥下チーム活動"が，現在の研究会活動などに脈々と繋がっていることは感慨深いものがあります。私たちはこの成果に自信を持ち，県内外への発信基地として，食をテーマに広がったこの"リハ・ケア"モデルを，この領域にとどまらず広く地域リハビリテーションの発展に寄与する役割も担っていると考えています。

7）嚥下食について

口から食べるといっても，その食事において調理上・介護上の効率や必要以上の安全性が優先され過ぎると，けっしておいしそうとはいえないドロドロの流動食やミキサー食となってしまうことが少なくないようです。先に述べた，QOLと人間の尊厳の見地からも大きな問題となり得ます。一方，技術開発によりゼラチンゼリーのように密度が均一，適当な粘土がある，変形しやすい，付着しにくいなどの特徴を有する安全な食形態も開発されてきました。重要なことは，口からおいしく食べることができ，可能な限り安全で正常な咀嚼・嚥下機能を駆使させる食事とその食べさせ方を追求することだと思い

ます。

8）栄養管理上の要点：低栄養と脱水について

栄養管理もQOLの向上に視点を置いたものでなければなりません。食べることを栄養摂取することと一元的に捉えてしまうと食事の楽しみや生きがいを奪ってしまい，自立に結びつきません。このことに注意しながらも，尚，高齢者では栄養管理上気をつけなくてはいけない，低栄養と脱水予防の問題があります。特に入院高齢者では，たんぱく質やエネルギーの低栄養状態（PEM：protein-energy malnutrition）に陥りやすいといわれています。老化による栄養吸収不良に手術施行や感染症罹患，発熱などの生理的ストレス，脳卒中による精神的ストレスなどが加わると，血液中のたんぱく質関連物質濃度の低下がみられるようになります。この状態でたんぱく質補給が少なくなると，PEMの頻度は増大します。脱水は，口渇や食欲不振，微熱さらには不穏・せん妄などの精神症候や脳梗塞の再発などを招きます。特に予備力が低下している高齢者では，若い人より急速に低栄養や脱水に陥ってしまいがちです。従って，脱水や低栄養への対応は迅速に行われることが肝要となります。

栄養管理を考えるときに，特に高齢者においては個人差が著しいことを念頭に置くことが大事です。スポーツや趣味などで活動的な人もいれば，寝たきりを余儀なくされている虚弱な高齢者もいます。その他多種多様な身体的・心理社会的・社会経済的が複合的に影響していることも忘れてはいけません。

9）加齢と口の状態把握と改善について

咽頭や喉頭の加齢による変化で，飲み込むこと自体に問題が起こることもありますが，口腔環境の変化がもたらす影響も少なくありません。歯牙欠損や義歯の不具合による咀嚼機能の低下，味覚などの感覚機能の低下，口腔内での保持能力低下，更には唾液分泌低下などによって，しっかり噛んで，口の中に食べ物をとどめて，おいしさをひきだし，食べ物を味わい，歯ごたえを楽しむことが難しくなります。これらは，食欲低下，食べる楽しみの喪失に繋がり，低栄養や脱水のリスクを増大させます。さらに，これに脳梗塞後遺症などが加わると，嚥下機能や口腔機能は格段に低下し，また，過度な安静や絶食などにより，口腔内組織の廃用は急速に進行してしまいます。そこで，口腔内の状態をしっかり把握し改善させることが必要になり，それが一方で誤嚥性肺炎を予防することにもなります。口腔ケアが重要な所以です。口腔内ケアをこまめに実施することで味覚の感度が上昇するとも言われており，食事の満足度をあげることにも繋がるのです。

当院では平成22年から歯科衛生士がチームに加わり，評価・口腔内ケアを実践するとともに，平成23年度からは「ゆふ医科－歯科連携システム」をスタートさせ，歯科衛生士の誘導のもとで近在の歯科医に交代で歯科診療していただくシステムを整えました。今後は歯科との共同研究を通して，口腔領域が患者の健康状態や様々な活動に及ぼす影響なども明らかにしていきたいと思っています。

10）だから今，摂食・嚥下リハビリテーション（食リハ）

これまで述べてきたように，"食"の復権とは，口から食べることにこだわり続ける支援だと言い換えられるように思えます。もちろん，やむを得ず口から食べることができなくなってしまうケースもありますが，この場合もQOLや口腔内環境の全身への影響に十分配慮した対応が必要となってくることは言うまでもありません。その目的のために，この領域においてチーム医療は必然的なものであると思います。

おわりに

私たちが目指しているのは，口から食べる意義を十分理解し，摂食・嚥下機能について適切な評価を行った上で，経口摂取が可能な場合にはあらゆる方策を講じて，口からおいしく食べられるように努力すること，つまり，人間らしく生きる原点としてQOLを高めることを目指す，食リハの普及です。そして，摂食・嚥下に関する基礎から臨床までの知見と技術の習得及び実践とその検証，さらには医療間連携など，この領域の可能性を拡げつつ，口から食べるという理念を大切にして，口から食べることにこだわった活動を進めてゆくことが肝要だと考えます。

2　摂食機能療法の実際

外山　稔　言語聴覚主任技師

1）摂食嚥下リハの必要性と当院の体制

　嚥下とは，水分や食べ物を口の中に取り込んで，喉から食道・胃へと送り込むことをいいます。そして嚥下障害とは，この過程のどこかがうまくいかなくなることをいいます。つまり，嚥下障害になると十分な食事や水分がとれなくなったり，肺炎を引き起こしたりと，体に悪い影響を及ぼします。誤嚥とは，鼻や喉，口のなかに常在する病原体，食べ物，唾液などが，分泌物とともに気道に入り込んでしまう状態をいい，これによって肺に炎症がおきたものを誤嚥性肺炎とよびます。肺炎によって体の栄養が低下するということは，体力や活気が低下してしまい，生活全般の活力がなくなってしまうことでもあります。

　肺炎はわが国の全死亡原因の第3位を占め，高齢者では第1位です（表1）。死亡率は60歳代では10万例あたり5人程度ですが，80歳代では10万例あたり約70〜160人で10倍以上になります。85歳以上では10万人あたり年間2000人以上が肺炎で死亡し，毎日200人以上が肺炎の治療受けていると推定されます。高齢者の肺炎のほとんどは誤嚥による肺炎であり，よく繰り返すことから，単に肺炎を治療するだけではなく，予防することも重要になります。特に，鎮静薬，向精神薬などの薬を服用している場合は，不顕性誤嚥（ムセや咳のない誤嚥）をおこしやすいといわれています。

　わが国では，約20年前までは嚥下障害の考え方や訓練方法の知見が少なく，多くは点滴によって栄養を代償してきました。現在では，これらの嚥下障害に対して医師や言語聴覚士，嚥下認定看護師を始めとするリハビリテーション関連職種がチームを組み，各職種の専門性を活かした多角的な練習（嚥下訓練）ができるようになりました。

　当院では摂食・嚥下チームを立ち上げ，現在では医師，言語聴覚士，看護師（嚥下認定看護師），介護福祉士，歯科衛生士，管理栄養士，薬剤師，放射線技師，作業療法士，理学療法士，臨床心理士，医療ソーシャルワーカー，歯科医師など，多くの職種が協力して嚥下訓練を展開しています（表2）。

表1　わが国の死亡原因（4大死因）

1位	悪性新生物（癌）	357,185人
2位	心疾患	194,761人
3位	肺炎	124,652人
4位	脳血管疾患	123,784人

注：肺炎死亡者の95％は65歳以上が占めています。

表2　当院の摂食・嚥下チームと各職種の役割

チーム	嚥下訓練の目標と治療方針を決定します。
医　師	医学的診断，各種検査の指示，全身管理を行います。 チームのコーディネート役を担い，各職種へ評価・訓練を指示します。 患者さんに対して，病状や経過の説明，治療方針の説明を行います。
歯科医師	う歯，歯周病，歯肉炎などの口腔疾患の治療，義歯の調整を行います。
歯科衛生士	口のケアや歯磨き方法などの口の衛生管理と指導を行います。 歯科医との調整役（往診時間・頻度）を担い，歯科診療をサポートします。
理学療法士	食事に必要な姿勢，呼吸の練習，体力の増強などについて評価と訓練を行います。
作業療法士	食べ物の認識や食事動作（箸やスプーンの使用具合）の評価・訓練を行います。 また，体に合わせた椅子（車椅子を含む）選びや姿勢の調整，食器選びなどの提案を行います。

言語聴覚士	口の動きについて評価・訓練を行います。また，嚥下検査（嚥下評価）の結果に沿った嚥下訓練を行います。
看護師	病棟での食事の様子を評価します。医師の指示の下，与薬，点滴，経管栄養，吸引などの患者ケアを行います。また，患者さんの心理的サポート役を担います。
介護福祉士	食前の準備や食事介助，食後の歯磨きを行います。
管理栄養士	1日に必要なカロリー・水分摂取量を計算し，運動量を考慮した食事を提案します。また，調理実習なども行います。
放射線技師	嚥下造影（videofluoroscopic examination of swallowing），胸部画像撮影などの諸検査を行います。
臨床心理士	さまざまな心理的ケアを行います。
医療ソーシャルワーカー	退院後の社会資源の調整（身体障害者手帳や介護保険制度の説明，ケアマネジャーとの連絡，配食サービスの紹介など），地域や退院後のサービス先の調整を行います

さて，当院に実際に入院された嚥下障害患者さんを見ていきますと，脳卒中や交通事故による脳損傷，パーキンソン病や進行性麻痺などの神経疾患，さらには加齢とともに飲み込む力が弱くなった患者さんが多くを占めています。このような嚥下障害患者さんに対して，当院では可能な限り食事や水分が安全に摂取できるように，そして患者さんがおいしく食事を食べることができるように，入院当日から嚥下訓練を開始しています。

2）嚥下障害の検査（嚥下評価）

嚥下評価は，患者さんが当院に入院する前（救急病院に入院している時点）からすでに始まっています。当院に転院する患者さんの多くは救急病院からの紹介です。転院する数週間前には，救急病院から入院予約情報が送られてきます。転院後の嚥下障害がスムーズに開始できるように，まずはその情報をもとにして，嚥下障害の有無や程度を予測していきます（表3）。そして，嚥下障害患者さんが当院に転院したあとは，さらに詳しい検査をして嚥下障害の原因をつきとめていきます。

さて，ここからは少し専門的な話になりますが，以下に入院後の嚥下評価の一部を紹介します。実際の臨床現場では，患者さん個々によって適切な嚥下検査（嚥下評価）を個別的に選択していきますが，ここでは当院にてしばしば選択される検査方法（評価方法）を記載します。

①情報の収集：カルテから嚥下障害の疑いがあるかどうかを調べます（表3）。
②臨床的観察：意識，体の姿勢，高次脳機能，唾液や痰

表3　嚥下障害が疑われる患者さんの特徴

年　　齢	70歳代以上
性　　別	男性＞女性
既 往 歴	嚥下障害の原因となる疾患，誤嚥性肺炎の既往
熱　　型	尿（感染）や床ずれなどを原因としない発熱
体　　重	継続的な減少
血液検査	炎症反応値（CRP），白血球数（WBC）の上昇
呼吸状態	呼吸器・酸素吸入，気管切開（の既往）
服薬内容	抗てんかん薬，抗ヒスタミン剤，抗パーキンソン薬などの服用
食事内容	病前・現在の食物形態，摂取量の過少，むせ，所要時間

の量と吸引頻度，呼吸の状態，声の質（ガラガラ声や痰がからむ声），呂律などを観察します。

③嚥下器官機能検査（理学的所見）：口唇，歯，下顎，頬，舌，軟口蓋，咽頭，喉頭の形と動きを調べます。

④反復唾液嚥下テスト[1,2]（RSST:repetitive saliva swallowing test）：30秒間に何回ゴックンができるかを調べます。30秒間に3回以上のゴックンが難しい場合は，何らかの嚥下障害を有していると考えられます。

⑤改訂水飲みテスト[3]（MWST：modified water swallowing test）：3 mlの冷水の飲み込みの具合を調べます。ムセや声の変化も重要な所見になります。

⑥食物テスト（FT：food test）：約4 gのプリンの飲み込みの具合を調べます。水飲みテストと同様にムセや声

の変化に着目します。また，ゴックンした後に口の中にプリンが残っていないかも確認します。

⑦着色水テスト：気管に孔をあけている（気管切開のある）患者さんに色の付いた水を飲んでもらい，気管の孔から色水が出てくるかを調べます。気管の孔から出てくる色水の有無は，飲んだ水が気管に入っているかどうかを示しています。

⑧嚥下造影[4]（VF：videofluoroscopic examination of swallowing）：X線透視下にてバリウムが混じった食品を食べてもらい，どのように口や喉が動いているかを調べます。また，どのような対応をすれば上手に飲み込むことができるか，どのような食材が飲み込みやすいのかなどの所見も調べます。

⑨嚥下内視鏡[5]（VE：videoendoscopy examination of swallowing）：口から細いカメラを入れて，喉の奥の様子や声帯の動きを調べます。内視鏡は被曝のない検査方法であり，実際の食事内容を用いて検査できることが特徴です。特にゴックンした後の喉の状態や感覚の状態，誤嚥の検出能力に関しては嚥下造影と同等かそれ以上と考えられています。[6]

3）嚥下障害の訓練

嚥下障害の訓練は，食物を用いない間接的訓練（基礎訓練）と，食物を実際に食べる直接的訓練（応用訓練）に大別されます。

間接的訓練：間接訓練のメリットは実際の食物を用いないことです。すなわち，食物を使用すると誤嚥性肺炎してしまう危険性の高い患者さんにも適用できます。口の運動や首のストレッチ，咳をする練習など，嚥下に関連する体の一部を模擬的に動かします。直接的訓練での嚥下をスムーズにする効果としても知られています。以下に間接的訓練の例を示します。

〈間接的訓練の例〉

①リラクセーション：環境整備や筋肉のストレッチを行い，体がスムーズに動くように準備します。

②口唇，舌，頬の運動：口の運動を行い，口の筋肉を鍛えます。

③押し運動：机や壁などを押して一瞬息をとめた後に声を出し，咳を強くします。

④頭部挙上訓練：仰向けで寝たまま，頭だけを持ち上げ（お臍〜爪先を見るように頭を持ち上げ），喉を鍛えます。

⑤バルーン訓練法：ゴムの球状バルーンを食道の入口まで挿入し，内側から食道入口部を拡げ，食物の食道通過をよくします。

直接的訓練：実際に食物を用いることから，より実践的な嚥下の練習ができます。直接的訓練を始めるには，意識が清明で体調が安定し，かつ，口腔内汚染がないなどの条件下で嚥下検査（嚥下評価）を行い，訓練の安全性（誤嚥性肺炎の可能性が低いこと）を確認することが必要です。間接的訓練と比較して，誤嚥性肺炎の可能性を完全には否定できない点を考慮する必要があります。

〈直接的訓練の例〉

①複数回嚥下：一口について何度も飲み込むことで，口や喉に食べ物が残らないようにします。

②交互嚥下：異なる物性の食材を交互に食べることで，口や喉に食べ物が残らないようにします。

③姿勢の調整：椅子や車椅子，リクライニングなどの姿勢を調整し，患者さんに応じた適切な姿勢を確保します。

④段階的摂食訓練：患者さんの飲み込みの状態に応じた食材を選定し，徐々に難度の高いもの（嚥下食→普通食）に移行する練習をします。

⑤水分増粘：水分にトロミをつけることで，水分がサッと喉に入り込んでムセることを防ぎます。

おわりに

本稿では，当院での摂食機能療法の取り組みの一部を紹介してきました。冒頭に述べたように，「なかなか風邪が治らないと思っていたら実は誤嚥性肺炎だった」という高齢者は少なくありません。「最近，食欲が出なくなった（食事がなかなか食べられない）」，「水分を好まなくなった（ムセが出現する）」，「嗜好が変わった」，「体重が急に減少した」，「体がだるい（微熱がつづく）」など，時には嚥下障害の早期徴候がみられる場合もあります。早期発見は誤嚥性肺炎の重篤化の予防につながります。まずは，嚥下障害について多くの方に知っていただき，早期に受診していただくことが重要です。

【文献】

1) 小口和代, 才藤栄一, 水野雅康 他：機能的嚥下障害スクリーニングテスト「反復唾液嚥下テスト」(the Repetitive Saliva Swallowing Test:RSST) の検討 (1) 正常値の検討. リハ医学37：375-382, 2000
2) 小口和代, 才藤栄一, 馬場尊 他：機能的嚥下障害スクリーニングテスト「反復唾液嚥下テスト」(the Repetitive Saliva Swallowing Test：RSST) の検討 (2) 妥当性の検討. リハ医学37：383-388, 2000
3) 才藤栄一：統括研究報告書—摂食・嚥下障害の治療・対応に関する統合的研究. 平成11年度厚生科学研究費補助金研究報告書, pp 1-17, 2000
4) 日本摂食・嚥下リハビリテーション学会医療検討委員会：嚥下造影の標準的検査法（詳細版）日本・摂食嚥下リハビリテーション学会医療検討委員会案作成に当たって. 日摂食嚥下リハ会誌 8：71-86, 2004
5) Murray J:Manual of dysphagia assessment in adults.Singular Publishing, pp153-192,1999
6) Langmore SE, Schatz K, Olson N:Endoscopic and videofluoroscopic evaluations of swallowing and aspiration.Ann Otol Rhinol Laryngol 100:678-681,1999

3　摂食・嚥下障害看護認定看護師の役割

木本ちはる　看護師長

　回復期リハ病棟の看護師は患者の日常生活を24時間支える立場にあることから，その中で患者を常時観察することが可能です。患者の生活場面を観察しながら，摂食・嚥下の問題を抱える患者を速やかに発見し，早期リハビリテーションに繋げることができます。一方，リハビリテーションのどの段階においても患者の状況を把握し，治療チームに還元できるいちばん身近な存在です。そして看護師は日常生活を通して患者の残された機能を評価し，その機能を維持，向上させる積極的な役割も担っています。機能が低下した部分に対しては，セルフケア向上の視点から日常生活の中で効率よく訓練を行い，どうしても到達できない部分については適切な代償法を選択・実践していくことが求められます。

　「嚥下訓練」に関与するといえば，多忙な看護業務の中で時間がかかり大変だと思われるでしょうが，1日2〜3時間ごとに繰り返される食事やお茶の時間，そして口腔ケアや他の患者との会話や笑いなど，これらすべての日常の動作が喉頭，咽頭筋を刺激し，また，嚥下運動を繰り返す機会になっているのです。この繰り返しが効果的な訓練になります。他方で食事は，食事をするために食堂に行ったり，食事前後でトイレに行くなど，生活動作の大切な動機になっています。この活動性も認知機能，身体機能を向上させることで，間接的に嚥下機能の向上に役立ってくると思われます。これらのちょっとした援助でも日々継続して積み重なることで，誤嚥のリスク解消に繋がっていくものと考えています。

　一方，チーム医療の中で看護の専門性を発揮するためには，療養生活支援の専門家として看護判断にもとづく看護からの主体的な意見を述べる必要があると思います。そのためには，看護師は日常観察している患者の立場に立って，「もし私が今，こういう食事を食べていたらどうだろうか？」など，患者の思いを代弁できる感性を磨いておく必要があります。摂食・嚥下障害看護認定看護師はNSTサポートチームの専従としての活動を中心に，リンクナースである"嚥下ナース"や多職種のスタッフとともに，患者の身体的状態，栄養管理，揺れ動く心理，患者や家族の多様な価値感，経済的問題などを総合的に把握して患者の尊厳を守る"食べたい"を支援していきたいと思っています。

4　栄養士の役割

後藤菜穂子　主任栄養士

　脳血管疾患の多くが嚥下障害を呈すると言われています。藤田保健衛生大学医学部リハビリテーション医学講座で，1995年から2005年の間に嚥下造影を行った1105名の患者の原疾患をみると46％が脳血管疾患でもっとも多いと報告されています[1]。

　摂食・嚥下障害を有する患者は，咀嚼・嚥下機能低下が原因になり，窒息の危険性も高く，ほかに低栄養，脱水があり，誤嚥性肺炎などのトラブルが発生すると，生命維持が困難になることもあります。経口摂取が禁止され，持続的経管栄養法や胃瘻などによる栄養摂取を余儀なくされると，食べる楽しみも失われることになり，さらに褥瘡発生やリハビリテーションにも悪影響を与えます[2]。

　摂食嚥下訓練のチーム医療での管理栄養士の役割は，まず院内約束食事箋に嚥下食を規定することから始まります。患者に必要な嚥下訓練に対応した嚥下食が重要であり，嚥下食は常に一定の物性状態で調理され，提供されなければなりません。例えば，ゼリーの強度が違えばそれがむせる原因になり，ソフト調理された食材がまだ硬く飲み込みにくい状態で提供されれば誤嚥のリスクになることもあります。直接訓練は大きなリスクを伴っており，嚥下食を担当する調理師の調理技術の向上も必要不可欠です。当然，調理師も嚥下のメカニズムを周知し，物性基準やマニュアルに沿った正確な嚥下食を常に提供できることが重要になります。

　当院で用意している食事形態には，主食が米飯，おにぎり，軟飯，全粥，分粥，ミキサー粥，ゼリー粥があり，副食は常菜，軟菜，一口大，ソフト，ミキサー，ゼリーと分けています。平成18年から誤嚥の危険性が高いと評価されている副食形態の"きざみ"を"ソフト"に変更しました。副食形態"ソフト"は咀嚼能力の低下した患者でも咀嚼しやすく，嚥下機能が低下している患者にも飲み込みやすいように調理して訓練食として提供しています。その他の嚥下食は，温冷に対応できるゲル化剤を使用したゼリー調理を導入しています。副食形態ミキサーは，流体のままではなく，安全で味もよく見た目にも食欲が増すゼリーに改良しました。さらに実際に昼食時の食堂に出かけて行って，患者を中心に看護師・セラピストと管理栄養士が，食事内容の評価や嚥下機能にあった食形態を協議することで修正をはかるシステムを作り，そこでもチーム医療が展開されています。

　今後の課題としては，当施設で提供する嚥下食全般を嚥下機能に則した食形態で提供できるように，嚥下食の物性調査と基準を作成する必要があると考えています。科学的な基準に基づいた嚥下訓練食が"食への復権"につながる確かなエビデンスとなるよう努力したいと思っています。

【文献】
1) 才藤栄一，千野直一，脳血管障害による嚥下障害のリハビリテーション，総合リハビリテーション 1991;19（6）:611-5
2) 才藤栄一，向井美恵，監修．摂食・嚥下リハビリテーション 第2版：医歯薬出版；2007．

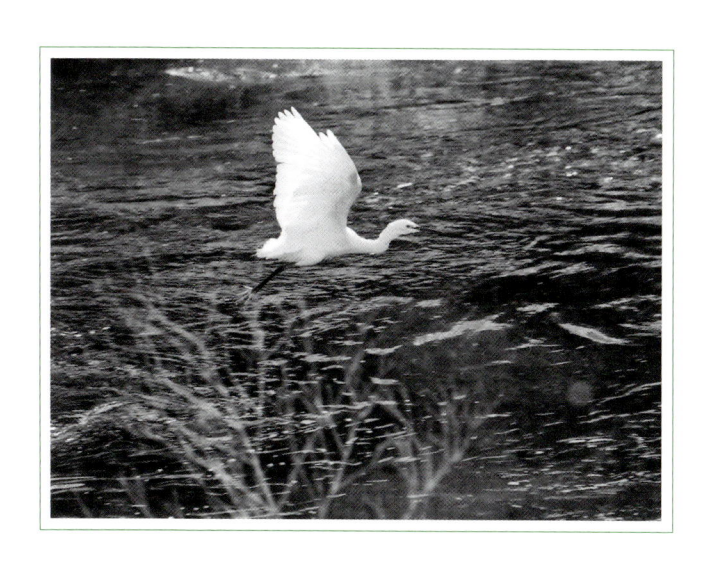

5　経管経鼻栄養の工夫

後藤菜穂子　主任栄養士

　高齢者人口の増加に伴い，脳血管障害の後遺症を抱えた患者も増加し，胃瘻や経鼻胃管などを用いた経管栄養法が広く普及しています。嚥下機能が低下しているなどの理由で，経口摂取できない患者にとって，経管栄養は経静脈栄養に比較して消化管を利用するためより生理的で，免疫力の低下も防止でき，何より医療費が安価に抑えられるメリットもあります。その半面，経管栄養に使用される液体栄養剤による合併症として難治性の下痢や胃食道逆流による嘔吐や誤嚥性肺炎は深刻な問題になっています。これらの合併症は患者の苦痛になるばかりか，治療に安静臥床を要するため ADL の低下に繋がり，さらには医療経済を圧迫します。

　これらの液体栄養の難点を解決するために，寒天による固形化栄養法[1]や空腸カテーテル法などが開発されてきました。最近注目されている増粘剤で粘りを増した半固形化栄養法の中でも，消化管ホルモンへの影響などさまざまなデータに基づいた「合田式半固形食短時間注入法」[2]は広く知られています。この半固形とは，液体と固体の双方の属性を持つ物質で，液体より固体に近い半流動体と定義されています。粘性があるため，自由に変化するのが特徴です。半固形物は，その粘度と固形分の割合の違いにより，クリーム状，軟膏状，ペースト状，ジェル状などがあります。粘度はB型粘度計で測定することができ，1mPa・s（ミリパスカル秒）＝ cP（センチポワズ）の式を用いて表し，一般には温度が上昇すると粘度は低下します。このように半固形化食の粘度は幅広く，液体流動食の半固形化粘度には基準がないのが実情です。2000mPa・s 前後に調整されて低粘度の半固形化食として扱われている増粘剤もありますが，これくらいの低粘度では下痢は防ぐことが可能かもしれませんが，胃食道逆流現象に関しては，液体と差を認めなかったとする報告があります[2]。

　以上，半固形化栄養法のメリットとしては，胃食道逆流による嘔吐や誤嚥性肺炎，難治性下痢症といった液体栄養剤による合併症の改善があげられるのですが，他にも好ましい効果があります。それは，注入が短時間で済むことです。実際には幾本かの注射筒に分包して圧力をかけてボーラス注入するのですが，短時間で注入が済むとそれだけ患者の時間的拘束は減り，リハ訓練の時間に充てることができます。胃瘻からの液漏れの改善にもなりますし，ケアの効率も挙げることができます。医療費の節約にもなっています。

　当院の回復期リハ病棟入院時の経鼻経管栄養患者では，とろみ剤より安価な粉末寒天を使用して 0.2％の濃度に調理した半固形化流動食を用いています。1日投与量を注入回数で分割した半固形化流動食のセットを，前日の夕食時に全体の食事と一緒に，全病棟に一括配膳しています。粉末寒天で調理された流動食は病棟内で管理してもらっていますが，72時間以内の菌類繁殖検査でも合格しており，衛生面での問題はありません。粘性は 600mPa・s の超低粘度に調整されています。嘔吐などの症状がある患者を除き，入院時に主治医から経鼻経管栄養をオーダーされた場合は，ルーチンで半固形化食流動食が用いられるようになっています。

　特に下痢症状の強い患者に対しては，経鼻経管と胃瘻から注入できる天然濃厚流動食（ミキサー食）を用いて同様に短時間注入法で対応しています。

【文献】
1）蟹江次郎：固形化栄養の実践．蟹江次郎編：胃瘻 PEG 合併症の看護と固形化栄養の実践．日総研出版，pp120-171，2004．
2）合田文則：胃瘻から半固形短時間摂取方法ガイドブック—胃瘻患者の QOL 向上をめざして．医歯薬出版，2006．

6　嚥下造影

笹尾俊文 放射線技師 / 牧野秀昭 診療放射線主任技師

1）嚥下造影のはじまり

　嚥下造影（Videofluoroscopic examination of swallowing :VF）はX線透視下で造影剤を含んだ食材を食べてもらい，口腔，咽頭，食道の動きや，構造の異常，食塊の動きを評価する検査です。

　当院の嚥下造影検査はいち早く1999年から開始に向けて準備にとりかかりました。まず初めに，他に先駆けて他職種とチームを組んで主治医，検査医，看護師，言語聴覚士，理学療法士，作業療法士，栄養士，診療放射線技師が協力して嚥下障害の患者さんに対応する嚥下チーム体制を築きました。嚥下造影検査を開始するにあたっては，今までに経験のない取り組みでしたので，スタッフみんなで試行錯誤の連続でした。分からないことは文献調査をしたり，嚥下造影をすでに行っている他の施設から情報を入手しました。嚥下会議を月一度開催して，嚥下障害患者の情報共有や方向性を模索し，どのようにアプローチすればよいか悩みながら議論し，とても熱心に行ったことを思い出します。こうしてチームによる努力・協力の結果，2000年の2月からいよいよ嚥下造影検査を開始することになりました。

2）検査の実績と担当医師の交代

　検査数は1999年の試験的取り組みから2010年までに694件にのぼっています。2001年9月には，当院の嚥下チームの取り組みや嚥下造影検査・バルーン訓練等の実際について新聞報道でとりあげられました（「大分合同新聞」2001年9月9日掲載分参照）。

　この10年の嚥下造影の歴史の中で，幾人もの嚥下造影検査担当医の変更がありました。チーム結成当初の担当医師は神経内科の吉留先生でした。先生は2004年度の6月までの約4年間，本検査を担当していました。まだチームの経験が少ない時期で，多くの疑問や問題などを吉留先生と相談しながら解決していきました。先生は当院の嚥下造影検査の基礎を築かれたといえましょう。

2004年度5月から2008年度4月までは同じ神経内科近藤先生が担当されました。この時期には検査数が飛躍的に増加し，2006年度からは循環器科の安部先生が加わって二人体制になりました。近藤先生が転勤された2008年度からは安部先生が一人で担当されて，現在に至っています。

3）嚥下造影の種々の課題とその対策

　嚥下造影検査は他の造影検査と異なる点がいくつかあります。嚥下造影は透視画像だけをそのままビデオレコーダーに録画します。これは後にDVD-R録画に変更されましたが，画像だけでは何を食べているかが分かりませんのでマイクを接続して今何を食べているか，椅子の角度は何度であるか，検査の状況などを詳細に音声録音していきます。この音声録音は検査後に画像を見直す際に大変役立つ情報となります。

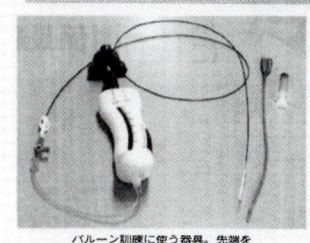

図1　「大分合同新聞」2001年9月9日掲載

嚥下造影検査を始めた初期の透視装置（東芝オーバーテーブル方式）では，問題が続出し，中でも一番の問題点は，透視装置の管球から床までのリーチに制限があることでした。これでは患者の下部が部分的に映らないことになり，背の低い患者の場合に大きな課題となっていました。この課題に対応するために40cmほどの木製の台を作成しました。そして患者を車椅子ごと木製の台上に移動させて検査を行うようにしました。この移動に関しては，大変な労力を必要とし，転倒させないように十分注意を払うので検査のたびにヒヤヒヤしたことが思い出されます。その後2001年にVFチェアー（ともみ工房MK-102）を導入することにより問題点が大きく改善されました。VFチェアーを用いることにより，床から管球の制限が解除され木製台は不要になりました。VFチェアーは高さ調整や角度調整もできるため，嚥下状態の悪い人などに対して30°仰臥位での検査が可能になりました。

　もう一つの問題は管球から寝台の距離に制限があることでした。これでは患者さんが座る椅子の幅に制限が生じるために，狭いスペースでの検査模擬食の摂取が窮屈なこと，患者さんを正面位にした場合にスペースが狭いために，拡大率が大きくなるという欠点がありました。2002年には透視装置が更新されCアーム方式（日立DR）の装置になり，この問題は解決しました。この装置への変更により，管球から床までの距離の制限，管球から寝台までの距離の制限，正面位にした時の拡大率の問題はすべて解消しました。特に正面位の拡大率については，以前の装置では画像拡大率が1.74倍にもなっていましたが，アームを回転させることで拡大率が1.39となり，側面位にした場合の拡大率とほぼ同等に抑えることができました。またアーム式のために以前の装置と比べてスペースも広くなり，患者さんへのアプローチも容易になりました。

　次に嚥下造影は，他の検査より透視時間が長くなることや，患者さんに検査模擬食材を食べさせるスタッフが管球に近づく頻度が多いことが懸念されました。もちろん法令で定められた線量限度を超えることはありませんが，スタッフの被ばく管理については，十分に考えなくてはいけません。そしてスタッフの被ばく管理については，電子ポケット線量計を用いることになりました。電子ポケット線量計は，半導体素子を使用しているために1μSvからの検出が可能であることから微量被ばくの個人線量計に適し，診療放射線技師が使用しているガラスバッチより感度が10倍高いというメリットがあります。そこで嚥下造影時にはこの線量計を用いることにしました。ただ短所として方向依存性のために裏と表で感度が異なる問題があり，購入した装置の方向依存性の確認をする実験も行いました。また検査に立ち会うスタッフに対して装置の特徴や検査時の被ばく低減を理解，実行してもらえるような学習会も開催し，知識の共有を図りました。

4）嚥下造影の具体的成果；思い出に残るケース

　嚥下造影検査数の増加にともない，いろいろな症例を経験してきました。脳出血後（橋出血）の70歳男性の症例は，初回の嚥下造影検査で誤嚥や口腔乾燥がひどく，胃瘻増設が必要と思われる症例でした。しかし1カ月間，口腔ケアやバルーン訓練などを行った結果，2度目の嚥下検査では食道入口部の開大が認められ，誤嚥が改善されていました。バルーン訓練や口腔ケアの有用性が十分に確認された症例でした。また，脳梗塞右片麻痺の75歳男性の症例では，麻痺側がうまく動かないために，口腔内での食物の送りこみがもたつき残留が生じていました。この症例では，舌のどの部分に食材をおけば上手に嚥下できるか，等の工夫が訓練のポイントになりました。嚥下造影検査のルーチン体位の側面位では，口腔内の左右差の観察が十分に行えないので，正面位での検査を行って判断できた症例です。正面位の有効性が確認できた症例でした。

おわりに

　最後になりますが，当院では嚥下チームのスタッフがそれぞれ責任を持って検査に取り組み，患者さんに最適な検査を行えるように努力し，チームを組んで検査を行っています。嚥下造影検査後には，すぐに結果の対応策を話しあい，敏速に対応しチームみんなで協力して取り組んでいることが当院の特徴でもあります。

【参考文献】
「嚥下障害ポケットマニュアル」医歯薬出版株式会社，聖隷三方原病院嚥下チーム

7 当院での胃瘻の適応とその導入

宮崎吉孝 内科

1）胃瘻とはどういうものか

　胃はみぞおちの内部にあります。普通体型の方の場合，みぞおちの皮膚から胃までの距離は2〜3cmくらいしかありません。胃カメラを使ってみぞおちの皮膚から胃の中までチューブを入れる方法を内視鏡下胃瘻造設術（略して胃瘻，PEGまたはペグ）と呼んでいます。チューブの2箇所にはバンパー，ストッパーがあって，チューブが胃から抜けないようにできています。

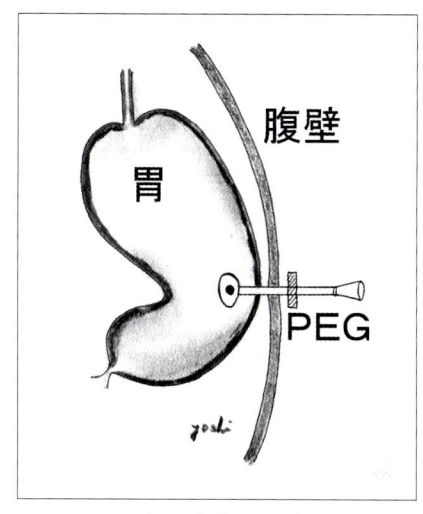

みぞおち部分の断面図

2）どういう方に胃瘻造設を行うのか

　一般に脳卒中を発症して間もない方の約30％に嚥下障害が認められると言われています。その3分の2の方はリハビリなどで嚥下障害が改善しますが，残り3分の1の方にはずっと嚥下障害が続きます。当院入院時に嚥下障害があると判断された方には，様々な摂食・嚥下療法が行われますが，それでも入院してくる方の約10％には何らかの嚥下障害が残ります。嚥下機能の回復を目指している間は，主として鼻から胃まで管（経鼻胃管）を入れて，その管を通じて栄養を摂っていただきます。しかし，嚥下機能の回復が難しいと判断せざるを得ない場合，当院では胃瘻造設の提案をしています。

　経鼻胃管と胃瘻（PEG）を比較してみた表です。

表1　経鼻胃管と胃瘻（PEG）の比較

	経鼻経管	胃瘻（PEG）
方法の難しさ	比較的簡単	比較的難しい
交換	1日に3回くらい	半年に1回くらい
詰まりやすさ	長いので詰まりやすい	短いので詰まりにくい
誤嚥性肺炎	比較的起こしやすい	比較的起こしにくい
痛みや違和感	鼻と咽が痛い	あまりない
福祉施設等での管理	断られることが多い	可能なことが多い

　以上，当院ではリハビリを行っても嚥下障害が残る方に対して胃瘻造設を行っています。

3）当院での胃瘻造設適応の判断

　当院入院後，十分に摂食・嚥下療法を行ったが機能が回復しない場合，主治医がご家族に胃瘻造設の説明をします。そこでご家族の希望・同意が得られた場合，主治医から胃瘻造設の申請が出されます。申請が出た場合，主治医，執刀医，内視鏡医，内視鏡室ナース，病棟ナースからなる胃瘻造設カンファレンスを実施します。そこで低リスクと判断された場合に限って，当院で胃瘻造設を行っています。高リスクと判断された場合は，他の専門病院へ一時的に転院していただいてから胃瘻造設を行ってもらいます。当院には外科がないため合併症が起こった場合に対応が遅れてしまうからです。転院の手間暇がかかりますが，安全を考えるとやむを得ないと考えています。

表2　胃瘻造設のリスクが高いと判断されるケース

出血しやすい状態（血液サラサラの薬，肝硬変，血液疾患など）
お腹の手術をしたことがある場合（胃の切除術後など）
腸の問題（胃の前に腸がある，著しくガスが多いなど）
上腹部に異常がある場合（胆嚢炎，胆石，膵炎など）
心臓，肺等に異常があり，安全に内視鏡ができない場合

胃瘻造設の危険性を判断するために，胃瘻造設カンファレンスの前に，採血，胸部レントゲン，心電図，腹部CTなどの検査を行っています。

4) 胃瘻の種類

現在，胃瘻造設の方法は多様になっており，プル法，プッシュ法，ワンステップボタン法，イントロデューサー法，ダイレクト法などがあります。当院では手技の容易さからプル法を行っています。近年，日本消化器内視鏡学会では様々な施設からイントロデューサー法，ダイレクト法のメリットが報告されています。

表3　代表的な方法の比較

	プル法	イントロデューサー法
容易さ	やや簡便	やや複雑
創の感染	多い	少ない
内視鏡挿入回数	2回必要	1回で良い
出血のリスク	比較的少ない	比較的多い

5) 胃瘻造設の実際

当院が胃瘻造設に関して設定している同意書関係には，経皮内視鏡的胃瘻造設術（PEG）・説明書，経皮内視鏡的胃瘻造設術（PEG）・同意書，上部消化管内視鏡・説明書，上部消化管内視鏡・同意書の4種があります。各々の説明書をもとにご本人，ご家族には十分な説明を行い，同意書を頂いています。全体の手順は胃瘻造設クリニカルパスに沿って進めるようにしています。これには業種ごとに必要な書類，検査，処置などがすべて時間軸に沿う形で分かりやすくまとめられています。

スタッフとしては，執刀医と内視鏡医，ナース3名の計5名を基本として実施しています。胃瘻造設時には苦痛を感じるため，当院ではミダゾラムによる鎮静を行っています。ミダゾラム1 mg/mlの溶液を作成し，体重1 kg当たり0.05mg程度を投与しています。ミダゾラムはジアゼパムに比べて呼吸抑制が起こりやすいと言われていますが，半減期がジアゼパムの約10分の1と短いため，すぐに覚醒するというメリットがあります。術中はルート確保しており，常に血圧とSPO2をモニタリングしています。

胃壁固定については各施設で方法が異なるようですが，当院では鮒田式胃壁固定具を用いて2点固定を行っています。通常7日目に抜糸しています。

胃瘻カテーテルは各社からそれぞれ特徴ある製品が市販されていますが，慣れの問題もあるため，当院では通常Boston Scientific社のチューブ式バンパー型キットを用いています。同社のカテーテルは非常に軟らかく比較的汚れにくいような印象があります。

その他手技の詳細はスペースの関係で省略します。

6) 胃瘻増設後の管理

当院では造設時にはポンピドンヨードによる瘻孔周囲の消毒を行いますが，造設後は基本的に消毒剤を使わないようにしています。造設日から抜糸まで，1日1〜2回，生理食塩水による創部の洗浄を行っています。それで感染が問題となったことは一度もありません。

抗生剤としてはセフォチアム1 gを1日2回，造設日の朝から術後2日までの3日間投与しています。ファモチジン注10mgを1日2回，造設日から3日間投与しています。

造設時には出血防止のためストッパーをやや強めに固定していますが，造設日の午後に出血がなければ0.5cm程度緩めるようにしています。ストッパーや胃壁固定具の糸が強すぎると局所の阻血を起こして瘻孔のトラブルを起こしやすいと考えています。

白湯や栄養液をいつから投与するかについては施設毎に違いがあるようですが，当院では術後4日目から白湯の投与を開始し，全身状態や瘻孔の状態を確認しながら徐々に経管栄養液の濃度を上げていくようにしています。他施設での症例になりますが，筆者は栄養開始後，急性胆嚢炎を起こして重篤化した2症例を経験しておりますので，栄養開始後は必ず胸部および腹部の所見を確認することにしています。胃瘻造設に限らず，長期の絶食後に腹部手術を行うと急性胆嚢炎が起こることが報告されています。胆泥・胆石があるとそのリスクが高まると報告されていますので，当院では必ず術前に腹部CTを施行するようにしています。

7) 合併症

当院では幸い一度も重篤な合併症が起こったことはありませんが，合併症は不可抗力的に起こりうることなの

で細心の注意と対策が必要です。

a．誤穿刺

誤穿刺とは，胃瘻造設の際に誤って肝臓や腸を刺してしまうことです。当院では術前に腹部ＣＴで肝臓や腸が胃と腹壁の間に存在しないことを確認しています。造設時，穿刺直前に腹部エコーを行い，肝臓の介在がないことを再確認しています。あとは定法どおり，指テスト，光テストを実施して，可能な限り誤穿刺が起こらないように注意しています。腸管の誤穿刺対策としては，術前にCTで確認すること，ガスが多い症例に対しては十分な下剤やジメチコンを投与するなどの対策を行っています。しかし，細心の注意を払っても結腸の誤穿刺は完全には防止できません。誤穿刺が発生すると外科的処置が必要となるため，当院ではそのリスクについて事前に十分な説明を行うようにしています。

b．出血

当院では脳梗塞患者も多く，そういう方の大半は抗血小板薬や抗凝固薬を服用されています。安全に胃瘻造設を行うためには抗血小板薬，抗凝固薬の中止が必要ですが，薬剤の中止は脳梗塞のリスクを高めます。当院では出血傾向のある方の胃瘻造設は，他の専門病院にお願いしています。出血も脳梗塞もどちらも発生しては困る事象なので，うまくバランスを取りながら胃瘻造設を行うことが大事です。

c．腹膜炎

穿刺時に胃液が腹腔内に漏れて腹膜炎が起こる可能性があります。それを防ぐためにはできるだけ胃に送気して胃壁と腹壁を密着させる必要があります。また穿刺もできるだけ最短距離で行う方がよいでしょう。当院では腹膜炎予防のためセフォチアムとファモチジンの点滴投与を実施しており，腹膜炎を生じた症例はありません。

d．嚥下性肺炎

プル法は他の方法に比べて嚥下性肺炎を起こすリスクが高いと言われています。防止するためには事前に口腔ケアを行っておくこと，内視鏡操作中には常に口腔内分泌物を吸引することが大事です。

e．瘻孔周囲炎

プル法では咽頭を介してカテーテルを胃内に引き込むため，咽頭に存在する細菌を腹壁に運ぶ可能性があります。そのため瘻孔周囲炎を起こすリスクも高いと言われています。dと同様，十分な口腔ケアを行うことが大事です。当院では歯科衛生士や言語聴覚士による専門的口腔ケアを行っておりますので，瘻孔周囲炎で難渋した症例はありません。

f．急性胆嚢炎

前述したように，栄養開始後に発症する急性胆嚢炎には注意が必要です。急性胆嚢炎を起こす症例には胆石や胆泥が認められると報告されていますので，胃瘻造設を行う前に腹部CTやエコーを施行して，胆嚢を含めた上腹部臓器に異常がないか確かめておく方がよいと思われます。

g．自己抜去

自己抜去とは胃瘻造設術を受けた患者さんが，自分自身の手で胃瘻カテーテルを抜去してしまうことです。胃瘻造設後，胃瘻の組織が完成するまでには3カ月程度が必要と言われていますが，とりわけ胃瘻造設直後に無理な力でカテーテルを抜き去ると，瘻孔損傷や腹膜炎，出血を起こす可能性があります。脳卒中者の中には認知症や高次脳機能障害があって，医療者の指示を守られない方がいます。そのため，造設直後は腹帯でカテーテルを保護するなどの自己抜去対策が必要です。中には手の抑制などもやむを得ないケースもあります。

8）胃瘻チューブ交換

当院には他院で胃瘻造設を受けてきた方も多数入院されており，当院入院中に胃瘻交換の時期を迎える方がおります。胃瘻の種類は造設を施行された病院により様々です。ちなみに当院で造設する場合には，通常，バンパー・チューブ式20Frを用いています。胃瘻のタイプには，長さ的な違いからチューブ式かボタン式か，胃内の抜け止め構造の違いからバンパー式かバルーン式かに分けられます。当院では胃瘻を四つのカテゴリーに分けて，

表4

	チューブ式	ボタン式
長所	・任意の長さに設定できる ・接続の自由度が高い	・短いため邪魔になりにくい ・活動しやすい，汚れにくい
短所	・長いため邪魔になる ・詰まりや汚れに注意が必要	・患者ごとに適合サイズが異なる

交換の際にはその方にもっとも適したタイプを選択するようにしています。

　上記のような違いから，当院では寝たきりで全介助の人にはチューブ式，ある程度活動できるような方にはボタン式をお勧めしています。

表5

	バンパー式	バルーン式
長所	抜け難い，6カ月毎の交換	簡単に交換できる，内視鏡不要
短所	交換時には内視鏡が必要	抜けやすい，1〜2カ月毎の交換

　当院ではバンパー式の交換の際には，安全上内視鏡を使用しています。バルーン式は外来受診時やベッドサイドで簡単に交換ができます。当院では胃内にメチレンブルーを注入してから交換する方法により，内視鏡やレントゲンを使用せずに交換しています。定期的に当院外来を受診できる方にはバルーン式をお勧めしています。

9）胃瘻交換カンファレンスの実施

　胃瘻交換は胃瘻造設に比べれば誤穿刺や大出血のリスクがないため，安全に思われがちです。しかし，安易に考えてやっていると，瘻孔損傷や誤挿入を起こして致命的な合併症を引き起こしてしまうことがあります。そのため，当院では造設後第一回目の交換の際には，胃瘻交換カンファレンスを実施するようにしています。胃瘻造設カンファレンスとほぼ同じメンバーが集まり，胃瘻交換に伴うリスク管理，どのタイプの胃瘻に交換するかなどを検討しています。

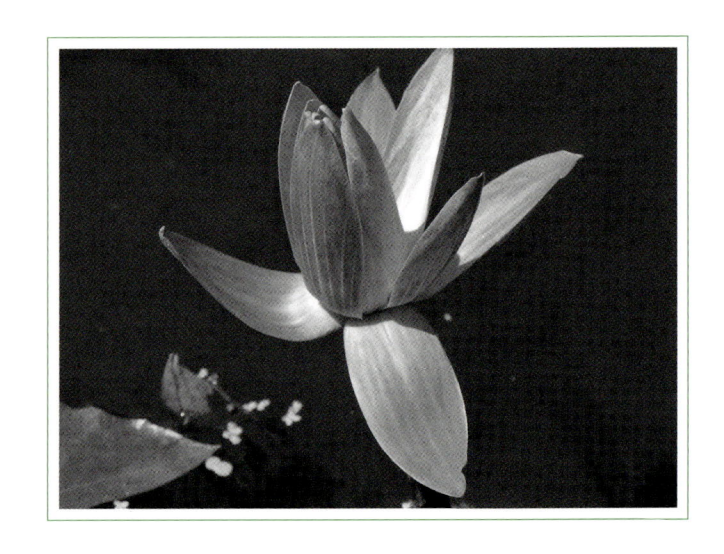

8 口腔内ケアと歯科衛生士

衛藤 恵美　歯科衛生士

当院では平成22年度4月から，歯科衛生士（以下，DH）がリハビリテーション（以下，リハ）部の一員として勤務することになりました。DHはその業務として，医師・歯科医師の管理下に歯科診療補助，歯牙及び口腔疾患の予防処置を行うことに加え，歯科保健指導を行うものとされています。現在では歯科口腔保健の推進に関する法律の施行や国民の健康に対する意識の高さから，中心業務が歯科保健指導へと移行してきています。またDHによる専門的口腔ケアの有用性が実証され，誤嚥性肺炎の予防，摂食・嚥下機能の回復，それに伴う栄養状態の改善，意識レベルの改善，さらにはADLやQOLの向上に繋がることが報告されてきています。こういった背景の中，当院でのDH業務として以下のことを行っています。

①口腔衛生や機能に関する評価・アセスメント：口腔内の状況を観察し，異常があれば主治医と調整した上で，歯科医への診察を依頼する。登録歯科とリハチームの情報交換及び情報共有を調整，推進する。
②患者本人および家族に対する口腔ケアに関する助言・指導を行う。
③職員に対する口腔ケア技術の助言・指導を行う。
④専門的口腔ケアを歯科衛生士として実施する。

一日の業務内容としてを図1に示します。

このほか随時対応として，主治医，看護師，リハ療法士との情報交換，また来院歯科と連携し，訪問歯科診療に同席し情報交換を行っています。軒下カンファレンスや入院時合同評価にも参加しています。また他職種との連携としては，主治医との間では，口腔内の異常および全身状態の変調などに気づくことができるためすばやく主治医に報告する。看護士との間では，呼吸器感染や歯科疾患，廃用予防など全身管理や日常生活を通して効果的で継続できる口腔ケアの知識や手技を伝達（提供）する。また一方，家族へも指導できるようにする。言語聴覚士

図1　一日の業務内容

時間	日常業務
8：30	スタッフミーティング（病棟） 歯科治療患者の体調把握，本日の治療内容説明
9：00	病棟での専門的口腔ケア実施， 関係スタッフへの口腔ケア指導
11：30	経管栄養前の口腔ケア　カンファレンス
12：30	食事場面観察
13：00	食事後の口腔ケア　カンファレンス
16：00	＊訪問歯科診療に同席，情報交換など
16：45	明日のスケジュール調整

との間では，口腔衛生や機能の知識・技術を共有（提供）する。理学療法士との間では体幹や歩行バランス・転倒予防などの点からも咬合が関与することを周知・助言する。作業療法士との間では，生活動作場面で，口腔や義歯の衛生管理等の維持・向上ができるよう知識や技術を共有（提供）する。登録歯科医との間では，口腔環境や栄養を改善するため情報提供や必要に応じて退院後も継続的な介入や協力を依頼する（地域開業歯科への情報提供），などのことを行っています。一方，歯科医からの情報をリハチームに周知させる役割も当然果たしており，DHはリハ医療チームの一員として医科と歯科を繋げる役割を担っていると考えています。

つぎに，活動の現状を紹介してみたいと思います。

平成22年7月より主治医の指示によりDH介入が開始となりました。平成23年12月までの1年間でDHが介入した延べ患者は3,298名，（男性2,202名，女性1,096名，一日平均9.1名）でした。訪問歯科診療件数は，述べ1,157名（一日平均4.2名）となっています。

DH介入実績は，導入当初が83件，最近では200件近くに増加しています（図2）。訪問歯科診療件数も導入当初

42件であったが，最近では倍増しています(図3)。訪問歯科診療内容の内訳としては，う蝕の処置が3割，歯周病の処置が1割，義歯作成，新義歯作成6割と半数以上が義歯に関する内容でした（図4）。このように回復期リハ病棟において口腔の問題を抱えた患者は多く，歯科領域の介入は必須です。

さて従来，訪問歯科診療に関してはいくつか問題点があったため，平成22年10月から当院に医科歯科連携部を置き，平成23年4月からはさらに地元歯科医師会との連携を円滑に進めるため「ゆふ医科歯科連携システム」を構築，運用しています（図5）。

システム構築後に見えてきた課題や問題点については，連携運営委員会・合同研修会を開催し，お互いが共通の認識を持ってさらなる充実を図るようにしています。当院ではチーム医療の考え方の上からも訪問歯科診療時には，可能な限り看護師やリハ療法士も同席して，歯科治療の進捗状況，口腔ケアの方法やリハについての情報交換を行っています。

このように口腔ケアなどの口腔領域へのニーズが高まる中にあって，DH一人での対応には限界もあり，他職種の理解と協力は不可欠なものとなっています。そこでは皆がオーラルマネジメントの共通の視点に立ち，対応していくことが必要です。

図2　DH介入実績

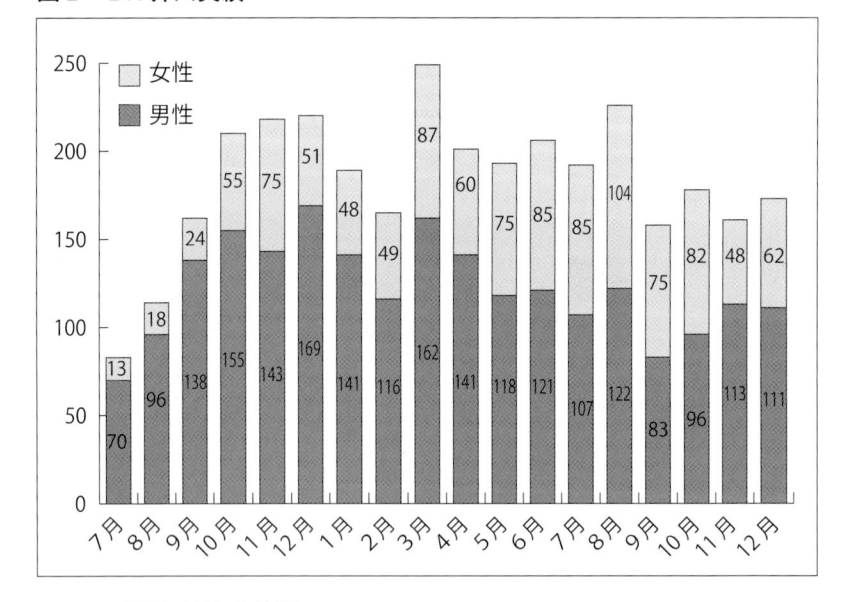

図3　訪問歯科診療件数

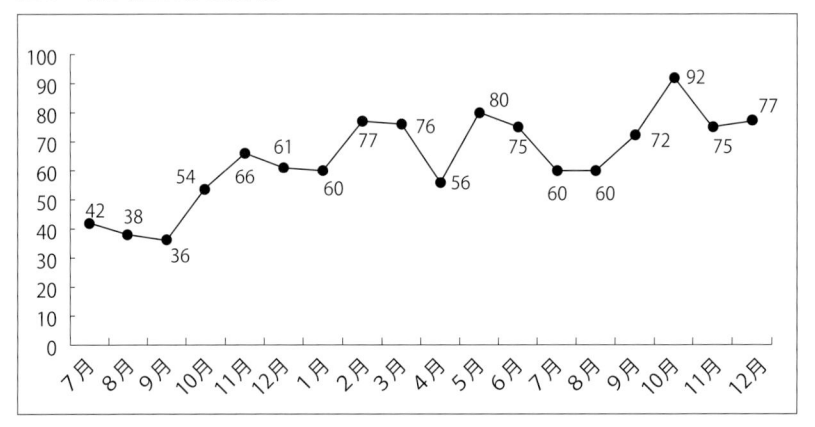

図4　訪問歯科診療内容の内訳

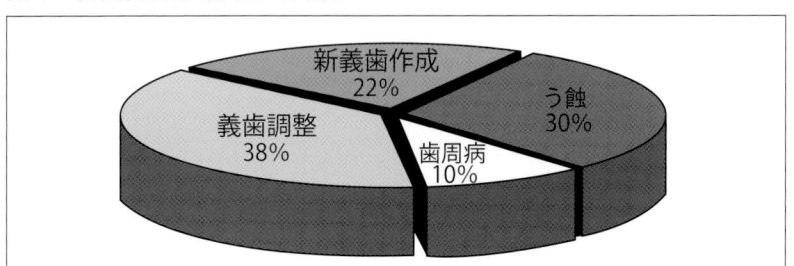

図5　ゆふ医科歯科連携システム

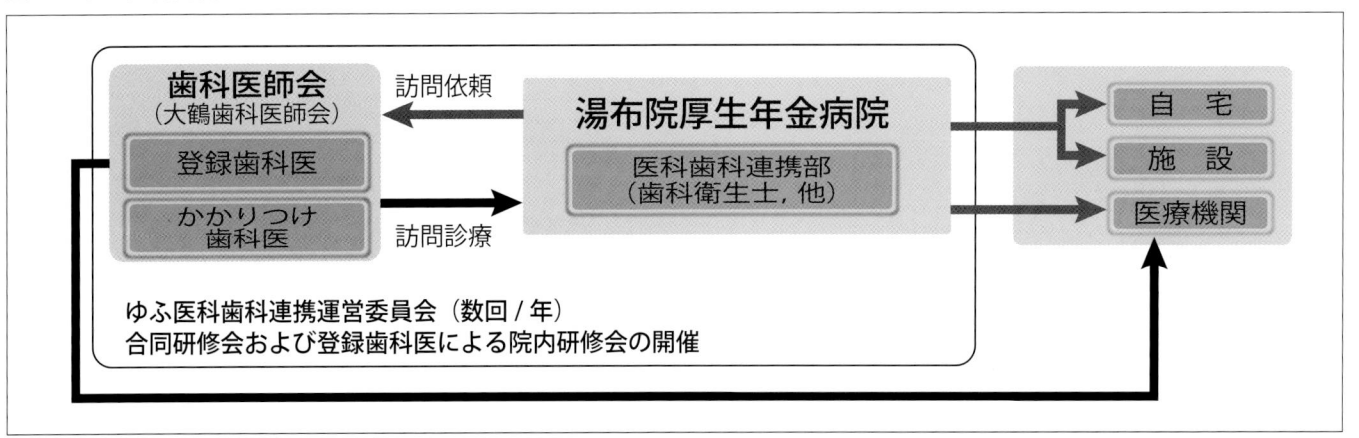

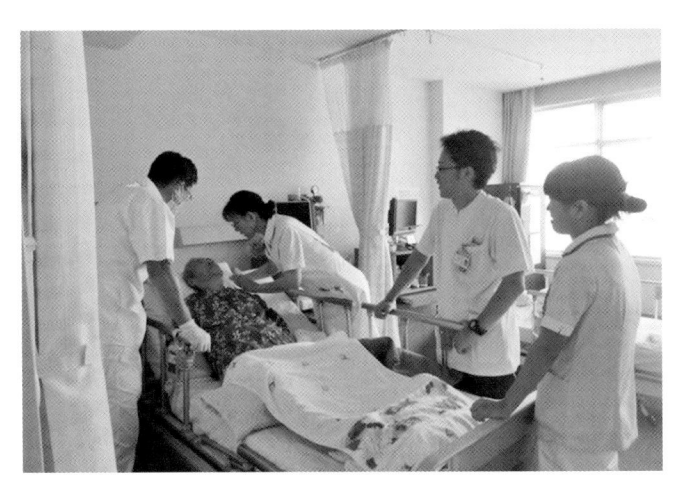

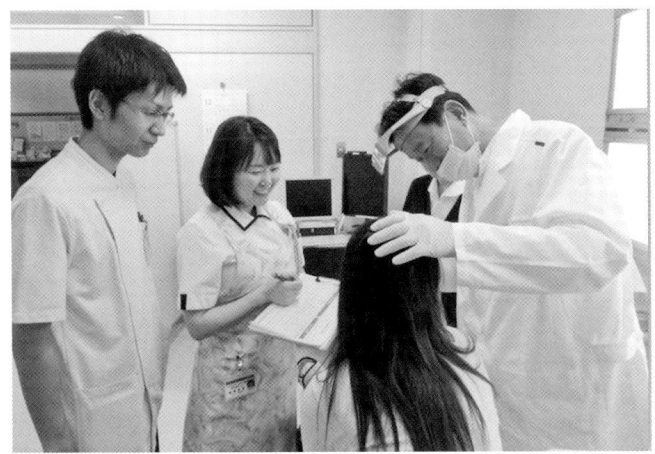

訪問歯科診療の風景

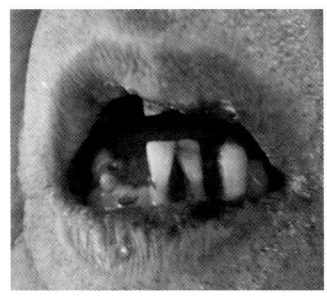

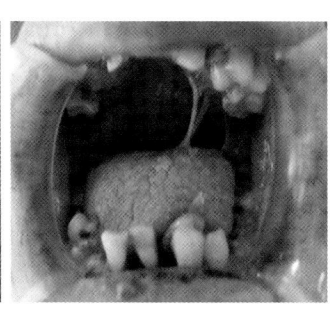

入院時の口腔内

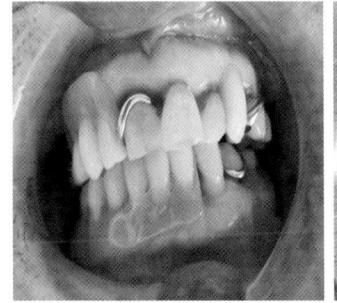

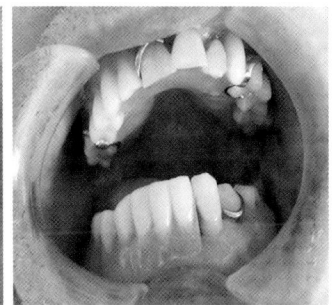

退院時の口腔内

まだまだ口腔ケアとは口腔衛生だという認識が高い傾向にあると思います。それより一歩進んで"オーラルマネジメント"として捉え，口腔衛生すなわち器質的な口腔ケアのクリーニングだけでなく，"機能的な口腔ケア・口腔リハビリテーション"という視点をもつこと，それに基づいた患者教育，スタッフ教育を行うことが大切だと思います。入院早期に適切な評価を実施し，必要性があると判断すれば歯科治療につないで，"食べる口"，"しゃべる口"に回復させること。それが ADL や QOL の向上に繋がり，よりよい日常生活を実現するための土台になるのだと実感しています。

学会発表活動
- 全国回復期リハ病棟連絡協議会第17回研究大会 in 長崎（2011/ 2 /18, 19）
- 日本医療マネジメント学会 in 京都（2011 / 6 / 23, 24, 25）
- 食のリハビリテーション研究会（2011/ 8 /21）
- リハ・ケア合同研究大会くまもと2011（2011/10/ 27, 28, 29）
- 第 2 回日本口腔ケア協会学術大会（2011/12/ 4 ）
- 大鶴歯科医師会報告会（2011/12/17）
- 全国回復期リハ病棟連絡協議会第19回研究大会 in 京都（2012/ 2 / 4, 5）

9　脳卒中歯科医療を推進するために　歯科の立場から

山 原 幹 正　大鶴歯科医師会

脳卒中患者への歯科治療は，いわば歯科には忘れられた領域であったと言えます。歯科治療の対象は医院に通院できる患者に限られ，脳卒中などによる口腔機能に障害のある患者への治療はためらうか，または介入を控えるのがこれまでの一般的態度でした。

そもそも歯科治療は“口腔機能”すなわち“摂食嚥下機能”と“音声言語機能”の回復・支援を達成すべき手段であるべきです。これまでの一般的な歯科治療は，“来院して，自力で仰臥位が取れ，気道の確保ができ，経口摂取している意識レベルに問題ない”人々を対象としていました。口腔機能障害を有する患者への歯科治療，“食べる”，“話す”の向上・回復のために，どのような視点が必要なのでしょうか？

健常者の歯科治療に比べて，脳卒中患者の歯科治療には様々な制約が加わります。その障害には，“歯科に来院できない”，“自力でデンタルチェアでの仰臥位を維持できない”，“呼吸路を守ることができない”，“非経口摂取状態にある”，“頭部外傷，頭部手術，低酸素脳症によって意識障害がある”，などを合併していることが多く，一般的歯科医療の概念では対応できないことが多くあります[1]。

残念ながら，歯科はこれまでその対応を怠ってきたと言わざるを得ませんが，大鶴歯科医師会では平成23年3月31日に湯布院厚生年金病院と“ゆふ医科歯科連携”を締結し，歯科医師会として脳卒中患者への歯科治療の取り組みを始めました。口腔機能障害に歯科の立場からどのように対応すればよいのか，県下で初めての病院と歯科医師会の連携になりました（図1）。

連携が始まりまだ1年ですが，歯科治療による口腔機能の回復が患者のリハビリにいかに好影響を及ぼすか，実例を通して実感できる機会が多々あります。回復期リハに歯科が加わり，口腔機能改善による全身状態の好転を実際に体験する機会はこれまでなかったことです。今後は，①歯科治療による全身リハビリ向上の相関を数値で客観化したデータを実証して公表すること，②平成23年11月から大分市の病院と2例目の医科歯科連携が締結できましたが，“ゆふ医科歯科連携”で構築されたシステムを大分県下にネットワークとして根付かせること，③歯科医師会として，歯科疾患の予防と治療のみならず，音声言語機能や摂食嚥下機能の回復にも取り組むこと，などを目標として歯科診療を進めていきたいと考えています。

入院患者に口腔ケア

湯布院厚生年金病院

地元の歯科医師会

由布市湯布院町の湯布院厚生年金病院（森照明院長）と大分、由布両市の歯科医でつくる大鶴歯科医師会（山原幹正会長）は4月から、入院患者の口腔ケアを行う「ゆふ医科歯科連携システム」を始めた。今後、登録した5人の歯科医が病院と協力し、患者の歯科治療に関わる。

県内で初の連携システム

リハビリ期をサポート

湯布院厚生年金病院は国内有数のリハビリ病院で、脳卒中などの後遺症で多くの患者がリハビリを受けている。システムでは、登録医が病院の医師や歯科衛生士、言語聴覚士らと連携し、曜日や時間帯ごとに診療を分担。かみ合わせや口の衛生状況を改善することで、リハビリ期の機能回復を支える。

3月31日に覚書の調印式があり、森院長と山原会長が「県内で初めての取り組みとなる。リハビリ期の口腔ケアで日本をリードする臨床結果を出していきたい」などとあいさつ。覚書にサインをした。

同病院では、2月に産学が一緒になり、リハビリ医療の臨床や研究を進める「先進リハビリテーション・ケアセンター湯布院」を立ち上げており、リハビリテーション部の森淳一副部長は「新システムとケアセンターが連携することで、患者や症状に合った効果的なリハビリ法を確立していきたい」と話した。

「ゆふ医科歯科連携システム」の覚書にサインし、握手をする湯布院厚生年金病院の森照明院長（左）と大鶴歯科医師会の山原幹正会長

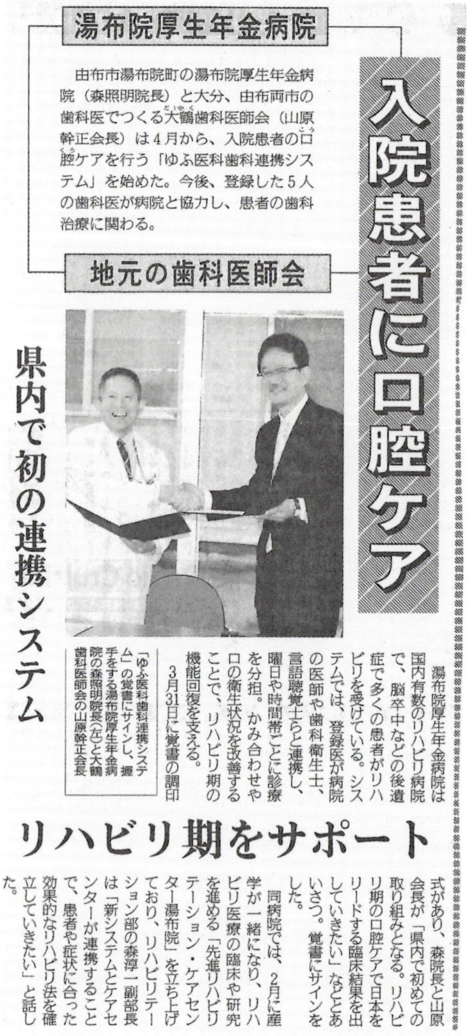

図1　ゆふ医科歯科連携締結式

「大分合同新聞」平成23年4月7日朝刊掲載

【文献】

1）舘村　卓：口腔機能障害はどうして生じるのか—口は使わなければ使えなくなる．日本歯科医師会雑誌 64：702—712，2011．

10　当院のNST活動

後藤菜穂子 主任栄養士／大隈まり 内科

　栄養管理はあらゆる疾病に対する医療の基盤です。近年，たんぱく質・エネルギー低栄養状態（protein-energy malnutorition, PEM），それも特に高齢者のPEMが，疾患の治療効果に大きく影響するだけでなく，病院・医療経営上の問題としても大きな問題になっていることが明らかになってきました[1]。

　本邦の高齢者PEMの実態に関しては，血清アルブミン値3.5g/dl以下のPEMリスク者が，全国9地域15の療養型病床群入院患者1001名の4割に達し，福井県で行われた在宅訪問患者173名中3割に認められたことが，松田らにより報告されています[2]。近年，入院患者のPEMを早期に改善することが，患者の予後やQOLに好影響を与えることが明らかになっています。

　米国では1970年代に栄養サポートの重要性が認識され，職種の壁を越えて栄養サポートチーム（nutrition support team, NST）が設立され，その活動によって合併症の軽減，QOLの向上など医療面の改善はもちろんのこと，材料費，経費などの経済的効果も実証されています。

　NSTの活動目的は，栄養不良や栄養過多など，栄養障害患者の発見と早期治療を実践し，同時にスタッフの栄養学的知識や管理技術の向上をはかることです。効果的なNST活動を実践していくためには，適正な栄養療法の実施と普及，栄養障害者や不適切な栄養療法の抽出，栄養障害者に対する効果的なアプローチの確立が大切です。

　それには病院内の栄養管理体制（nutrition care and management, NCM）の構築が求められますが，その要素として①栄養スクリーニング，②栄養アセスメント，③栄養ケアプラン，④モニタリング，⑤評価，が挙げられています。栄養ケアプランは，院内のNSTフローチャートに沿って多職種で運用されています。

　当院のNSTは，医師，看護師，管理栄養士，理学療法士，作業療法士，言語聴覚士，臨床検査技師，薬剤師，放射線技師，メディカルソーシャルワーカー，医事課事務職員で構成されています。最近では，嚥下委員会，褥瘡委員会との合同の委員会となり，月に1回全体のミーティングを開催し，それぞれの報告に基づいて，問題のある患者の栄養評価及び栄養介入を行っています。そのほかに，月に1回，栄養管理の基本的な勉強会を行うことにしています。

　また，NSTコアチーム（管理栄養士，看護師，医師）による病棟回診は週に1回程度，行っています。NSTが活動を始めた当初，栄養管理にはあまり関心のなかったスタッフも多く，その活動の意義も理解しづらかったのではないかと思います。しかし，適切な栄養管理を行うことによって，急性期の治療で疲弊した体力を回復し，リハビリテーションが円滑に進んでいく患者さんを実際に経験していくことで，病棟スタッフの意識も変化してきました。アルブミン値や，食事摂取量，体重の変化などをこまめにチェックすることも習慣化され，体調管理をきめ細やかに行えています。平成22年からは，院内に電子カルテが導入され，栄養管理計画，摂食嚥下療法や褥瘡管理などもすべて電子カルテ上で行うこととなりました。データベースへの反映などで，難しい作業も多かったのですが，各委員会の努力で，現在は，スムースにデータ管理ができるようになりました。これによって，回診の前の準備やリスク管理，データの把握なども簡単に行えるようになりました。

　NSTの回診依頼は，低栄養に対する対策，経管栄養剤や投与法の選択，褥瘡の管理・治療など多岐にわたっていましたが，現在では病棟スタッフ内の話し合いで解決できることも多くなり，積極的介入事例は少なくなっています。

　実はリハビリテーションを行う際に，障害をもった高齢者としての患者に適切な栄養管理とはいったいどういったものか，その問題に一定の見解が得られていないのが実情です。栄養状態が不良のままリハビリテーションを行うと，かえって体力を消耗してしまったり，持病が悪化することもあります。また，過剰な栄養もリハビ

リテーションの妨げになるという報告もあります。まずは，個々の患者さんを丁寧にみていくことで，"適切"とは何か，そのエビデンスを発信できる NST を目指して，今後も活動を続けていきたいと思っています。

【文献】
1）小山秀夫，杉山みち子：病院内栄養管理の質が医療経済に及ぼす影響．社会保険旬報 2056：12-17, 2000．
2）松田朗（主任研究者）：厚生省老人保健事業等補助金研究：高齢者の栄養管理サービスに関する研究―報告書．1996, 1997, 1998, 1999．

第9章
回復期リハ病棟のリスク管理

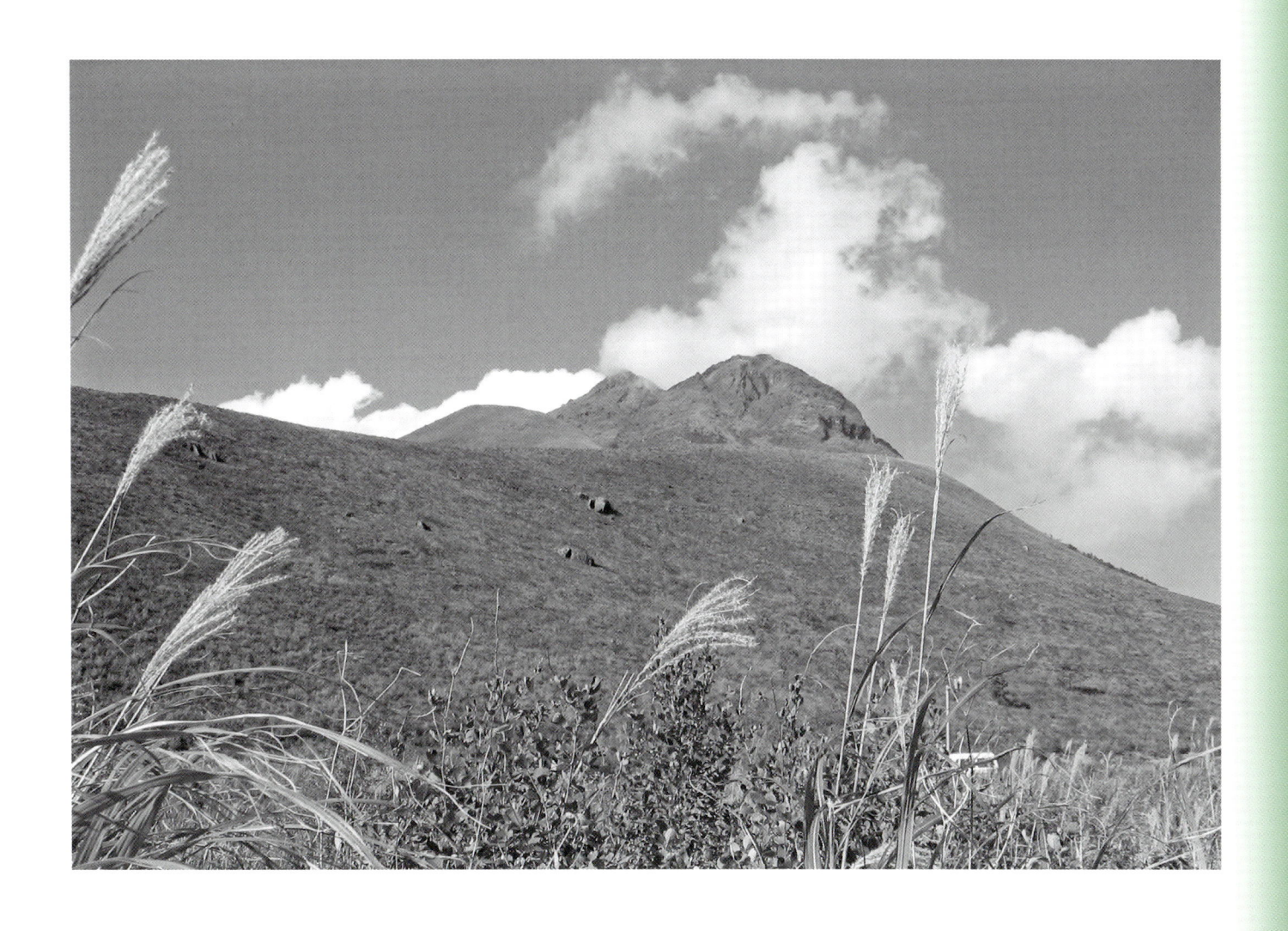

1 当院の医療安全体制について

梅尾さやか 看護部長

　当院に「医療事故対策委員会」が発足したのは平成13年のことで，厚生労働省の医療安全推進の施策を基に体制が整えられました。医療安全の担当であった当時の平松副院長を中心に，院内の各部署の代表者が院長よりリスクマネージャーに任命されました。委員会活動では各部署のリスクマネージャーが，その部署内で発生したインシデントレポートを分析・検討し，立案した対策を月1回の委員会で報告することになりました。この初期の活動の中で特に留意したのは，事例の当事者にレポート提出の必要性を説き，提出したことによって非難されるなど不利益を被らないことを保証し，とにかくインシデントレポートの堤出率を上げることでした。その結果，部署ごとに若干の温度差はありましたが，レポート提出率は年々高くなっていきました。また，事例を分析し，対策を繰り返すことによって各部署内で医療安全への意識が根付いていったと思います。一方，月1回開催される「リスクマネージメント部会」（副院長主催）では，報告されたインシデントレポートの内容について組織として検討し，事故を未然に防ぐための包括的対策が取られていきました。こうして安全対策に向けた良循環ができることで，職員はレポート提出の意義を認識し，さらに提出率を上げていく動機づけとなりました。

　また，院長を委員長とする「医療事故対策委員会」も月1回開催され，院内のインシデントレポートの報告ほかアクシデントレポートも報告され，メンバーである管理所属長らによって対策が検討されました。

　平成20年度には「医療安全管理室」が設立され，専従のリスクマネージャーが配置されました。現院長は，医療安全に関する指針を"患者と職員を守る"と明確に提示し，常に公言しています。病院幹部が組織としてどのように医療安全に取り組んでいくか，その姿勢を明快に打ち出すことは，患者さんはもとより，職員としても安心して働ける環境作りに大きく貢献していると思います。

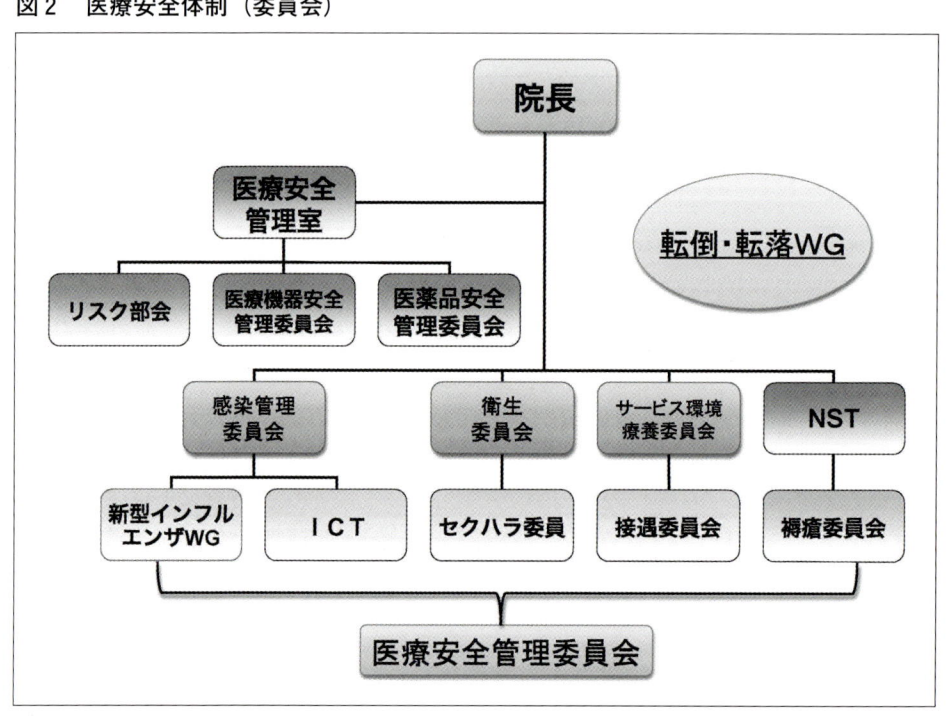

　現在の医療安全管理に関する各委員会の位置づけを図1（次ページ）に示します。一方，図2は院内の委員会の組織図ですが，NST・褥瘡を除くすべての委員会に統括リスクマネージャーが関わり，院内における安全に関する情報を総合的に収集し，迅速に病院全体の取り組みがしやすいシステムを作っています。

　図3には，日常の医療安全に関する当院の作動体制を示します。アクシデントは直ちに口頭でリスクマネージャー，医療安全管理者，所属長に届きます。インシデントは平成22年4月から電子媒体に変更になりましたが，これも当日中には報告されるように取り決められています。また，リハビリテーション専門病院である当院では，

図2　医療安全体制（委員会）

図1　医療安全管理に関する各委員会の位置づけ

(H21, 1月修正)

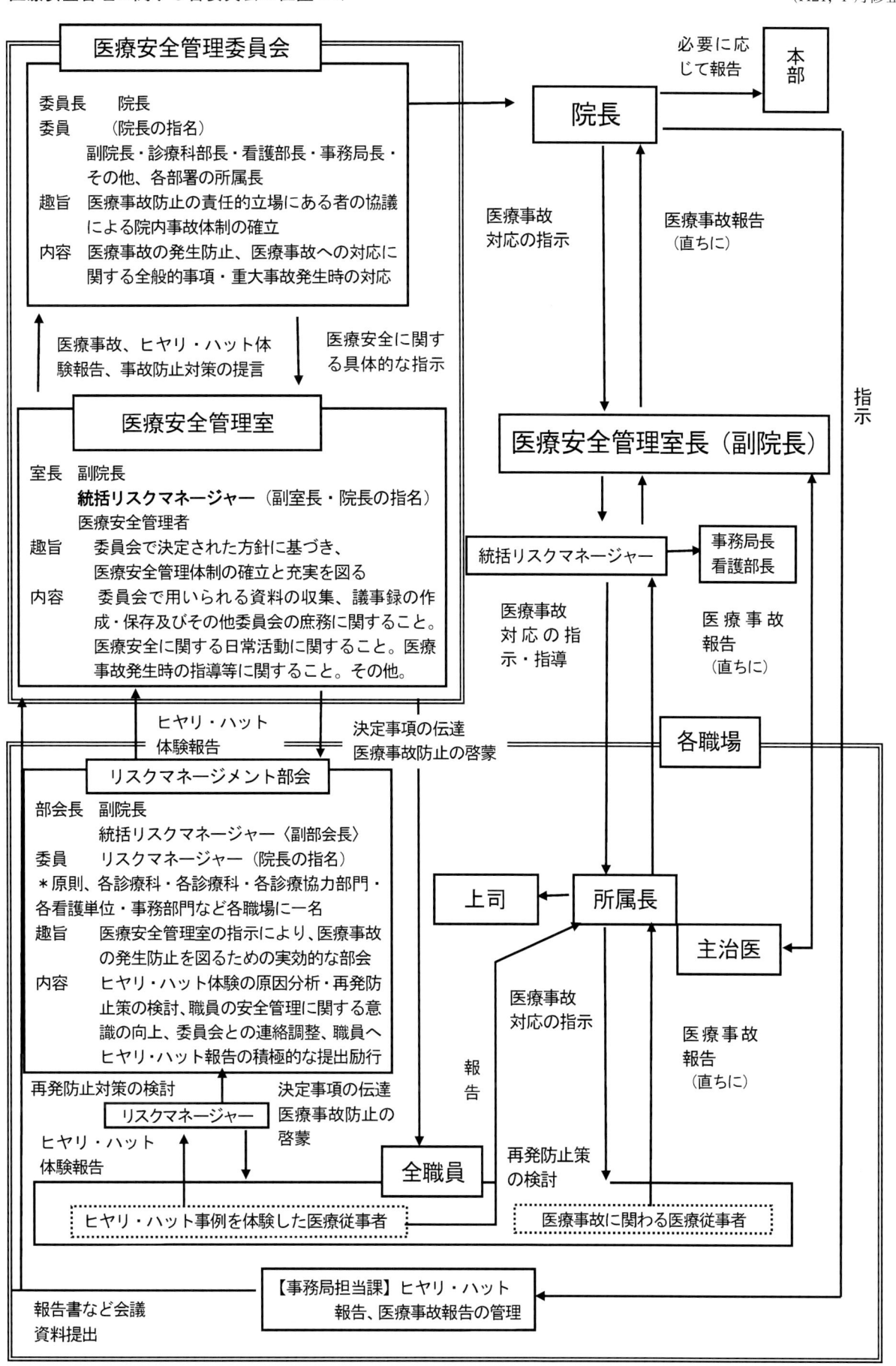

医療安全管理委員会
- 委員長　院長
- 委員　（院長の指名）
  副院長・診療科部長・看護部長・事務局長・その他、各部署の所属長
- 趣旨　医療事故防止の責任的立場にある者の協議による院内事故体制の確立
- 内容　医療事故の発生防止、医療事故への対応に関する全般的事項・重大事故発生時の対応

医療安全管理室
- 室長　副院長
  統括リスクマネージャー（副室長・院長の指名）
  医療安全管理者
- 趣旨　委員会で決定された方針に基づき、医療安全管理体制の確立と充実を図る
- 内容　委員会で用いられる資料の収集、議事録の作成・保存及びその他委員会の庶務に関すること。医療安全に関する日常活動に関すること。医療事故発生時の指導等に関すること。その他。

リスクマネージメント部会
- 部会長　副院長
  統括リスクマネージャー〈副部会長〉
- 委員　リスクマネージャー（院長の指名）
- ＊原則、各診療科・各診療科・各診療協力部門・各看護単位・事務部門など各職場に一名
- 趣旨　医療安全管理室の指示により、医療事故の発生防止を図るための実効的な部会
- 内容　ヒヤリ・ハット体験の原因分析・再発防止策の検討、職員の安全管理に関する意識の向上、委員会との連絡調整、職員へヒヤリ・ハット報告の積極的な提出励行

関連組織：本部、院長、医療安全管理室長（副院長）、事務局長、看護部長、各職場、上司、所属長、主治医、リスクマネージャー、全職員、ヒヤリ・ハット事例を体験した医療従事者、医療事故に関わる医療従事者、【事務局担当課】ヒヤリ・ハット報告、医療事故報告の管理

図3　日常の医療安全体制

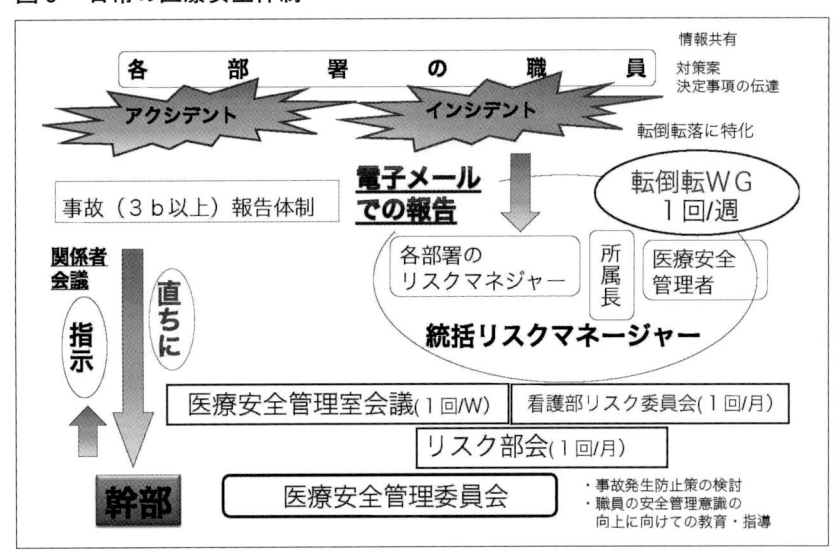

図4　医療事故への対応

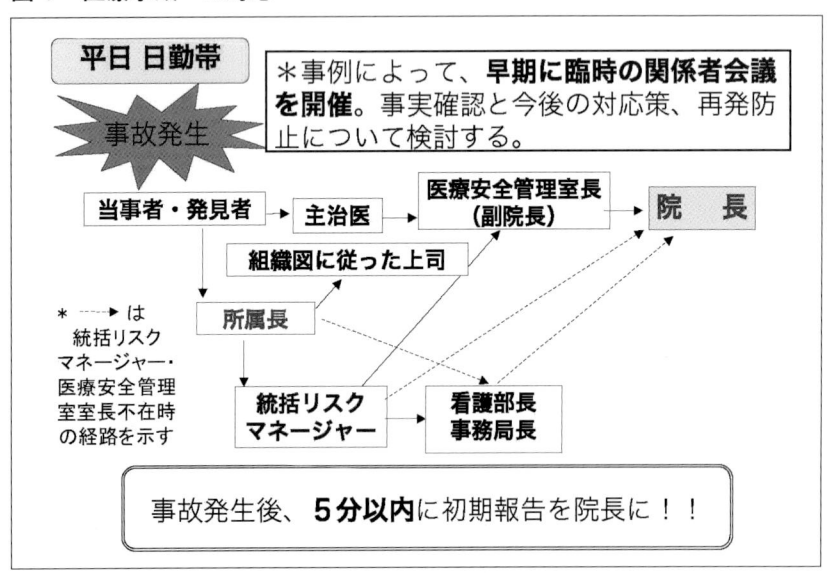

図5　医療安全管理室の構成

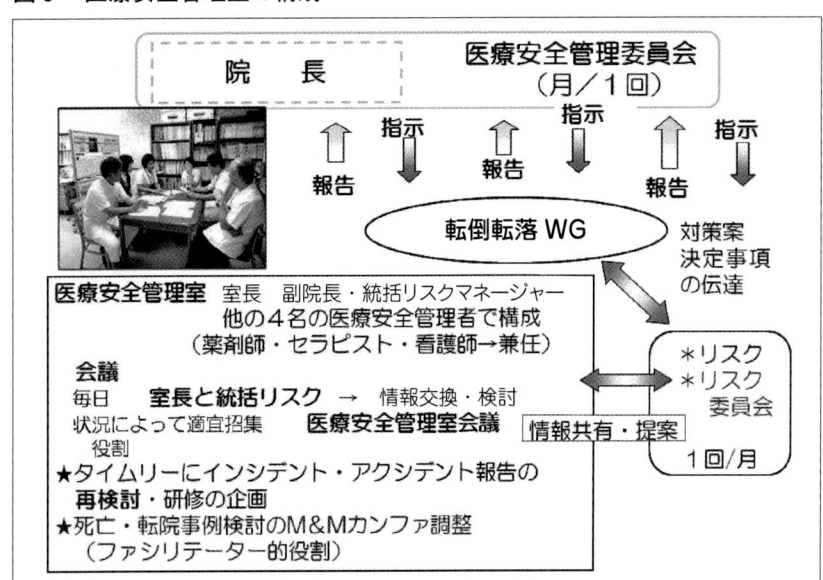

転倒事例に特化した転倒ワーキンググループのメンバーにもこれらの情報が届くようになっています。一方，各部署のリスクマネージャーの代表で構成されている「リスク部会」や「看護部リスク委員会」も各々活動しており，それぞれがリンクして情報共有や検討事項の提案・討議・決定・伝達を行っています。

当院におけるアクシデントの報告体制を図4に提示します。事故発生後5分以内に院長に初期報告が上がるような仕組みになっています。病院幹部に迅速に情報が届くことで組織としての判断が早期になされ，決定された対策が速やかに伝達・実施されることを目的としています。このため事例によっては即座に臨時の関係者会議が開かれ，事実確認と今後の対応策，再発防止についての検討がなされています。

図5は「医療安全管理室」の構成を表しています。「医療安全管理室」は副院長，統括リスクマネージャーに5名の医療安全管理者（薬剤師・リハ療法士・看護師）で構成されています。専従の統括リスクマネージャー以外は兼任です。室長である副院長と統括リスクマネージャーは毎日20分程度の話し合いを行い，院内の様々な出来事に関する情報交換や懸案事項の検討などを行っています。これに加えて週1回30分程度，多職種からなる全メンバーが揃って1週間分のインシデント・アクシデント報告の検討や研修の企画などを話し合う機会を設けています。早急に検討しないといけない事案に関しては適宜，臨時招集をかけて検討しています。

「医療安全管理委員会」は管理所属長がメンバーで，月1回開催され，各組織から医療安全における種々の報告があり，最終決定とその周知を行う会議になっています。

当院の医療安全に関する言葉の定義については，図6に記載しておきます。

図6　当院の用語の定義

（医療安全管理指針）旧厚生省〈リスクマネージメントマニュアル作成指針より〉
2．医療事故（アクシデント）
（1）　医療に関わる場所で、医療の全過程において発生する全ての人身事故で、以下の場合を含む。なお、医療従事者の過誤・過失の有無を問わない。
　　ア）死亡、生命の危険、病状の悪化等の身体的被害及び苦痛、不安等の精神的被害が生じた場合
　　イ）患者が廊下で転倒し、負傷した事例のように、医療行為とは直接関係しない場合
　　ウ）患者だけでなく、注射針の誤刺のように、医療従事者に被害が生じた場合
（2）　医療過誤
　　医療事故の一類型であって、医療従事者が医療行為を行う過程において、医療的準則に違反し、患者に被害を発生させた行為

3．ヒヤリ・ハット事例（インシデント）
　　患者に被害を及ぼすことはなかったが、日常診療の現場で、"ヒヤリ"としたり"ハッ"とした経験を有する次のような事例
　　ア）ある医療行為等が、患者に実施されるまでには至らなかったが、誤って実施されていれば、何らかの被害を及ぼす場合等
　　イ）ある医療行為等が、患者には実施されたが、結果的に被害がなく、またその後の観察も不要であった場合等

＊患者影響レベル　〈国立大学付属病院医療安全管理協議会参照〉

レベル	障害の継続性	障害の程度	
レベル0	未実施（未然に発見）		エラーや医薬品・医療用具の不具合が見られたが、患者には実施されなかった
レベル1	なし		患者への実害はなかった（何らかの影響を与えた可能性は否定できない）
レベル2	一過性	軽度	処置や治療は行わなかった（患者の観察の強化、バイタルサインの軽度変化、安全確認のための検査などの必要性は生じた）
レベル3a	一過性	中等度	簡単な処置や治療を要した（消毒、湿布、皮膚の縫合、鎮痛剤の投与など）
レベル3b		高度	濃厚な処置や治療を要した（バイタルサインの高度変化、人工呼吸器の装着、手術、入院期間の延長、外来患者の入院、骨折など）
レベル4a	永続性	軽～中等度	永続的な障害や後遺症が残ったが、有意な機能障害や美容上の問題は伴わない
レベル4b	永続性	中度～高度	永続的な障害や後遺症が残り、有意な機能障害や美容上の問題を伴う
レベル5	死亡		死亡（原疾患の自然経過によるものを除く）

＊不可抗力、過失によるもの、予期せぬ事態も含む。
影響レベルに関係なく①患者間違い②輸血間違いは、情報報告に該当する

　　レベル0～2　　　ヒヤリ・ハット（インシデント）
　　レベル3b以上　　医療事故（アクシデント）　　　　　　　とする

2　転倒予防活動

梅尾さやか　看護部長

　リハビリテーション専門病院である当院では，医療安全上の大きな問題点として転倒事故があげられます。当院では平成21年9月に，転倒・転落 working group（WG），通称「転ばん隊」を結成しました。WGのメンバーは各々が自覚をもって指導にあたるために腕章をつけ（図1），転倒防止を目指して日々活動をしています。このWG「転ばん隊」の特徴は，①他職種が多角的な視野で，転倒の未然防止活動に従事すること（図2），②発生した転倒事例には即座に介入し，再発防止に努めること，③患者自身にも参加を促して協力を得ること，などにあります。リーダーはリハビリテーション部長であり，活動性向上を主眼にリハ・ケアサービスを強化し，発足当初は転倒・転落ヒヤリハットを　約3割減少させることを目標として活動を開始しました。

　転倒防止体制としては，図3，4に示すように入院時，定期的な評価日，転倒発生時にアセスメントし，対策を立案して実施しています。対策の要点は，①実際の場面を把握する，②現実的，具体的に実施できる（5W1H，姿勢，動作方法，環境など），③一日の活動を想定する，④ICFの活動の視点から生活の場以外の環境でも自立している"普遍的自立"と生活の場及びその周辺で自立している"限定的自立"を考慮する，⑤現時点だけでなく予後も見据える，など5点です。WGが用いているアセスメント用紙と対策用紙を図5に示します。アセスメント用紙は2種類あり，脳血管疾患用（全国回復期リハ病棟連絡協議会版）とその他疾患用とを区別して用いています。

　また，対策の一環として「転倒予防器具」の用否判定には以下の四つの基準を設けています。①患者の行動パターンを把握し動作分析を行っていること，②転倒予防器具が適切かつ効果

図1　転倒WGの腕章

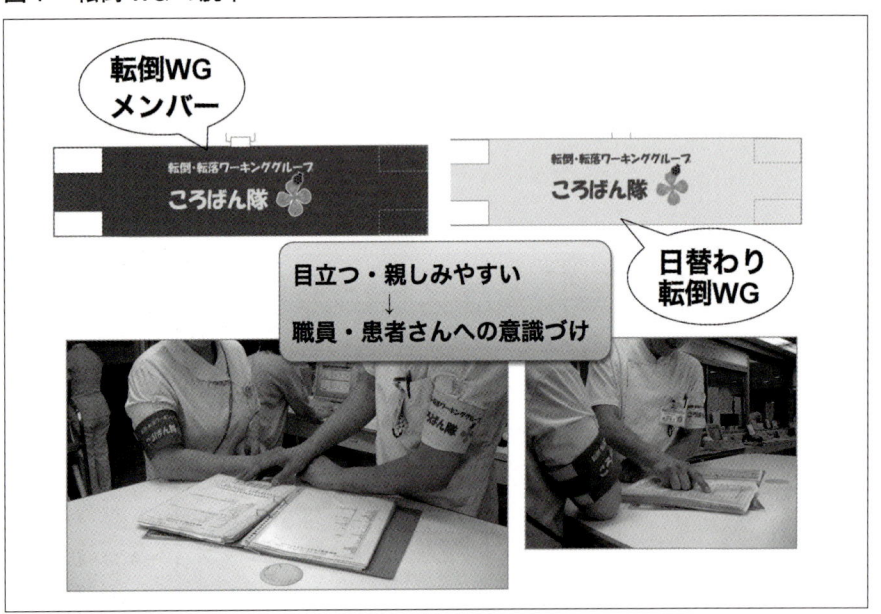

図2　転倒・転落WG（転倒転落防止プロジェクトチーム）

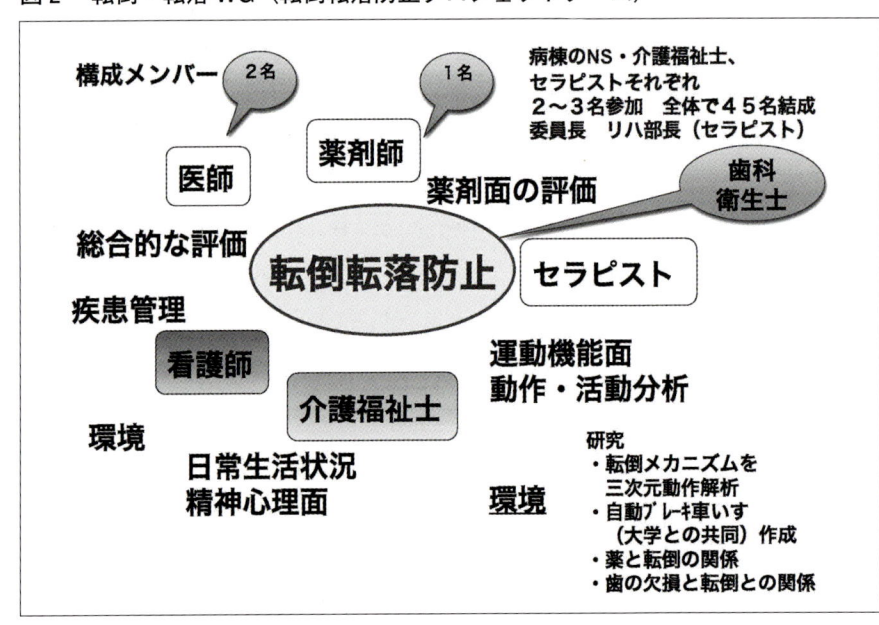

的に使用されているか確認すること，③なるべく抑制しないケアを目指すため毎日評価を更新すること，④使用の目的を家族に説明し同意を得ること，などです。

転倒・転落を防ぐためにベッドサイドの環境を改善する努力も行いました。患者の持ち物の収納ケースを，ロッカー型から安定感のあるチェスト型へ変更しました。また，夜間の転倒を予防するために足元灯を設置したり，ポータブルトイレ使用時の転倒防止のため，高さ調整が可能なポータブルトイレを購入するなど工夫しました。日常業務上の工夫としては"こまめに病棟内をラウンドすることで患者さんの転倒の危険を予見・回避する"目的で，介護福祉士に業務委託して"みまもり君"制度を導入しました。これは，転倒リスクの高い患者さんの部屋や使用するトイレ，くつろがれるホールを時間ごとにラウンドしていくものです。患者の状況に合わせて，ラウンドの時間帯や回数を決めていますので，看護単位ごとに若干の違いはありますが，"みまもり君"の導入前後は転倒件数が有意に減少しています。「患者さんがごそごそしていた」，「トイレに行こうと自分で動こうとしていた」などの情報により，患者の状態や要求に対応できるため，転倒の予防に繋がっていると実感しています。

一方，WGでは患者自身にも転倒予防の取り組みへの積極的参加を呼びかけています。患者自身に転倒の危険性への自覚を持っていただくため，入院時や昼食時など

図3 転倒・転落ヒヤリハット防止体制①

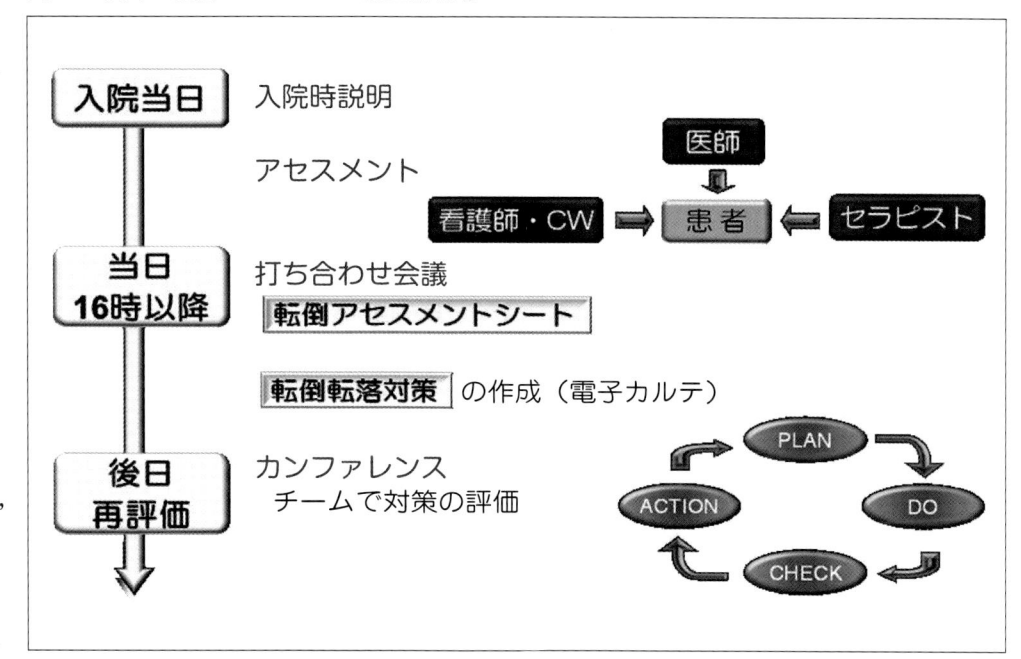

図4 転倒・転落ヒヤリハット防止体制②

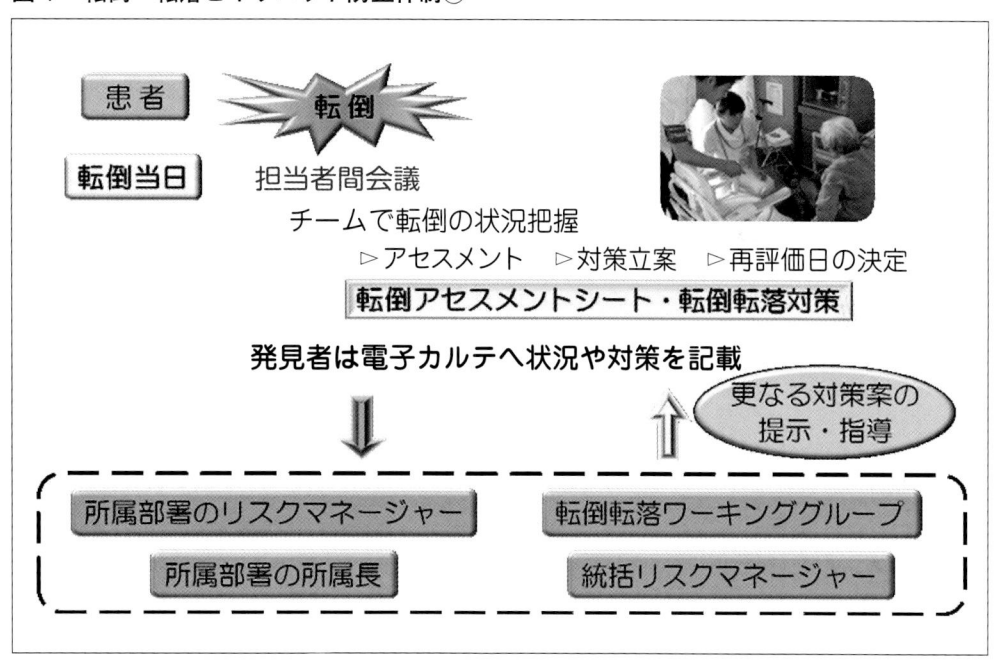

を利用してリハ部長や副院長，その担当病棟の転倒WGのメンバーが転倒しやすい状況や事例などを直接，具体的に解説しています。最近では，さらに踏み込んだ対策として，患者の中に転倒予防モニターになっていただく方を募って，WGに取りこむ活動も実施しています。患者自身が気づいた転倒の危険要因を発表していただきながら，危険因子の予知や患者の自覚を促すことができ，患者にも好評な試みになっています。

もうひとつ大切なことは職員教育です。研修会の目的

図5 転倒・転落対策用紙

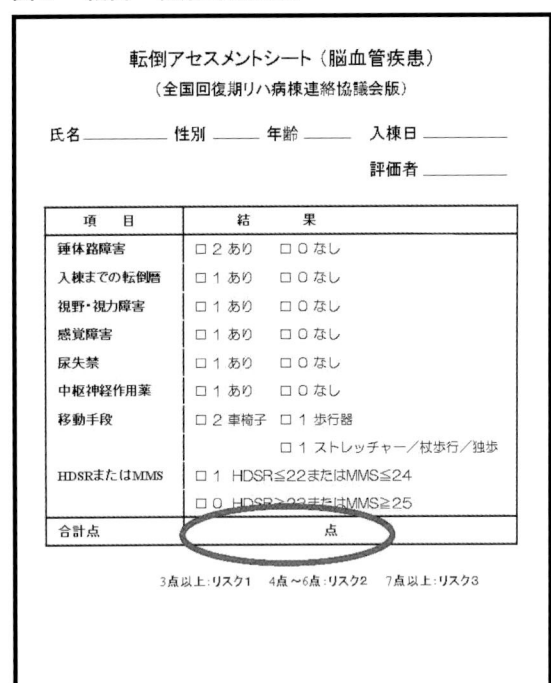

図6 転倒・転落ヒヤリハット件数の推移

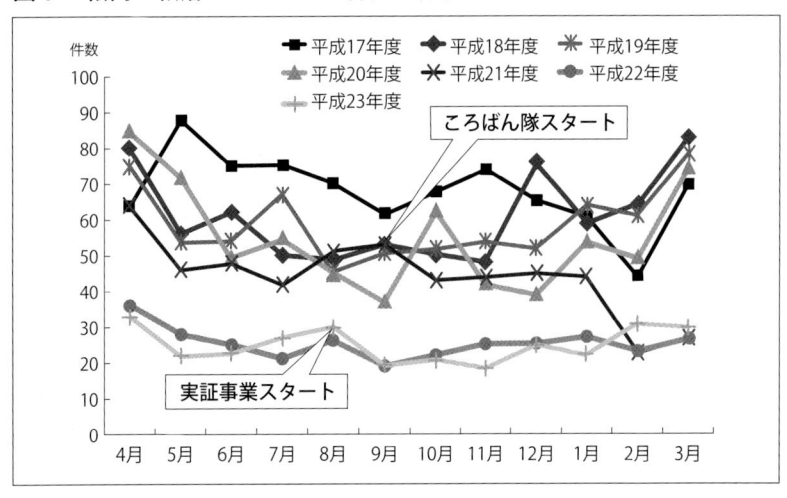

図7 転倒・転落年度別総数と月平均の変化

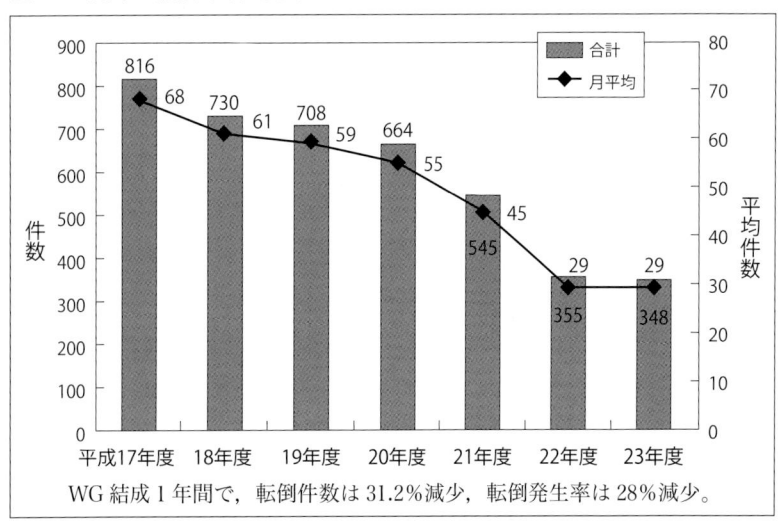

WG結成1年間で,転倒件数は31.2%減少,転倒発生率は28%減少。

を"転倒転落防止に関する知識を持ち,職員一人ひとりが規範となり行動できること"として,たとえ講演形式であってもその中に必ず実技を組み入れ,KYT・事例分析など参加型の会にしています。5回の受講で1クールとし,なるべく多くの職員が関心を持って研修会に参加できるように,また,変則勤務の職員たちも参加できるように,毎月1回定期的に企画しています。

最後に広報活動について述べます。発生した転倒事例に関しては,事故当日,WGが現場での対策検討会に参加し,その内容をなるべく早期に全職員に周知できるように,電子カルテの"お知らせ・回覧板"への掲示や紙媒体の「転倒WGニュース」を作成して広報しています。

以上,これまで述べてきた様々な転倒予防対策の効果が実を結び,図6,7で示すように,現在ではWG活動前に比較して転倒件数,転倒率ともに大幅に減少させることができました。

3 スナフキンファイル　無断離院対策

梅尾さやか　看護部長

　脳血管障害患者が7割をしめ，回復期リハ病床の拡大とともに高次脳機能障害患者や認知症患者が増加しています。それとともに，無断離院する患者も増えてきました。発見までに7時間以上を要し，職員による捜索だけでは発見できず，警察に捜索依頼した事例。帰宅願望を抑えきれずに離院し，病院から20kmも歩いた地点で発見された事例。車椅子のまま院外に出かけて出勤途中の職員に発見された事例もありました。周囲を山に囲まれ気象の変化も激しい当地において，無断離院は発生すると病院機能が麻痺しかねないほどの大事件になります。無断離院の対策では，患者の不在に気づいた時点で，職員がどれだけ的確に行動できるかが患者の早期発見に繋がります。対策を検討し，マニュアルを修正する過程の中で，職員の中に患者を全員で見守っていこうという意識が浸透していきました。

　平成14年，それまで看護部や庶務課など各部署に点在していた離院マニュアルを集約し，改めて各部署に配置しました。また，離院時の患者捜索に顔写真や身体的特徴が役立ったことから，無断離院の可能性が高いと判断されたケースに対して，患者ファイルを作成するようにしました。本人・家族へ説明し同意を得た上で，写真をとり，患者の特徴（身長・体重・病名・主治医・ADLのレベル）を明記した書面とともにプリントするものです。当院ではこのファイルを"スナフキンファイル"と呼んでいます。"スナフキンファイル"の名前の由来は，ムーミンの中に出てくる放浪の旅人スナフキンから命名しました（写真）。

　さらに危険度の高い患者に対しては，万が一，一人で院外に出た場合にその所在地が特定できるようにココセコムも導入し，装着してもらいました。ココセコムは，インターネットのGSP機能を使用し，ピンポイントで地図上に患者の現在地が表示されます。現在4個のココセコムが稼動しています。

　その後，従来のマニュアルでは情報の集約ができない，

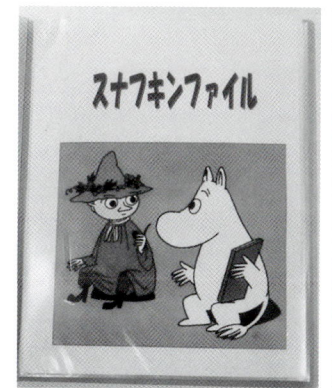

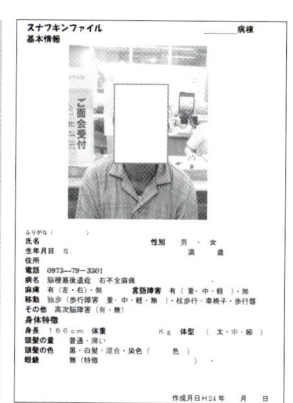

写真　スナフキンファイルの実際

命令系統が明確ではない，などの問題点が出され，平成18年にマニュアルの見直しを行いました。修正のポイントは，時間軸に沿った行動，部署ごとの捜索範囲の明確化，情報の集約，対策本部の設置などで，マニュアルには公共交通機関や警察への連絡方法も明記し，「医療安全管理マニュアル」の中に保管することにしました。これによって離院が発生した際，新人でもベテランでも同様に適切な対処ができるようになりました。特に職員の少ない夜間帯では，当直者への連絡，幹部職員の呼び出しなど，マニュアルに沿ってあわてずに効率よく行えるようになりました。緊急時の非常招集は，職員手帳に掲載し，抜き打ちで呼び出し訓練を行っています。

　マニュアルは完備しましたが内容が10ページに及び，煩雑で検索しにくい難点がありました。そこで平成21年度からマニュアルを一目で見られるようにフローチャート化しました。現在使用されているスナフキンファイルを図に提示します。全部署に配布することで，日ごろから職員の注意を喚起でき，全職員で患者を見守っていく体制作りが出来ました。ファイルの中に掲載されている患者を見かけた職員は，必ず声をかけ，病棟へ連絡し，徘徊している状況であれば，無理に連れ戻すのでなく付き添うように心がけています。スナフキンファイルは，患者の状態が落ち着けば，師長のミーティングの場（毎週月曜日）で評価し，ファイルから外しています。

図　現在使用されているスナフキンファイル

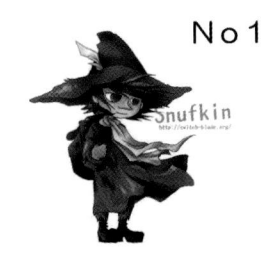

No1　**平日　患者さんの無断離院への対応**

不在に気づいた時点
担当所属長・スタッフへ連絡
部署内を10分探す
【あわてずに、可能性のある箇所を充分に探す】

連絡内容
○○病棟、□□さん、○才、○性、△△時頃より、不在。最終確認場所・時間。スナフキンファイルの有無・なければ、麻痺・機能レベル・コミュニケーション状況。また、服装の特徴。

発見できない場合
① 統括リスクマネージャーに連絡
　　仮本部を発生場所に設置
　　仮本部長は統括リスクマネージャー
　　　　　（不在時は医療安全管理者）
② 各部署に捜索依頼を行う　（捜索箇所は別紙）
　　依頼された各部署は捜索結果を仮本部に報告
③ 庶務課依頼し、出入り口のビデオモニター確認
④ 庶務課長に連絡
　　担当所属長と相談→捜索本部の設置準備

発見された場合
全館放送
「本日のスナフキンさんは発見されました。」

発見できない場合

捜査開始後、30分経過
四役への報告　休日夜間の医療事故〈3b以上〉報告の流れに沿って→招集
事務応接室に捜索本部（本部長は副院長）を設置
　メンバー　庶務課長（事務局長）・庶務係長・看護副部長（部長）・
　　　　　担当所属長・主治医・統括リスクマネージャー
① 家族へ報告
　　主治医又は担当所属長は、状況により早い段階で連絡も考える。
② 捜索対策を立てる
③ 院外の捜索開始　【事務室・コントロールを中心に】
④ ココセコム装着時は、検索・再度、出入り口のビデオモニター確認
⑤ タクシー・駅・シルバーSOSネットワークへの捜索・情報提供の依頼
⑥ 警察への捜査依頼（家族の承諾・連絡が着かない場合は、捜索本部の判断）

発見された場合
全館放送
「本日のスナフキンさんは発見されました。」

その後
事故報告書の提出
＊事例の分析
＊防止対策の検討

対策立案　（情報の整理）
　患者の基本情報
　　氏名・性別・年齢（生年月日）・住所・病名
　　麻痺の程度・ADLの状況・コミュニケーションの状況など
　　1号用紙〈カルテの表紙・病歴〉・総合実施計画書・スナフキンの写真
　　→本部で必要部数のコピー

H21, 5月修正

4　感染症対策

井上　龍誠　副院長

　病院という密閉された建物内では，慌ただしく，多くの患者に多くのスタッフが，種々の用具を用いながら，身近で関わっています．回復期リハビリ病棟であればなおのこと，患者との接触はいっそう濃厚で頻回です．患者の平均年齢は高く，入院時には病状もまだ不安定で，深刻な合併症を持っていることも少なくありません．このような状況の中で不用意に伝搬性の強い感染者が出現したらどうなるでしょう？　易感染者への拡大が容易に予想されます．よって，まずは院内感染症がここでは非常に生じやすい病棟であることを皆がしっかりと認識しておくことが大切です．以下に感染対策上のポイントを簡潔に示します．

1）感染対策における回復期リハビリ病棟の特徴
- スタッフ，患者間での交差の機会が多く，訓練時にはしばしば物品を共有する．
- 患者は比較的高齢で合併症を持つ者が多く，概して体力や抵抗力が低下している．
- 感染しても定型的な症状を示さない場合や，発症が遅いことがある．
- 急性期病院から感染症や耐性菌が持ち込まれることがよくある．

2）感染症の種類
a．一般の感染症
- 高齢者や脳卒中患者に併発しやすい感染症（誤嚥性肺炎，尿路感染症，胆道感染症，偽膜性腸炎など）
- 術後感染症（整形疾患術後感染症，開頭術後感染症，シャント術後感染など）

b．院内感染に注意を要する主な疾患
- インフルエンザ，冬季下痢症，食中毒，結核，多剤耐性菌感染症（MRSA, MDRP, PRSP, VRE, セラチア，エンテロバクター，アシネトバクターなど），疥癬，麻疹，帯状疱疹，流行性結膜炎，白癬症，レジオネラ，C．ディフィシル，O-157など
- 職業感染（ウィルス性肝炎，梅毒，エイズ）

3）感染予防対策
　主な対策事項を列記します．
- 感染対策の組織化（ICC, ICT, 部署別感染委員）
- 感染対策マニュアル（実用的なものにする）
- ICTラウンド
- サーベイランス（細菌検出，感染症発生，抗菌薬使用，特定疾患の感染率などの状況を把握する）
- 抗菌薬の適正使用（抗菌薬の使用指針，届出を要する薬剤，許可を要する薬剤を定める）
- ワクチン（インフルエンザ，肝炎ウィルス，麻疹，水痘，肺炎球菌など）
- 日常的には標準予防策を励行する．感染者の原因が推定できれば感染経路別予防策を追加する．
- 咳エチケット（咳がある人はマスクをする），体温測定（感染症流行時）．
- リキャップ防止（使用済みの針はキャップせず，そのまま専用容器に廃棄する）．
- 情報共有（会議での伝達，電子化カルテでの広報，感染ニュース，掲示など）
- 定期研修会，新入職員教育

4）患者発生時の対応
　基本的には，標準予防策と感染経路別予防策を踏まえた上で，以下のことを個々の状況に応じて組み合わせて行います．
①感染源対策（感染症の治療，防護グッズの使用，消毒，隔離，就業停止など）
②感染経路の遮断（防護グッズの使用，消毒，患者の距離，身体交差活動の制限など）
③宿主対策（避難，逆隔離，防護グッズ，ワクチン，予防投薬など）

　感染症の拡大に応じては，臨時のICTないしICCの会議を開催し，病院内業務の制限（リハビリ制限や一時的な入院の停止など）や会議，集会の自粛なども検討することが必要となります．

5　死亡・転院事例検討会　Morbidity and Mortality Retrospective Conference（MMRC）

井上龍誠　副院長　／　梅尾さやか　看護部長

はじめに

　以前から死亡症例の検討会は医学の学びの場として広く行われていますが，最近ではM＆MないしMMカンファレンス（Mortality and Morbidity conferenceの略）と称して，死亡例だけでなく対象を拡大した検討会も実施されてきています。入院患者の治療経過が必ずしも予想通りにいかなかった場合や当初の入院目的と違ってやむなく病態悪化のため転院や死亡に至ることがあります。このような症例には医療安全の管理上からも学ぶ点が少なくありません。そこで当院では，平成21年9月から死亡と転院の全症例を多職種で振り返る検討会を行うことにしました。

1）M＆Mカンファレンスの概念と歴史

　M＆Mカンファレンスは，転帰評価システム（ERS）を通じて失敗から学ぶことを提唱したE.A.コッドマン医師（1900年頃にマサチューセッツ総合病院外科医であった）の考えを受け継ぎ，外科医の研鑽とレジデント教育の方法として主として外科診療分野で伝統的に行われてきたもので，入院中の死亡事例と重要な合併症事例について診療チームで要因を分析し，教訓の抽出と共有を行う教育的カンファレンスのことです。近年，患者安全が重要な課題として広く認識されるようになったのにともない，最近では，外科以外の診療科でも実施されるようになりました。診療科の枠を超えた合同カンファレンスや臨床疫学的な分析など，新しい展開も見られるようになっています。本邦でも「医療安全全国共同行動」と呼ばれる団体によって"地域におけるM＆Mカンファレンスの開催"が奨励・推進されてきています。

2）当院におけるM＆Mカンファレンス

　当院では，入院患者のリハビリテーションが順調に経過した場合には，自宅へ退院もしくは一部施設への入所となりますが，約1割の方は治療が難航したり病状の悪化，併発症などでリハビリが中断し，専門医へ転院したり亡くなられたりします。中には原因があいまいな突然死や転院直後の死亡などのケースもあります。高齢患者では当然のことながら入院時から主病に加えて重度の合併症をもっている方も少なくなく，また入院後に思わぬ併発症や急性病変が生じてしばしば対応に苦慮することも経験します。よって，このような事例の振り返りを通して，そこから何らかの学びを得て今後に活かすことと，検討会の情報を医療チーム皆で共有することを目的としています。

　この目的に沿った有意義な会として続けるため次のような約束事をしています。会議は公開，多職種で行い，院内スタッフの参加は全て自由です。開催は毎月1回，約1時間以内で行います。死亡・転院の症例は全例取り上げます。「一体何があったのか」を事実確認しながら，問題点があれば皆でその改善策を考えます。その際重要なのは決して担当者個人の責任を追及する会ではない点を周知徹底しておくことです。事実が隠蔽されたり，誰かが発言を躊躇するような会になっては意味がありません。カンファレンスの実施と運営は，医療安全室が調整しています。

　手順の概略を述べると，対象の症例があれば病棟の看護師長が1週間以内に医療安全室へ症例の概要を報告します。安全室はそれらを整理した資料を検討会の場へ提出します。討議は全員参加で行い，そこで得られた有用な事実や教訓などは後に安全室がMMニュースとして全部署へ発信します。検討会では，まず主治医が症例提示を行い，ついで全員で討議を行います。進行役は医師や看護師長らが輪番で担当しています。討議は，個々の事例について疾病の発見や診断，治療，患者のケア，家族への対応などが適切であったかどうかなどについて意見交換します。

　なお，平成22年2月からは電子カルテ導入に伴い，手順は簡素化され，医療安全管理室が電子カルテから情

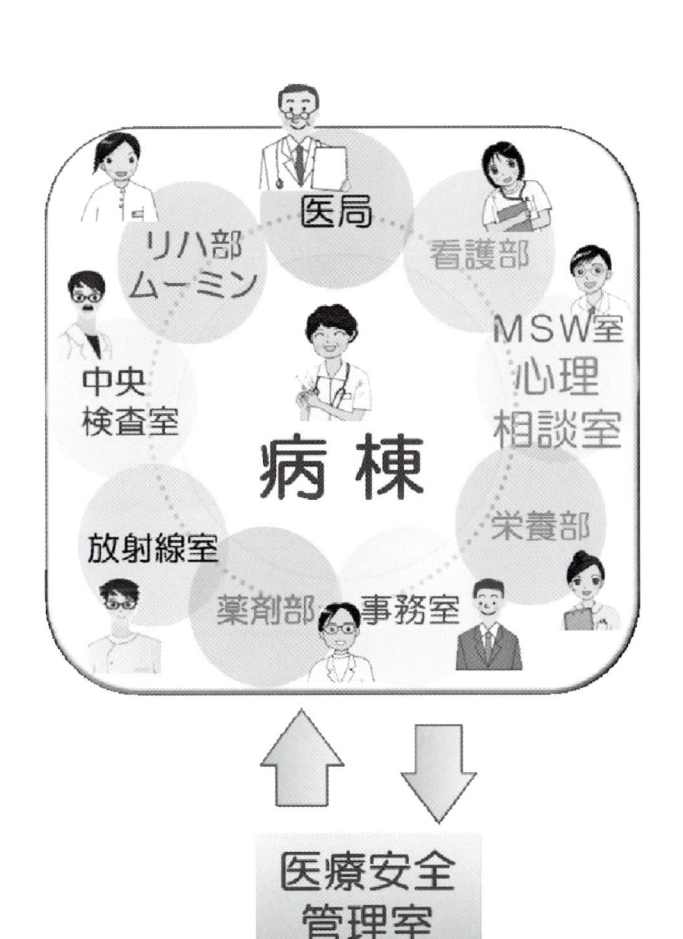

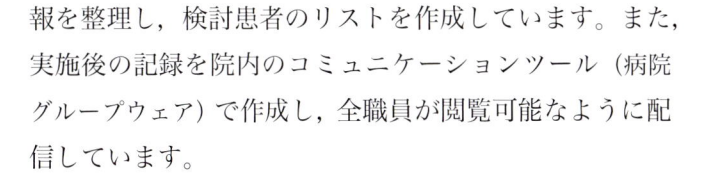

報を整理し，検討患者のリストを作成しています。また，実施後の記録を院内のコミュニケーションツール（病院グループウェア）で作成し，全職員が閲覧可能なように配信しています。

3）M＆Mカンファレンスの効果

M＆Mカンファレンス実施の効果については次の点があげられます。①医療安全にとって貴重な事例の振り返りができる，②多職種による多視的な分析，評価が得られる，③情報の共有化が図れる，④得られた教訓を今後の診療に活かせる，⑤検討会を意識したより慎重で丁寧な診療が期待できる，⑥患者や家族との信頼関係を高めることにつながる。

死亡や転院事例は医療安全の観点からは宝の山とも言われます。当院でのM＆Mカンファレンスの実績はまだ浅いものですが，このような貴重な症例を真摯に振り返り，これを今後に活かすならば，きっと大きな質の向上につながると確信しています。

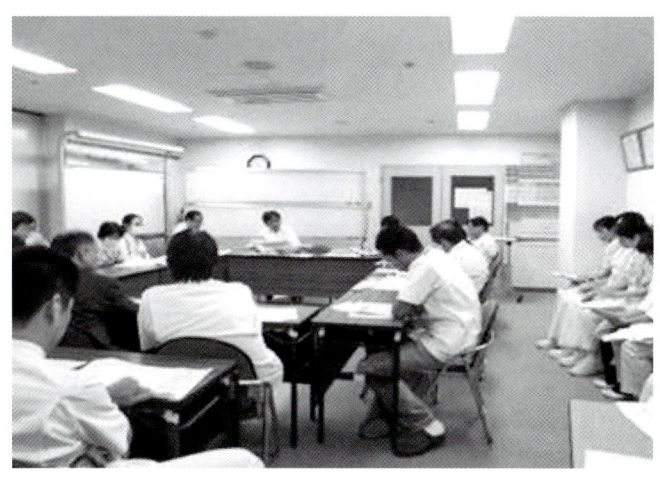

M＆Mカンファレンスの様子

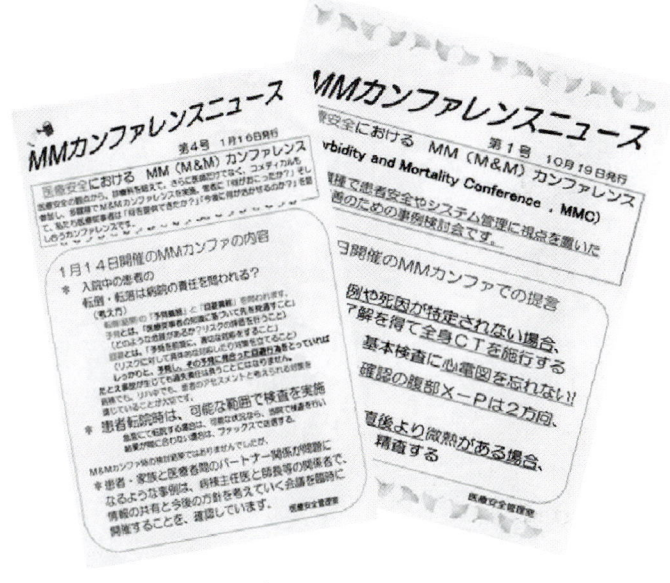

M＆Mカンファレンスニュース

6 模擬患者（SP）活動

井上龍誠 副院長／梅尾さやか 看護部長

はじめに

人と人との間で進められる医療においては，相互のコミュニケーションが重要です。コミュニケーションとは，言葉や文字などで，互いに意思や思想などを伝達，交換することですが，単なる情報交換ではなく意思疎通の意味合いを含んでいます。医療の約9割は情報交換の業務とも言われますが，医療行為が正しく安全に行われるためには，相互の信頼と正確な情報伝達を必要とします。これは，患者さんと医療スタッフの間だけでなく，医療スタッフの間でも同様です。言語・非言語ともに情報が正しく伝わり，正しい情報交換（意思疎通）のためには相互の信頼関係が不可欠です。

1）大分県SP活動の沿革と当院への導入

従来，医療現場のコミュニケーションについては特別な教育はなされず，スタッフ自らが個々の持ち場で試行錯誤して身につけるのが通例でした。ところが10年ほど前から，大学の医学生教育の一環として模擬患者によるコミュニケーション訓練が始まりました。これは，良好な医療者—患者関係を築くために欠かせない条件として，医療面接場面におけるコミュニケーションスキルが重要視されてきたからです。大分県では，元大分医科大学の中野重行先生，高木良三郎先生，元西別府病院の森照明先生らの尽力で開始され，平成13年には「医療コミュニケーションの集い（研修会）」と「豊の国SP研究会（医療教育ボランティア会）」が誕生しています。

当院では平成21年に着任した森照明院長の指導により，模擬患者訓練を用いて医療コミュニケーションを学ぶという取り組みを始めました。"模擬患者（Simulated PatientまたはStandardized Patient; SP）"とは，医療者の医療面接教育の現場で，与えられたシナリオを基にして，患者役を演じて協力していただく医療教育ボランティアのことで，"模擬患者訓練"とは，模擬患者を交えたロールプレイによる擬似体験学習のことです。当院では参加者全員が医療スタッフ役，患者役，観察者役の3役を交代で演じ，その直後に感想を述べ合う（フィードバック）という流れで行っています。模擬患者訓練は擬似体験ですが，実際場面では得難い利点があります。訓練は何度繰り返してもよいので，異なる視点でコミュニケーションに臨んだり，そのたびごとに他者からのフィードバックで貴重な気づきを得ることもできます。現在は院内で50余名の模擬患者が養成され，新入職員，研修生，病院職員へのコミュニケーション教育に活躍しています。他病院の医療安全研修会に模擬患者として招かれ，現地で模擬患者訓練を行うなどの活動も行っています。

2）模擬患者（SP）の概念と役割

医療従事者のコミュニケーションスキルの向上のためには，多くの患者さんと接して経験を重ね，ノウハウを蓄積していくことが大切です。しかし一方で，実際の治療現場に教育や研修の場を求めるには限界もあります。そこで，現場で起こる場面を予め想定したシナリオを設定しておいて，実際に医療従事者が模擬患者と会話を練習するわけです。

模擬患者とは，「ある疾患の患者の持つあらゆる特徴，それは単に病歴や身体所見にとどまらず，病人特有の態度や心理的・感情的側面にいたるまでを可能な限り模倣するよう訓練された健康人」と定義されています。医学生や医療従事者のコミュニケーション教育において，生きた教材として患者役を演ずる人とも言えます。

模擬患者は，臨床場面のシナリオに沿って，研修相手が変わっても，何度でも再現性のある演技をします。そして，演技終了後はすぐに研修相手に対してフィードバック（振り返り）を行って，相手の良いところを引き出し，未熟な点に気付かせる役割があります。

模擬患者は厳密には以下の2種類に分かれます。

a．模擬患者（Simulated Patient）

患者背景やシナリオは用意されているが，演技の自由

度は高く学習者の問いや態度によって応対に変化をつけることが可能。ねらいによっては深いところまで設定できる。普段の学習場面で活躍している。

b．標準模擬患者（Standardized Patient）

医療系学生のOSCE（客観的臨床能力試験）などで総合能力判定のために患者役を演じるため，一定の標準化された患者役を演じなくてはならない。患者像は医学知識の裏付けによったマニュアルに沿って演じられる。そのためシナリオが綿密に用意されているので演じる際の自由度がないのが特徴である。

3）模擬患者を用いた研修の実際

①新入職員への研修の場合

実際に新採用者の教育に医療コミュニケーション教育を利用している状況について解説します。研修の目的は，自身のコミュニケーションの取り方についての気づきを与えること，患者の気持ちに共感する感性を養うこと，多職種でロールプレイを行いチーム医療を意識化させること，などです。

a．プログラム
- コミュニケーションの概要説明
- ロールプレイ実習の説明とデモンストレーション
- 全員でロールプレイ
- みんなで分かち合い

b．ロールプレイの方法
- 1回あたり3分～5分間，シナリオに沿ってロールプレイを行う
- シナリオを覚え，役づくりをする
  【場面設定】のみを医療者役に，【場面設定】と【患者役設定】を模擬患者に配布
- 1回のロールプレイが終了したら，医療者役，観察者役，患者役（模擬患者）の順にフィードバック（ロールプレイの中で感じたこと）を行う
- 役とシナリオを変えてロールプレイを続け，全員が医療者役を経験する

c．シナリオ

参考として現場で実際に起こるような内容の職種別シナリオ例を記してみます。

看護師に対して
- 場面設定：あなたは回復期リハ病棟の看護師です。脳梗塞後左片麻痺の梅野治子さん（仮名，60歳・女性・主婦）をトイレに誘導し，排泄動作を行おうとしているところです。
- 患者役の設定：看護師と理学療法士の介助の仕方に差を感じ，思案顔をしながら次の内容を訴えてください。
  「リハの先生とやり方が違う。違うことを言われても困る。リハの先生は車椅子から立ち上がり，右回りに方向転換した後に（便座に座れる状態），ズボンとパンツを下ろして座るように言う。一方，看護師さんは，車椅子から立ち上がった状態でズボン・パンツを下ろしてから方向転換させて便座に座わらせる」

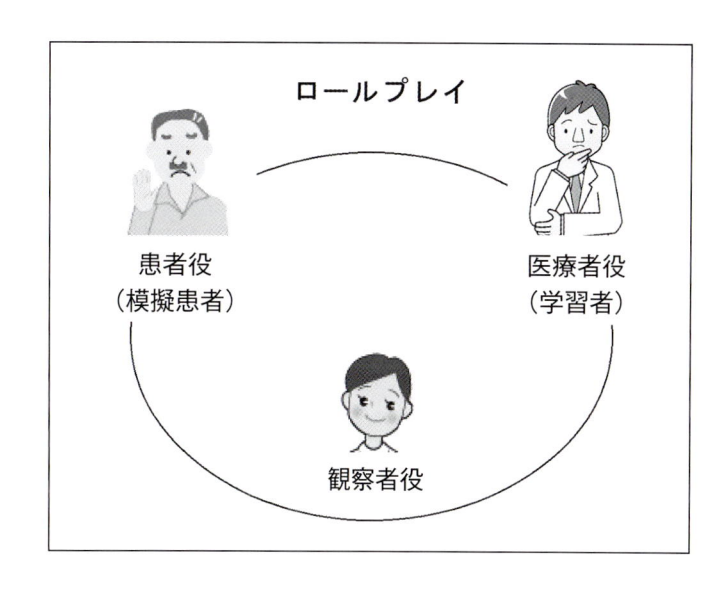

介護福祉士に対して
- 場面設定：あなたは，回復期リハ病棟のケアワーカーです。結城義男さん（仮名，44歳・男性・建設業）は，脳梗塞発症後左麻痺にて数週間前から入院していますが，介助量が大きく，自分で入浴することができません。あなたは入浴の時間に結城さんを誘いに来ました。
- 患者役の設定：機嫌悪く相手の顔も見ずに次のような内容を訴えてください。
  「お風呂は嫌だ。この間，入るとき乱暴な扱いを受けた。風呂にみんなで入るのも恥ずかしい。1週間ぐらい入らなくても死にはしないよ。俺も重いからあんたたちも大変だろう」

d．ロールプレイでしてはいけないこと

シナリオを見ながら演じたり，照れ笑いをすることなどは臨場感を失わせるので注意が必要です。

e．模擬患者のフィードバック（振り返り）

ロールプレイが終了した後，模擬患者は役から抜けて

自分がそのロールプレイの中で相手の言動・態度から感じたことを事実と感情に分けて実習者に伝えます。また，実習者の良いところを引き出し，未熟な点に気づかせるような発言をします。これにより，実習者は自身の言動が専門職としてふさわしい態度であったか否かを自覚し，自分の良いところを強化し，短所を改善することができます。

f．模擬患者訓練を介した分かち合いの結果

当院で行った模擬患者訓練では次のような感想が聞かれました。「多職種間でのロールプレイは初めてで，いろいろな考え方を知り，チーム医療でお互いの立場を思い合うことの重要性を感じた」，「自分の患者に対する接し方について，良い点，悪い点を客観的に評価してもらい改善すべき点に気づけた」。

②医療安全研修（クレーム対策）への応用の場合

平成23年，実際に起こったクレーム事例をもとに，模擬患者がクレーマー患者役として医療者の代表を相手に実演を行い，その後，医療者→会場参加者→模擬患者の順にフィードバック（振り返り）を述べ，最後に院長がライブ解説をするという研修会を行いました。

研修後のアンケートでは，「日常よくあるケースばかりだったので，自分だったらどうするか考えさせられた」，「患者さんの立場を理解し誠意を持って対応していくことと，日頃からの信頼関係の大切さを改めて感じた」，「ハラハラ，ドキドキ，泣きたくなる場面もあり大変参考になった」などクレームの疑似体験ができ，多くの気づきが寄せられました。すべての事例に明確な対応策が示せるわけではないが，参加者全員で事例を共有でき，組織として"患者と職員"を守る対応を考える機会となりました。

看護師に対するシナリオの例

・場面設定：あなたは回復期リハ病棟の看護師です。木村さん（仮名，55歳・男性・自営業）は軽い脳梗塞後遺症でリハビリテーション入院中ですが，嚥下障害があり昨日の夕食で何度もムセていました。朝の7時に検温で38度の熱がありました。嚥下肺炎を起こした可能性が申し送りで指摘されています。日勤で出勤し，朝の検温でAM 8時30分に木村さんのベッドサイドに伺ったところです。

・模擬患者の設定：木村さんは朝の7時に来た看護師に「熱があるので何とかしてほしい」と言っていましたが，なしの礫でした。次にベッドサイドに来た看護師に「いったいここの看護師はどうなっているんだ！」，「患者のつらい気持ちもわからんで！」，「こんな病院にいたら殺される！すぐにでも退院する！」と怒鳴ってください。

4）医療コミュニケーション教育における模擬患者の活用の効果

模擬患者訓練においては，次の効果が認められます。
①実習者に自己のコミュニケーションに関する"気づき"を与えることができる
②患者の気持ちに共感する感性を磨くことができる。
③クレーム対策研修や接遇研修にも活用できる。
④模擬患者自身が自己のコミュニケーション能力を高めることができる。

おわりに

当院が模擬患者で医療コミュニケーションを学ぶきっかけになったのは，種々の職種の医療者や医学生だけでなく，患者も参加した参加体験型学習法であるワークショップ「豊の国医療コミュニケーションの集い」でした。医療コミュニケーションの癒しの力を最大限に活用した，"やわらかな1.5人称"（専門家としての1人称をしっかりと持ちつつ，相手の気持ちにも寄り添える2人称との間を柔軟に往来できること）が中野教授が提唱する目標のコンセプトです。コミュニケーションの重要性が叫ばれる中，多くの問題意識を持ちながら現場で働く私たちにとって，この模擬患者による医療コミュニケーション教育は，患者と医療従事者を結ぶ橋のようなものです。今後も，この活動を継続することで，医療の質を向上させるよう努力していきたいと考えます。

第10章
回復期リハ病棟のメンタルケア

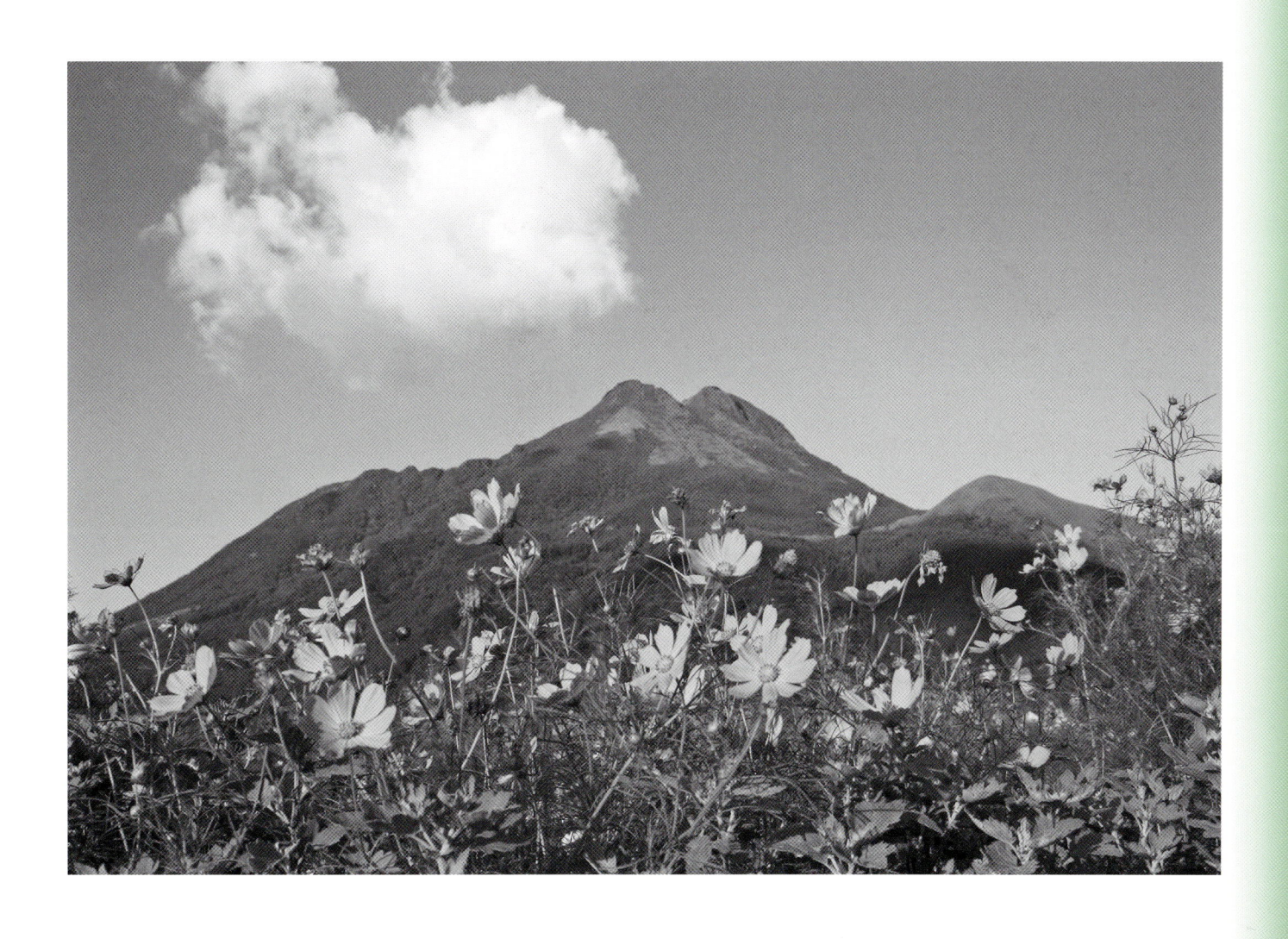

1 回復期リハ病棟の心理的問題

羽坂 雄介　臨床心理士

　脳卒中の回復期は，患者が急性期の混乱を経て，自分の病状，状況が少しずつ見え始め，様々なものを失ったことに気づく時期ともいえます。また発症により脳が障害されたことによって生じる症状，発症による心理的なショック，認知症，高次脳機能障害，病前の性格・年齢などの様々な要因が複雑にまじりあい，患者に様々な心理的な問題が生じてきます。

　上記のように回復期病棟で普遍的に認められる心理的問題について，大隈ら[1] (2006) は，疾病受容の問題，脳卒中後うつ，せん妄，感情失禁，人格変化，認知機能の低下，性的問題，スタッフや訓練内容への失望・不満，患者同士の干渉，家族との距離的，心理的乖離がもたらす感情変化などを挙げています。

　当院心理相談室の平成15年から21年の依頼内容を集計した結果では，患者さん本人に関連した事項では，精神的落ち込みが19％と最も多く，次いで不安・焦燥の15％，不眠の8％と多く，そのほか食欲不振，表情変化，感情失禁，活気低下，リハビリテーションやケアの拒否，不定愁訴，疼痛などが挙がっています(図1)。ここでは，これらの依頼内容が具体的にどのようなものであるかを中心に述べたいと思います。

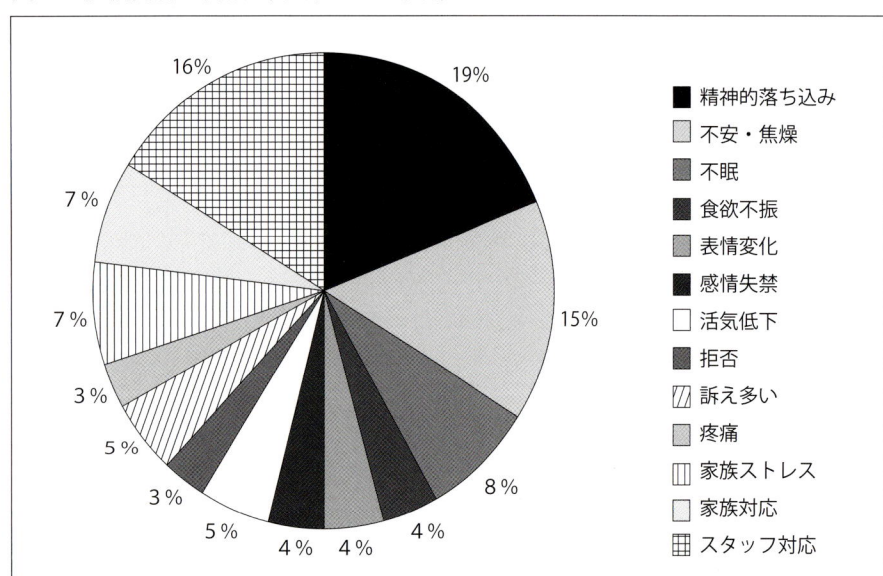

1) 精神的落ち込み

　先述したように心理相談室の依頼内容の中でも最も多い心理的問題は精神的落ち込みで，回復期リハ病棟の脳血管障害患者のほとんどが抑うつ状態にあるといっても過言ではありません。しかし，精神的落ち込みといってもその訴えは様々であり，"発症そのものに対しての落ち込み"であったり，"現在の自分の状況（主に身体状況）に対する落ち込み"，"予後の不良に対する落ち込み"など，病期や身体機能のレベルによって表出されてくる問題は様々です。そのような落ち込みの中で，リハビリに気持ちが向かなかったり，体調を崩したりすることが問題となってきます。

2) 不安・焦燥

　精神的落ち込みに次いで多い訴えが不安・焦燥です。当然ながら特に多いのが先行きへの不安です。「この先自分はどうなるのだろうか」といった身体機能・精神機能の回復への不安，「自宅に帰れるだろうか，施設に行かないといけないのか」などといった退院後の行き先に関する不安，「家でしっかりと生活できるだろうか」といった生活への不安，また年齢の若い方では「職場復帰できるだろうか，前と同じような仕事内容が可能だろうか」などの不安がよく聞かれます。

　一方，不安・焦燥でも，元々認知症を有する患者，あるいは発症により認知レベルの低下や高次脳機能障害を併発された患者では，見当識が不安定であるがゆえに生じる不安も挙げられます。「自分がなぜ病院にいるのか分からない」，「ここがどこか分からない」，

図1　依頼内容の内訳（平成15〜21年度）

「周りは知らない人ばかりで怖い」といった訴えが表出されます。

3）不眠・食欲不振・表情変化・活気低下・感情失禁

上記の精神的落ち込みや不安・焦燥は，患者がリハ療法士や看護師などに話をしたりすることで明らかになることが多いのですが，中にはそういう想いをなかなか話されない方もいます。そういう方々を普段の観察から早期に気づいて，臨床心理士介入につなげていくケースもあります。その際，観察上の鋭敏な指標として不眠・食欲不振・表情変化・活気低下・感情失禁などが挙げられます。不眠・食欲不振はうつの身体症状として頻度が高いことはよく知られていますし，他の項目も脳卒中後うつ (post stroke depression, PSD) と関連があり，上記の精神的落ち込み，不安・焦燥を加えると全体の依頼内容のおよそ6割がPSDに関連するものといえましょう。このようにリハチーム内で早期にサインを見つけて臨床心理士の介入を行うことで，早期発見，精査，対応の流れができてきます。

4）認知症・高次脳機能障害患者の混乱

依頼内容の内訳で16％と2番目に多いものが，患者の訴えにスタッフがどのように対応したらいいのかという疑問です。患者の悲観的な言葉，易怒性，不穏や混乱に対してどのように対応をしたらよいか，コンサルテーションを求められます。中でも多いのは，認知症・高次脳機能障害患者の混乱です。特に入院初期は転院の環境変化による混乱が大きく，「ここがどこか分からない」，「何をしたらよいのか分からない」など見当識障害から状況がなかなか理解できない患者です。また脳血管性の認知症や感情抑制力の低下により，夕方前後からそわそわしはじめ，帰宅願望が強くなってしまう患者，そのまま夜間せん妄に移行してしまう患者など，その混乱は人によって様々です。そのような場合には，接し方に気をつけて落ち着けるように環境調整を行ったり，ご家族のご助力を得たり，電話を利用したり，臨床心理士や認知症専門ナースが関わりを持ったり，薬剤を適切に用いたり，その人それぞれにあった対応方法を考えていく必要があります。

2　家族も問題を抱えていた

羽坂雄介 臨床心理士

これまでは主に患者本人に生じる心理的問題について述べてきましたが，患者と同様に発症によって大きなストレスを抱えてしまうのが家族です。心理相談室の依頼内容を見ても家族のストレスが7％，家族の本人への対応に関する相談が7％と全体の14％を占めています。家族の抱えるストレスに関しても，図2のように様々なものがありますが，その中から代表的な家族ストレスの内容を述べます。

1）回復への期待と現実への直面

発症後，家族から「本人が病前と別人のようになってしまった」という戸惑いの声がよく聞かれます。病前の元気な姿との比較ばかりが前に立ち，患者自身がみせている回復になかなか目が向かないケースも少なくありません。リハビリテーションをすれば患者が完全に元に戻るというイメージが強いため，緩徐な進歩を評価することが難しく，現状に焦りばかりを感じてしまうケースもあります。

2）患者から向けられる負の感情

家族は患者が最も本当の自分を見せられる存在です。そのため，病院生活でのストレスやフラストレーションを病院のスタッフには見せず，家族にぶつけてしまうケースも見られます。患者から怒りや辛さをぶつけられた家族の方が，逆にストレスを抱えてしまう例もあります。

図2　家族介入について

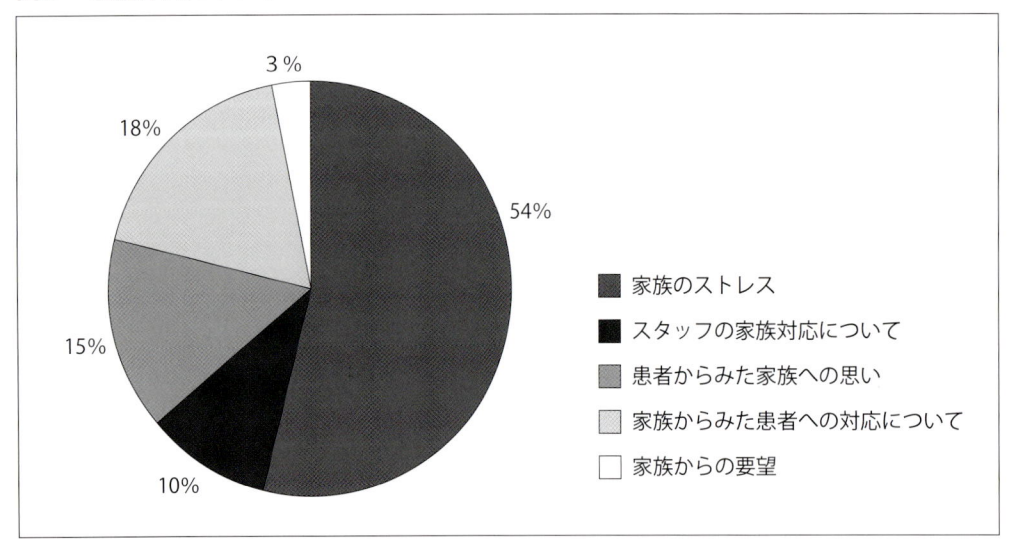

- 家族のストレス 54%
- スタッフの家族対応について 10%
- 患者からみた家族への思い 15%
- 家族からみた患者への対応について 18%
- 家族からの要望 3%

3) 家族の身体的・精神的疲労

　家族は面会に訪れるだけでも—遠方の場合にはなおさら—疲労が蓄積します。それに加えて、今まで家庭生活の中で患者が担ってきた役割を引き受けなければならなかったり、働き手がいないことや入院費などで経済的負担が増えたり、身体的・精神的に疲労困憊してしまう要因に事欠かないため、家族自体がうつ状態に陥らないよう注意しなくてはいけません。家族がうつ状態になってしまうと、患者を支える力が脆弱になり、リハや退院後の生活に大きな影響を与えかねないため、早期発見・早期対応が必要となります。当院では家族自身に対して臨床心理士や心療内科、MSWなどが介入することも稀ではありません。

4) 今後の生活に対する不安

　患者の回復をともに感じ取りながら過ごしてきた家族も、退院が近付くにつれて実際の生活をイメージしていかなければなりません。今後、生活がきちんと成り立つのか、などこれからの介護生活への不安が大きくなる時期です。そのため、MSWを通した具体的な介護サービスの情報提供に加え、家族がどの部分に不安を持っているのかを整理し、漠然とした不安を具体的な不安に変えて解決策を探るような関わりが必要となってきます。

5) 家族と本人への対応を共有する

　上述した様々な問題を抱えて、入院中や退院後の生活で、家族は本人にどのように関わっていけばよいのか、不安を抱えています。つじつまの合わない発言をされたり、怒りっぽくなったり、感情失禁などで涙を流されたり、元気な頃とのギャップに戸惑われる家族に対しては、臨床心理士をはじめ治療チームが試行錯誤して行っている本人への対応の中で、うまくいっている工夫を教唆し共有すること、家族にフィードバックすることがとても重要になります。

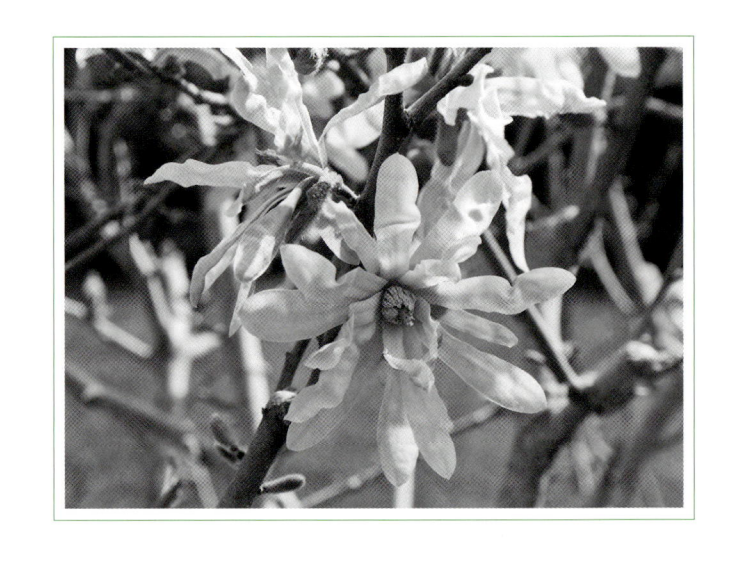

3 臨床心理士の役割

羽坂 雄介 臨床心理士

　これまで，患者本人が抱える心理的問題や家族が抱える心理的問題について述べてきました。このような患者・家族の心理的問題に対して様々なアプローチをしていくことが臨床心理士の役割です。

1）心理社会的アセスメント

　まず，臨床心理士の大きな役割として患者さんに対する心理社会的なアセスメントがあります。心理社会的アセスメントとは，面接で得る情報や心理検査，日常の観察などの様々な視点から包括的に患者さん本人を理解しようとするものであり，様々な背景因子と現在の問題とのつながりを理解するうえでも重要な方法であるといえます。

　患者に関する項目としては，病前性格，仕事内容，仕事への取り組み方，家族内での役割，認知機能，価値観・物事の捉え方，ストレスコーピングなどがあげられます。当院では心理的問題に繋がりやすい項目をハイリスク・アセスメントシートとして早期に把握する試みを行っています。その項目としては「リハビリテーションへの過剰な期待」，「家族内葛藤」，「患者が青年期・中年期である」，「経済資源が不足している」，「ストレスコーピングが脆弱である」，「前医にてすでにうつ・不穏・せん妄が発生」，「病状説明の前後の時期」，「精神疾患の既往がある」，「悲嘆や喪失体験の真っ最中である」，「高次脳機能障害がメインにある」，「基礎疾患・合併症が多い」などがあります。これらの項目にどの程度適合するかを見極め，患者の問題発生とその行方を予測し，解決策を模索していくことが臨床心理士の役割として重要です。

2）精神症状（うつ）のアセスメント

　心理アセスメントの一つとして回復期リハ病棟で特に重要なものとして精神症状―特に抑うつ―のアセスメントがあります。スタッフの観察の中から，抑うつの可能性が疑われる患者が見出されると，身体面，精神面の双方の視点から，どのような抑うつ症状が生じているかをアセスメントしていきます。当院では作業療法士などにより Self-rating Depression Scale (SDS) によるスクリーニング評価を行っていますが，心身症担当内科医の介入が必要と考えられた場合，浜の町病院心身症科で作成された自覚症状調査表（第6章10項参照）を用い，抑うつのアセスメントを行っています。この調査表は「不眠」，「疲労感」，「頭痛」，「消化器症状」，「胸部症状」などの身体症状と「ゆううつ」，「おっくう」，「いらいら」などの精神症状の双方からうつをアセスメントをすることが可能であり，発現している症状に合わせて薬物の種類や組み合わせを決定しやすいのが特徴です。対応をチームで検討することにも役立ちます。この調査法は複数の医師や看護師も適宜使用していますが，半構造化面接的に効果的な設問内容に改変したり，質問への反応や面接中の態度などの観察所見を加えた専門的アセスメントには臨床心理士や心身症担当医師があたっています。

3）心理面接（家族・本人）

　心理社会的アセスメントなどで患者あるいは家族の抱える問題が明らかになると，必要に応じて継続的な心理面接を行います。患者・家族が抱える主訴・問題は様々ですが，これらのものが少しずつ改善されていく過程に対話を通しながらゆっくりとお付き合いし，支えていくことを心がけて面接を行います。

4）スタッフへのコンサルテーション

　臨床心理士の役割として，アセスメント・面接と同様に重要なのがスタッフへのコンサルテーションです。先ほども述べましたが，心理相談室への依頼内容として16％を占めています。日常業務の中で主に患者と関わる医師，看護師，リハ療法士は，当然，患者の心理的問題にも直面します。そこで臨床心理士の役割として上記のアセスメントや面接で得た情報を，彼らに還元・提供す

ることが重要となります。臨床心理士はメンタルケアの専門家ですが，通常1病院に数名しかいない現状であり，すべての患者に目を配らせて専門的なケアを行うのは至難なことです。しかし，治療チームに情報提供をしたり，またチームのメンバーから情報を提供してもらったりすることで，多くの患者さんのメンタルケアに寄与できるのではないかと考えます。

【引用文献】
1) 大隈和喜他：脳卒中回復期リハビリテーション病棟における心理的諸問題と心身医学の役割．心身医学 46：645-653, 2006.

第11章
地域発リハビリテーション

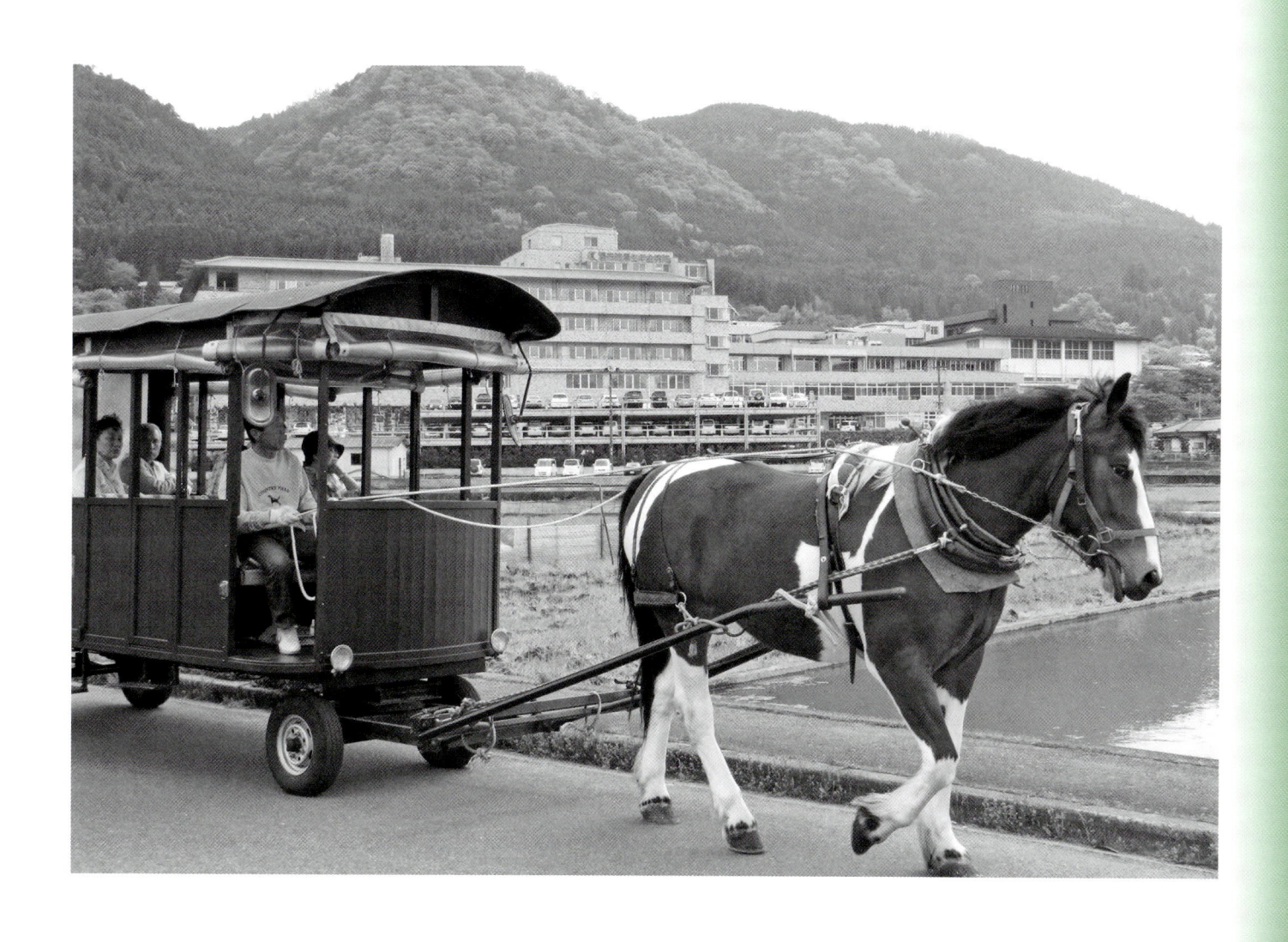

1　星空に蛍舞う静かな山里で

井上 龍誠　副院長

　病院を見学に来られた方や実習に来た学生さんを案内する時，時間が許せば私は最後に決まって屋上へ行くことにしています。院内をあちこち回ったあとに，急に新鮮な空気の屋外へ出たせいもあるが，そこで見る光景に感嘆の声をあげる方が少なくありません。目線の三方には壁のように山が迫り，眼下には，のびやかに由布院盆地の田圃が広がっています。東には間近に杉木立に被われた倉木山，北には天を突くような由布岳，その左手にはどっしりと福満山がそびえ，西には遠く野稲岳，さらに南方には遠く九重へと続く山並みが望めます。山裾には立ち上る湯けむり，点在する家々など，絵を見るようです。季節はもとより景色は日により天候により時刻により趣きを変え，何度来てもホッとできるお気に入りの場所の一つです。

　昭和37年，湯布院厚生年金病院はこの温泉地に開院しました。以来一貫して成人病のリハビリテーション病院として今日に至っています。脳血管障害や整形疾患を中心に，以前は慢性期，最近は回復期のリハを主としています。リハビリテーションの対象は身体的精神的な障害を抱えた人であり，その回復や調整には長い時間と多くの人の関わりを必要とします。患者さんには日々の身体機能訓練とともに，彼を取り巻く人々や環境からの支持と癒しが不可欠です。とりわけ家族からの支え，職員からの心のこもったケア，そしてゆったりとした自然環境は必須といえます。

　今日，湯布院は観光地としてかなり賑やかになってきましたが，住民による町創りの努力もあり自然や景観がうまく保たれています。標高や地形のせいか四季の変化は鮮やかで美しい。初春の山焼き，高山植物の芽ぶき，初夏の田植え，川辺の蛍，晩秋の朝霧，冬季の霧氷，そして夜には満天の星空を見ることができます。街から離れた山中ですが，豊かな温泉と自然の只中にある湯布院は，そのようなリハビリテーション医療に取り組むのにまたとない環境ではないでしょうか。今後とも，この環境を大事に活用するとともに，当然ながら私らはホスピタリティーと相応の腕をもってお応えできるよう努めねばなりません。それが，はるばる山を越えて来られる遠来の方への務めであろうと考えるからです。

2　全国区観光温泉地"湯布院"にて

桑野慎一郎　副院長

　古くは万葉集にも登場する「ゆふいん」は江戸時代には，キリシタンも隠棲していたと言われています。それほど鄙びた農村から，先人たちの努力によって洗練された温泉地に変わってゆきました。国民保養温泉地として落ち着いた温泉を目指す一方，昭和51年の地震以降は，音楽祭，映画祭，牛食い絶叫大会などの企画を次々と繰り出し，"由布院ブランド"を創っていきました。現在では，温泉湧出量全国第2位，年間観光客380万人の観光地になりました。由布院温泉の泉質はアルカリ性単純温泉で，多くの方に安心して利用していただけます。

　湯布院厚生年金病院は九州厚生年金病院の分院として昭和37年にスタートしました。リハビリテーションの認識が低くて，患者さんが集まらない時代には，振動病患者さんにたくさん入院していただいて，高温の温泉を利用した治療を行っていました。長らく高速道路もなく福岡方面からも一日に急行3本，バス3本という時代が続

chap. 11 地域発リハビリテーション

3 豊富な温泉を活用して

福林 美佐 治療体操訓練士

1) 湯布院厚生年金病院における温泉利用

1962年（昭和37）の開院した当時は，当院の温泉はお風呂としてのみ活用されていました。1968年（昭和43）リハビリテーション訓練棟増設の際に地下1階に縦10m×横8mのプール浴室が設備されました。当時は，成人病の患者をはじめ，振動病の患者も利用していました。

1999年（平成11）リハビリ棟の改築に伴いプール浴室も増改築され，メインプールが縦15m×横10mに広がったほかに，縦9m×横5mの流水プールも加わりました。これまでは車椅子使用の患者は運動浴で対応していたのを，それ以降はプール浴で対応することになり，より多くの方が利用されるようになりました。

さらには，2007年（平成19）には健康増進センター"げんき"を開設し，より利用者の目的にそって運用する体制が整いました。

2) 温泉の泉質

当院の温泉は単純温泉で，源泉は67.5℃ありますが，温泉水1kg当たりの温泉成分が1gに満たない比較的薄いものです。お湯に癖がないため，万人向きの泉質で適応疾患は疲労回復などすべての温泉に共通する一般適応症となっています。

3) 温泉を利用した水中運動のリハビリテーションへの活用

水中運動とは，水中歩行や水中ストレッチ，水中筋力増強など水中で体を動かす運動全般を指します。水が持つ物理的な特性である浮力，抵抗，水温，水圧を有効に利用し，健康の維持・増進や予防医学的な手段としてだけでなく，疾病患者や障害者に対する運動療法として幅広く利用されています。

①浮力

重力と反対方向に加わる上向きの力です。浮力の影響により関節にかかる体重の負荷が軽減され，無理のない運動が可能になります。関節運動の拡大が期待できます。障害者のリハビリテーションとして非常に有効です。また，水に浮くことで無重力環境を体感することができ，リラックス効果が得られます。

②抵抗

水中では，速度を変化させることによって，筋肉にかかる負荷を容易に調整することができます。また，急激な筋収縮を伴わないために，筋損傷を最小限にとどめながら運動を行うことができます。身体機能の衰えた中高齢者や関節障害を持つ患者などの運動療法として有効です。

③水圧

水圧は水深に比例して増加します。そのため水中に入るだけで身体は水圧を受け（特に下肢）血流が促進され，静脈環流が起こり，中枢血流量が増大します。また，浸水することで，水圧の影響により，横隔膜が押し上げられます。このため，呼吸の仕方が胸式呼吸から腹式呼吸へと変化して呼吸筋が鍛えられます。これらのことから，水圧により心肺機能を効果的に訓練することができます。ただし，心臓への負担は高くなりますので，心疾患のある方が利用する際は医師の診断が必要です。水圧はリンパにも影響を及ぼし，身体各所のむくみを改善させる効果もあります。

153

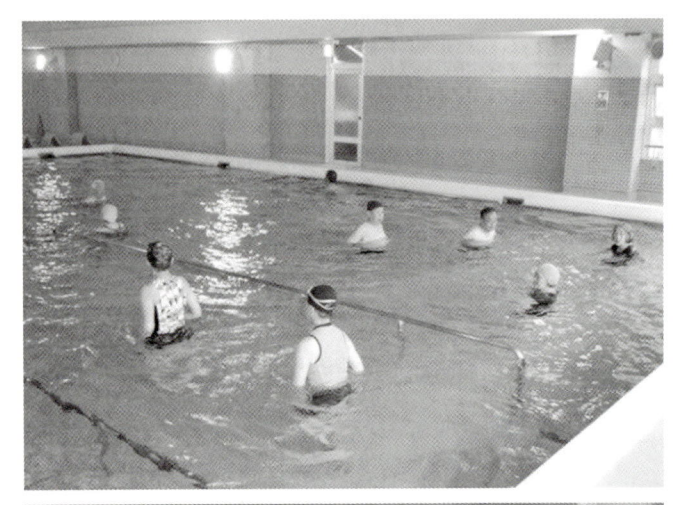

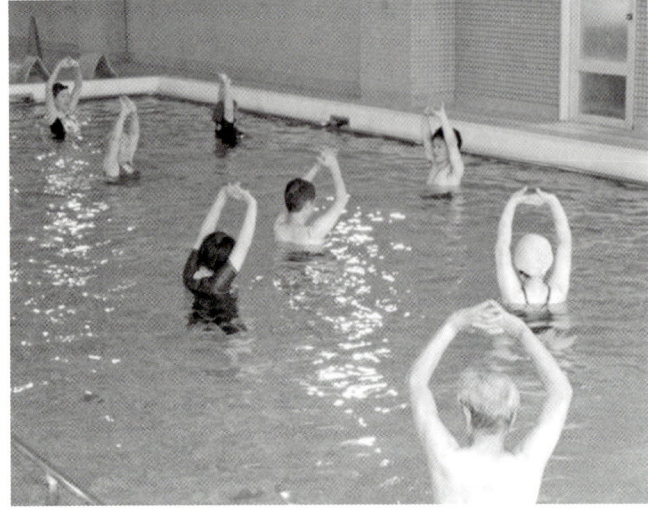

温泉プールを利用した運動風景

④水温

　水中では熱伝導率が空気中に比べ26倍となり，身体の熱が奪われやすくなります。ゆえにプールの活用方法や利用目的によって至適水温は，変わります。高齢者の水温の適温は33～34℃とありますが，水中において体温維持のためには，当院では，高齢者や疾病患者が多く33～34℃では寒さを訴える方が多いので，34～35℃に設定しています。

【参考文献】
臨床スポーツ医学第27巻第8号

4）プールの利用状況

①月別利用者数（図1）

図1　プール一日平均利用人数

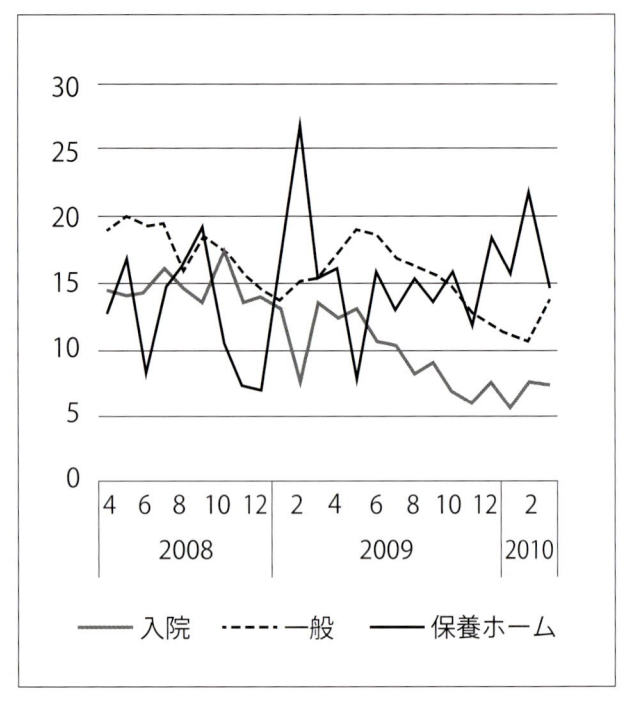

②プール利用の対象

　以前は，プールの利用は医療保険で対応していました。現在では，利用対象者は健康増進，疾病予防を目的とした個人としています。現在の利用者は平均70余歳であり，高齢の方が多く利用しています。平成19年10月15日から21年9月30日の集計では，"げんき"利用者の主な疾患は，脳血管疾患や心疾患などの内科疾患（図2）と，変形性関節症や肩腱板断裂，リウマチ，骨粗鬆症などの整形疾患となっています。

図2　利用者の疾患別割合（内科疾患）

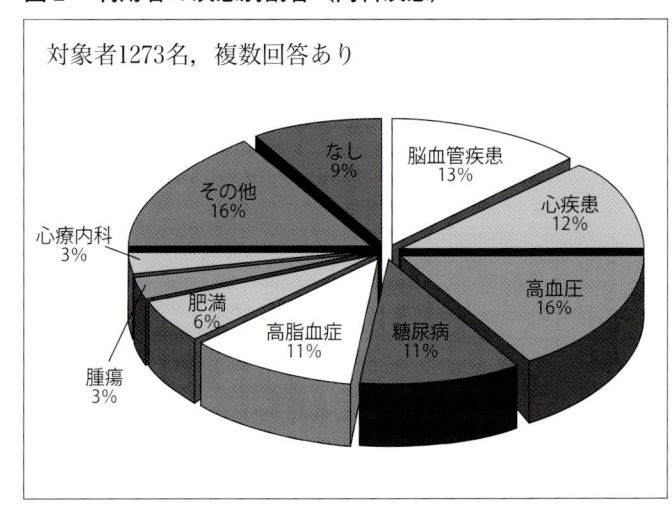

＊"げんき"を利用される方は，問診にて可能と考えられる方，主治医の判断で利用できる方，入院している方などを対象にしています。いずれにせよ，プールにおいて自分で更衣が可能であり，水中で安全に移動できることが条件になります。逆に，感染性疾患を有する方，排尿コントロールに問題がある方，刺青がある方，主治医より利用が困難と判断された方，などは使用を制限させていただいています。

5）プール浴の実際

プールに入る前には，必ず血圧を測定し，その日の体調をチェックします。これは，高齢者では自分の想定より血圧が高いことがしばしばあるからで，プールでの事故防止を目的としています。

プールの中では，健康運動指導士，理学療法士の指導者が2名で対応しています。利用者の状態を確認しながら，個別指導します。

初めて利用する方は，15分間程度から開始します。これは，水中での運動は，陸上に比べ運動消費量が高く，疲労を招くからです。水中内は，浮力があり楽しく行われていても，終了後，プールから上がると重力がかかり，自分の体重に驚かれる方がほとんどです。1時間の自己訓練に対し水中での集団体操を約15分間行います。その内容は，足踏み，スクワット，踵の上げ下げ，アキレス腱伸ばし，脚の前後振り，脚の横振り，手すりにつかまってのバタ足，腕立て伏せ，体幹のひねり，腕の上げ下げ，肩の上げ下げ，首回しなどです。

水中歩行は前歩き，後ろ歩き，横歩き，大股歩きを本人の能力に合わせ助言しながら行います。

また，疾患別の運動指導も行います。腰痛の方には，腰のストレッチ，浮力を利用したリラクゼーション，体幹の収縮を意識した動きを主に行います。脳血管疾患の方には，水中でのバランス動作の獲得を中心にしたに歩行訓練を行います。麻痺側の足上げや脚振り，立位での腰振りなどです。整形外科疾患の術後の方には，担当理学療法士の指導のもと疾患ごとの管理に留意しながら行っています。

6）プール浴の効果

プール浴の効果は，人によって違いますが，約1～3カ月かかると言われています。

陸上との違いは，プールは浮力があって関節に負担がかからず動きやすいこと，適度に温かく温熱作用があり，気持ちがいいこと，リラクゼーションができ，陸上ではできない動きができることが挙げられます。普段できないことができることは，高齢者や障害を有する方にとっての喜びであり，続けていく動機となります。私たちは，プールの効果を最大限に活用できるようサポートしていきます。

おわりに

プールの醍醐味は，陸上では味わえない感覚があるからです。「体が軽くなる」，「膝痛・腰痛が陸上よりも痛くない」，「温かくて気持ちがいい」，「こんなに足が上がる」など，たくさんの言葉が聞かれます。そんな感覚が得られた中での運動は，とても気持ちよく，運動をしたという達成感があり，より利用者の満足度を上げてくれることと感じます。湯布院の豊かな恵みの温泉を生かしたプールが，皆さんをもっとたくさんの笑顔にしてくれることと思います。今後も皆さんに満足していただけるよう，この湯布院の素晴らしい自然の恵みに感謝しながらスタッフ一同がんばっていきたいと思います。

4 当院併設「保養ホーム」について

大隈 和喜 内科

　当院には一人部屋62室，二人部屋10室の計72室からなる厚生年金保養ホームが併設されています。保養ホームは食生活を整え，リハビリテーションを行うことで健康の維持増進を希望される厚生年金被保険者ならびに年金受給者の方のための施設です。想定する対象者は，①医師からリハビリテーション訓練を受けた方が良いと言われた方，②医師から食事療法，運動療法を受けた方が良いと言われた方，③医師から温泉療法を受けた方が良いと言われた方などです。自分で入浴や食事ができることが条件で，原則，入院を必要としない方を対象にしています。何らかの慢性的疾病をもった方や急性疾患後体力が弱った方などが，温泉や当院の体育館・プールなどを利用したり，介護保険で通所リハを受けたり，1週間以上3カ月以内を決まりに滞在して養生しています。施設利用のための病名に特に制限はありませんが，1年以内に書かれたかかりつけ医の診断書を持参していただくのが条件になっています。保養ホーム滞在者は入院患者ではないので，主治医が決まるわけではありませんが，当院外来で診察や治療を受けることができます。また，当院所属のプール浴や体育館での"げんき"による運動プログラムへの参加には別途の料金がかかります。介護保険で通所リハの資格を持っている方などには，住居の自治体の許可やケアマネの誘導があれば当院通所リハのサービスを受けることもできます。また，1200kcalのダイエット食なども用意されていますので，食事療法，運動療法などで体質改善をはかる目的などにも幅広く利用していただいております。

　比較的自立度が高い回復期リハ病棟入院患者で入院日数の期限が過ぎ，もう少し自主トレーニングも含めてリハビリテーションしたいと思っている方や，ご家族が当院に入院していて自分も持病を持っていて養生しながら付き添いたい方，などにもご利用いただいています。

　保養ホームにはトレーニングルームや対話ロビー，談話室，図書室，そして由布院温泉の大浴場を完備しており，窓外には雄大な由布岳や美しい湯布院盆地の田園風景を望むことができます。

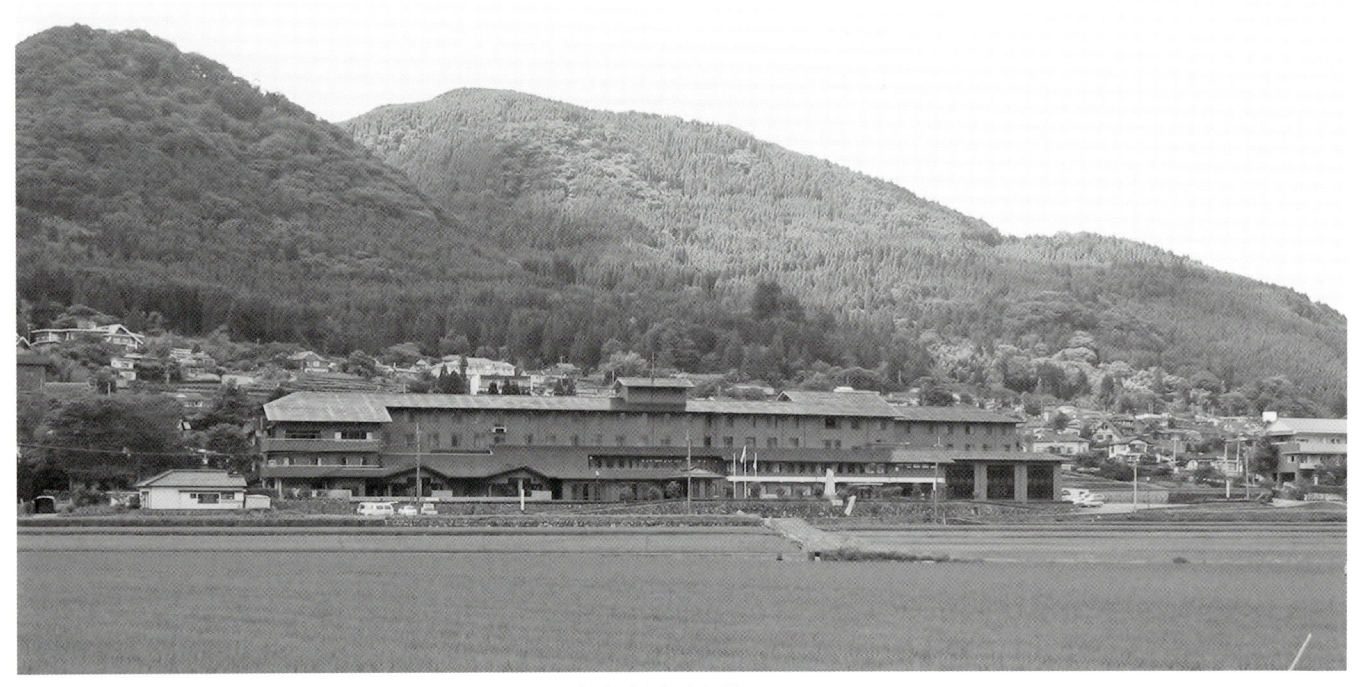

湯布院厚生年金保養ホーム

5 湯布院と病院と患者をつなぐ「ゆふいんだより」

大久保通子　副看護部長

　ゆふいんだよりは，患者さんとご家族の方々と病院を結ぶ架け橋の役割を担いたいと昭和60年1月，当時の副院長であった山田先生を中心に各部署から有志が集まって創刊されました。患者さんや家族の方々から寄せられる闘病記や悩み事の相談を患者さんとともに共有し，患者さん同士が励まし合ったり，声を掛け合う場を提供することを目的として，年4回季節の話題や病院からの情報を織り交ぜながら発行して行くことになりました。私自身は退院後の患者さんとご家族が生活して行くうえで，日常生活の管理や再発予防のためのお手伝いが少しでもできるのではないかと思い末席に加えさせていただいた思い出があります。

　患者さんから頂いた，多くの貴重なお便りをなるべく全部載せたい，「麻痺した右手に変わり初めて左で手紙を書きました」と頂いたお便りは，できればそのまま載せたい，など編集会議はそれはそれは盛り上がりました。なれないイラストや紙面のレイアウトに悪戦苦闘し，第1号のモノクロの表紙が出来上がったときには，なんともいえない感動を覚えました。表紙もその後カラーになり，おたよりコーナーは，皆様からのお便りが毎回載せ切れないほどの反響をいただきました。時は流れ，創刊のご挨拶をいただいた桑原初代名誉院長から有田名誉院長に替わり，さらに現在の森院長へと替わりました。また，編集長も山田先生から衛藤先生，後藤先生へとバトンタッチされました。

　「いつも枕元にゆふいんだよりをおいて，湯布院での闘病生活を思い出し，夫と共に頑張っています」などのお便りにスタッフも力を頂きながら，平成21年10月にゆふいんだよりは100号を迎えました。

　湯布院盆地も観光客の増加とともに交通量が増え，患者さんとともにゆっくり散歩できる場所も少なくなりましたが，由布岳はいつも変わらずあたたかく見守ってくれています。創刊当時のスタッフは私だけとなりましたが，ゆふいんだよりは，若い力を次々に注ぎながら，これからも患者さんとご家族の皆様と病院をつなぐ架け橋になれるように努力していきたいと思っています。これからもどうぞよろしくお願しします。

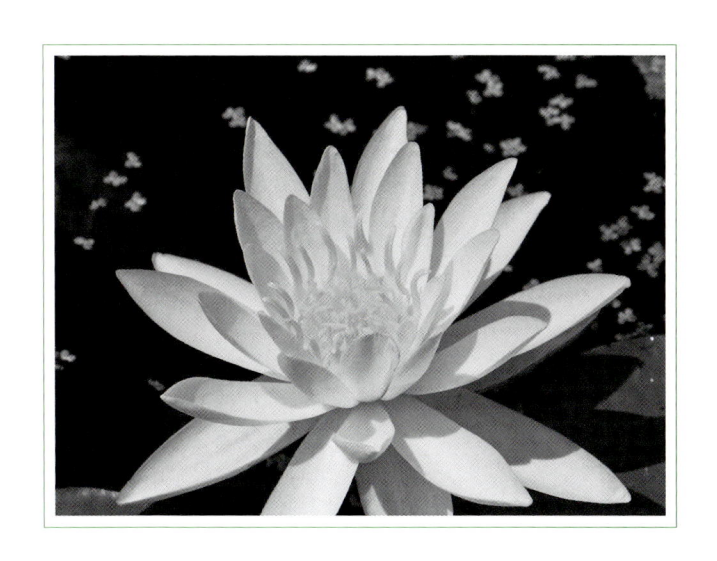

第12章
病棟運営と病病・病福連携，前方・後方支援

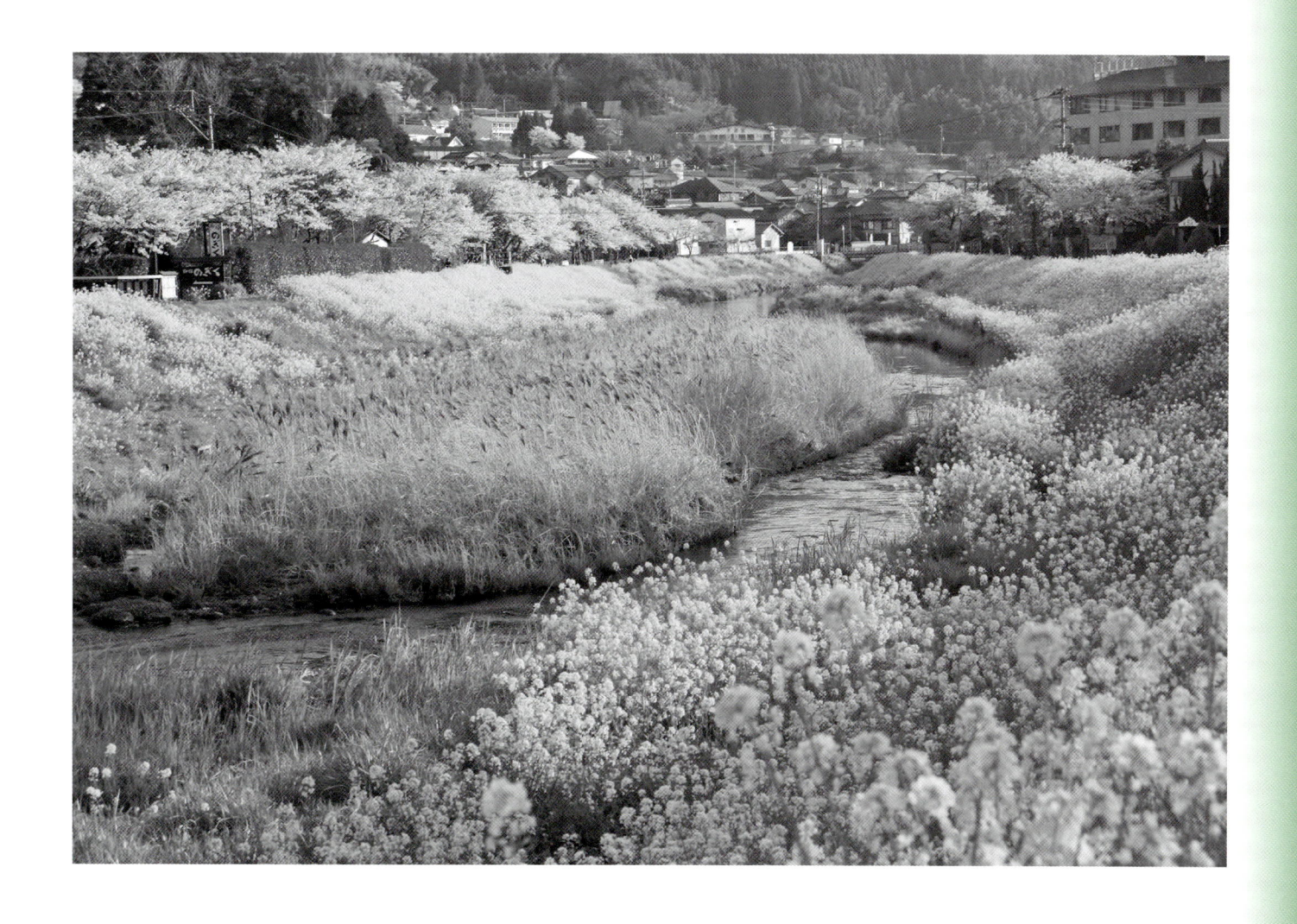

1　医療ソーシャルワーカー（MSW）の役割

割石 高史　医療ソーシャルワーカー

回復期リハビリテーション病棟では，入院患者の退院後の生活再開に向けた支援が欠かせません。そのためには社会福祉サービスの仕組みや地域の社会資源の情報や連携に長けた医療ソーシャルワーカー（medical social worker）活動が重要になってきます。当院ではMSWの介入は患者が入院した時から開始しています。患者や家族の状況やニーズを早期に把握し，後に必要となる支援の見当をつけたり，患者や家族の不安を取り除くため入院中常に相談に乗れる体制を築くためです。この章では，MSWの代表的な業務3点について述べたいと思います。

1）生活再構築に向けた心理社会的支援

回復期リハ病棟では発症・受傷後間もない状況で転院してくるため，疾病や障害を負い，新たな生活を模索していく時期にあるものの，実際の患者・家族の多くは病前の状況と現状を比べて悲嘆し，またこれからの生活も想像できず困惑しています。そのためMSWは患者やその家族から語られる，それまでの生活状況や現在の状況に対する思い，また将来に対する希望・期待や焦り・不安などを傾聴しながらアセスメントし，まずは患者・家族像の把握に努めていきます。また把握した患者・家族像を多職種とも共有し，その患者にとっての目標設定ができるよう協業しています。その際に，ただ単に患者・家族から表出される不安や焦りの解決に対応するだけでなく，その人（患者）が生活再開や社会復帰においてどのような関係性の中で過ごしていくかという点にも配慮し支援しています。

2）社会資源活用支援

回復期リハ病棟に入院される患者の中には，発症による身体機能の変化のみでなく，入院に伴って発生する医療費の負担増加や家庭内の役割変更が必要となっているケースも少なくありません。また回復期リハ病棟の目的の一つである「自宅復帰」においても，介護者の高齢化やマンパワー不足，住環境面の問題などの課題もあり，単純にADLの向上だけでは生活が再開できない現状があります。MSWは，入院に伴って発生する問題や自宅復帰へ向けた課題に対し，多様な社会資源を活用しながら支援を展開しています。以下には回復期リハ病棟におけるMSW支援の中で関わることの多い社会資源について説明します。

a．介護保険制度

回復期リハ病棟開設と同じ年に開始となった制度です。介護保険制度では，医療と介護（地域支援）の連携・協業が非常に重要となっています。MSWは病院と地域を結ぶ窓口としての役割を担い，シームレスな連携に向け取り組んできました。当初は，「できないこと」や「介護量の軽減」など家族の不安や介護支援の視点からケアプランを検討する傾向がありました。入院中に行っていた取り組みを自宅生活においても反映し，生活機能の維持・向上と社会参加の拡大を図っていくことを目的に，「経過的ケアプラン」のシステムを構築しケアプラン案を作成，ケアマネジャーとの情報共有・支援引き継ぎを行っています。

b．障害者に関する諸制度

身体障害者に対する制度は以前の行政の判断による措置から，利用者が選択しサービス提供者と契約を結び利用する契約へと変化しました。介護保険に該当しない患者については，身体障害者のサービスを利用することとなりますが，多くは身体障害者手帳作成までとなっています。年齢が若く，身体的な障害は残存しないが，高次脳機能障害により日常生活に支援を要す患者の場合に，制度の狭間で必要な支援を受けることができない状況もあり，支援する中でのジレンマとなっていました。ここ数年間で，高次脳機能障害者への支援体制も構築され広まりつつあり，患者を支える地域との連携強化が今後も必要と考えています。

c．生活保護法

入院患者の中には経済的不安を抱える方も少なくありません。現在では、医療保険高額療養費制度や限度額認定証の取得など、当初より医療費負担軽減を図ることのできる制度が整備されていますが、患者が必要な期間・必要なリハを受けることができるよう、経済的不安に対する支援は必要です。スムースに生活保護受給が可能なケースばかりではなく、諸制度との関連により受給までに様々な手続きが必要な場合もあります。MSWは制度担当者や地域支援者と協議しながら支援を進めています。現代社会において、経済的課題は身近に存在しています。また、経済的課題のみでなく、入院に伴い生じる課題は個々様々です。上記に記した社会資源も含め、社会資源に精通することが必要と考えます。

3）前方・後方連携作業について
a．前方連携の実際
当院の回復期リハ病棟はほとんどが急性期病院からの紹介です。そのためMSWは他急性期医療機関のMSWとのつなぎ役として、紹介患者の情報集約（FAX受信）などを担ってきました。またそのような連携の中から、経済的課題を抱えた方や、高齢夫婦のみやキーパーソン不在などMSWの支援が必要なケースの早期発見・早期介入に繋がりました。現在ではその前方連携については平成18年に開設された『地域連携室』へ業務の内容を移行し、業務整理ができました（詳細については後に述べる「地域連携室」の部分に記載）。

b．地域後方連携の実際
回復期リハ病棟へ入院する患者の多くは自宅復帰となりますが、中には後遺症の残存やマンパワーの状況から施設入所や転院を調整することが必要な方もいます。そのためMSWは定期的に転帰先として実績のある施設や医療機関への訪問を行い、顔の見える連携を心がけてきました。それはただ単に、患者の受け入れ先を確保することに留まらず、受け入れ機関の資源や状況を把握することで、患者・家族の望む生活（療養生活）の実現に繋がることとなりました。

2　地域連携室の役割

松尾 美穂　地域連携室長

平成23年10月、地域連携室、医療福祉相談室、在宅診療部を統括する"地域医療部"が新設されました。この組織は、入院から退院、そして退院後の生活までをリハビリテーション・ケアの観点からしっかりとサポートしていく地域連携のかなめの部署です。ここでは主に病院外との連携の役割を担う地域連携室について述べます。

1）地域連携室が構成されるまで
回復期リハ病棟において、入院患者確保のための広報活動、入院相談の窓口機能を担うのが地域連携室です。平成12年に回復期リハ病棟開設に向け、患者確保に向けて医師が主体となって様々な地域の急性期病院へ行った広報・連携活動に地域連携室の嚆矢を見出すことができます。その後も、医師やMSWらが、連携する急性期病院に病病連携を、療養型医療機関や介護保険施設に病福連携を目的として定期的に訪問し、当院リハビリテーションの成果報告を行い、意見交換を行うなかで信頼関係を構築してきました。

平成18年10月に医師・看護師・MSW・医事担当事務員で構成する"地域医療・福祉連携室"が新たな部署として開設されました。ここでは地域医療・福祉連携室が入院相談機能、返書管理機能、広報活動機能をもつ部署として明確に定義され、以後、脳卒中地域連携パスや大分県回復期リハビリテーション病棟連絡協議会の活動も"地域医療・福祉連携室"が中心となって取り組んできました。平成22年2月、新たに名称を"地域連携室"と改め、新たな活動を開始しました。

2）地域連携室の活動
再編された地域連携室が目指すものは、入り口（入院

相談から入院まで）機能が情報共有され，情報公開されること，そして連携の仕組みをシステム化することでした。地域連携室は地域連携室規約のなかで，その目的を"急性期・回復期・維持期に関わる医療，保健，福祉などの関係機関，また地域住民などとの連携を深め，リハビリテーションを必要とする患者や地域住民がスムースに治療やリハ・ケアを受けられるシステムを構築する。また，当院を利用する患者のみならず地域の情報を管理・活用することでリハ医療および地域生活支援の充実・発展をはかる"としています。スタッフは専従にMSW，兼任に医師・看護師・リハ療法士・事務員から構成され，入院前からしっかりとリハビリテーションへの導入が検討される体制となりました。より明確化された地域連携室の主な業務の柱は以下の三つです。

a．患者受け入れ体制の整備（入院相談，入院判定会議，入院期間満了外の逆紹介手配）

入院相談は地域連携室での窓口一本化とし，急性期医療機関のみならず，身体機能の低下をきたしている在宅生活者や地域ケアマネジャーなどからの相談も全て情報が集まる体制としました。また，地域連携室再編後，新たに取り組まれたのは毎日定刻に実施される「入院判定会議」，病棟運営を戦略的に検証する月2回の「地域医療部会議」です。"入院判定会議"では，医師・各病棟看護師長・各病棟主任リハ療法士・MSW・事務員が集まり，その日連携室に紹介された患者の入院の適否，および入院日・入院病棟の決定，さらに入院前評価をリハチームで行います。"地域医療部会議"では，さらに医事課職員，在宅医療担当看護師も加わり，情報収集と現状分析，入院患者数確保のための検討，企画・対策の立案，周知を行い，地域連携に関わる事項を院内へ情報公開・共有する仕組みも構築しました。連携室には，週単位，月単位での患者数確保に向けた戦略をたてられるように，病院全体そして各病棟の患者動向が俯瞰できる大型のホワイトボードも設置されています。

b．連携・広報

平成12年から始まった病病・病福連携のための訪問活動は，年数回の定期訪問としてリハチームで今も継続して行っています。訪問範囲も北部九州全域に拡大し，常日頃から連携を深めている医療機関にとどまらず，脳神経外科や神経内科をもつ医療機関への新規開拓を行っています。

平成23年度からは地域連携室だより"NEXT"（ネクスト）の刊行を開始しました。毎号特集を組み，当院のリハビリテーション・ケアをより細かく深く知ってもらうことを目的に，医療・保健・福祉機関に配布しています。

このように当院の回復期リハビリテーション病棟を知ってもらい，リハビリテーションを必要とする患者に，速やかに適切なリハビリテーションが開始されるように努力しています。連携機関の信頼を得るために，当院の取り組みと成果を定期的に報告し，いつも顔を合わせることで急性期病院のニーズをいち早くキャッチできるように，今後も連携・広報活動を充実させていきたいと思います。

c．情報管理

患者が入院して退院するまでの様々な情報—紹介元医療機関情報，入院形態，入院期間，リハ・ケアの経過，退院時のリハ成果，転帰，介護保険など活用状況—が，一元化して地域連携室で集約されるように情報管理も開始しました。得られた情報を分析することで，紹介元医療機関や患者・地域のニーズを把握でき，当院の成果も理解でき，当院の新たなリハ・ケアの目標設定に役立つことを目的としています。一方，これらの情報を基に，個々の患者の退院時には，その情報を返書として紹介元機関へ報告しています。

3）今後の課題

以上，地域連携室の役割について紹介しました。情報管理で病院内外の動向を分析し，連携・広報活動で広域な地域からの信頼を獲得し，そして紹介受付後は迅速に病床を確保し，年間を通じて安定した経営にも繋がるシステム作りを当室は担っています。リハビリテーションを必要とする患者が地域生活を再建するためにしっかりとリハビリテーションできるように，入口から出口までのマネジメント機能をさらに高めていきたいと思います。

3　病床管理の要点

桑野慎一郎　副院長

　回復期病棟への入院受け入れは，可能な限り迅速にしなくてはいけません。多くの回復期リハ病院は外部の急性期病院から入院患者を受け入れていると思います。そのため，1）できるだけ早期にたくさんのリハビリテーションを行うこと，2）急性期病院の平均在院日数短縮へ協力すること，この二つが重要です。当院では最短で予約を受けた翌々日の入院を目指し，少なくとも1週間以内には転入院していただくよう努力しています。

　以下に回復期リハ病棟の病床管理の要点を簡潔に述べたいと思います。
　病床調整者は，以下のことに留意して業務を行う必要があると思います。
　①入院患者全体の重傷者の，病棟間や部屋ごとのバランスと男女の比率を知っておく。
　②2週間先までの退院予定を把握しておく。
　③入院適応疾患と制限日数，保険点数を完全に把握する。
　④病院全体の入退院状況も理解する。
　⑤主治医となる医師の勤務状況や予定，スケジュールもつかんでおく。
　⑥病棟看護師の勤務状況，体制をしっかり把握する。
　⑦顧客の急性期病院からの申し入れは多少融通を利かせるよう努力する。
　その他，周囲の病院の動向や患者の情報も常にアンテナを立てて収集しておく必要があります。以上のことを踏まえて病床管理をしていけば，不安なく滞りなく進んでいくと思います。

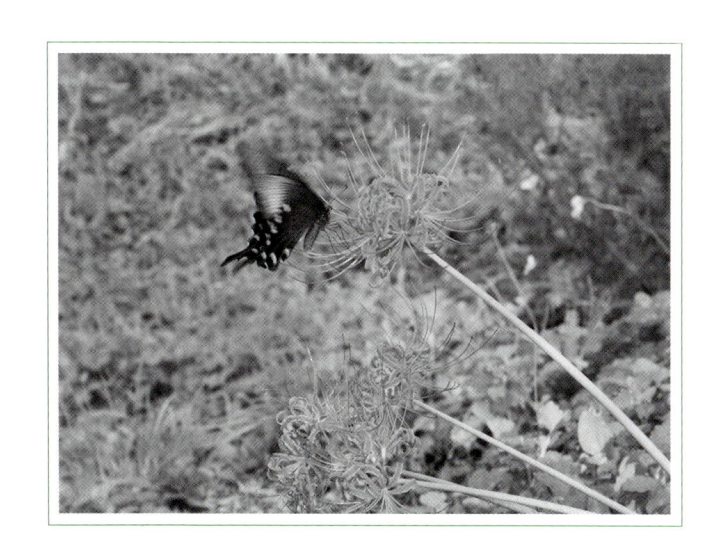

第 13 章
退院後の在宅生活を支える地域リハビリテーション

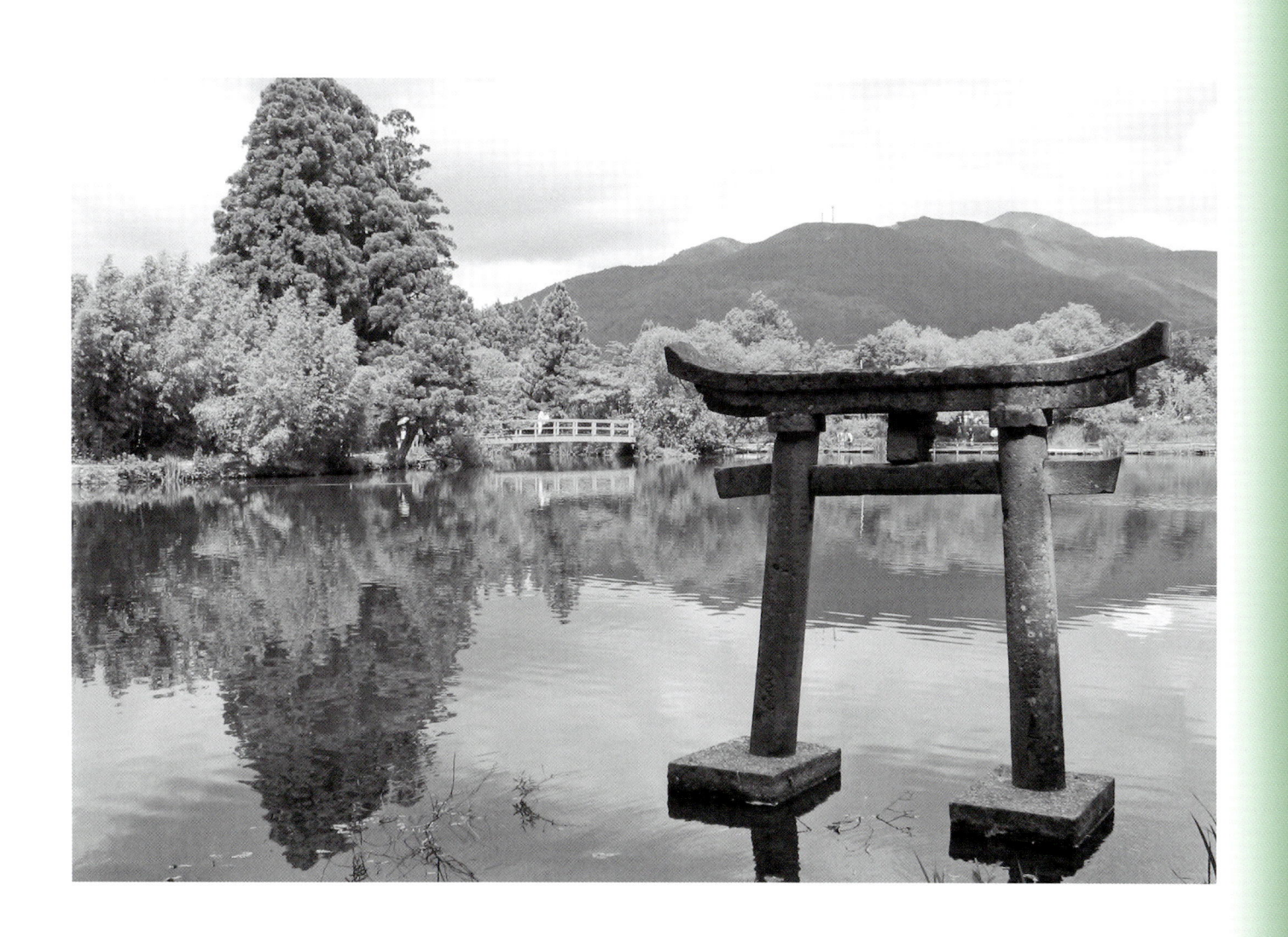

1 在宅総合ケアセンター"ムーミン"の誕生

日隈 武治 リハビリテーション技師長

1）ムーミンの誕生

湯布院厚生年金「在宅総合ケアセンター"ムーミン"」は、平成12年4月に開設した「通所リハビリテーション事業所」と、翌年開設の「居宅介護支援事業所」に「訪問リハビリテーション事業所」を加え、平成16年4月1日に誕生しました。また、同年11月には「訪問看護」も開設し現在に至っています。センター名の"ムーミン"は、フィンランドの作家ヤンセンの作品に出てくる妖精の主人公の名前で、日本ではアニメでも人気を博しました。当時、ムーミンは厚生年金事業振興団のイメージキャラクターであり、有田眞名誉院長がセンター名として命名しました。ムーミン一家がほのぼのとした癒しのイメージを与えることから、生活を支える介護保険事業所として良いネーミングと思っています。

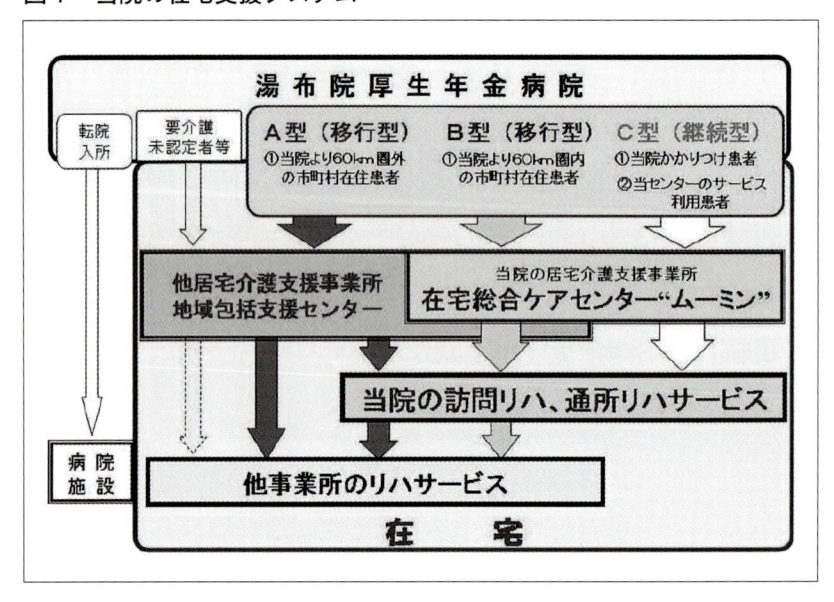

ムーミンに係る事業所の変遷

2000年4月1日	地域リハビリテーション支援センター開設 通所リハビリテーション事業所1単位で開始
8月1日	居宅介護支援事業所開設
2004年4月1日	事業所名を湯布院厚生年金 在宅総合ケアセンター"ムーミン"に変更 訪問リハビリテーション事業所開設
11月1日	訪問看護事業所開設 現在に至る

2）在宅総合ケアセンターの役割

本センターの事業目的は、地域の方々へ当院が有するリハビリテーション機能を提供することにあります。特に当院の回復期リハビリテーション病棟を退院された地域の患者に対する在宅支援には力を注いでいます。私たちが努力してきたのは、患者が入院中に獲得した能力を在宅で十分に活かすための様々な工夫です。以下にその幾つかを紹介します。

図1 当院の在宅支援システム

①当院の在宅支援システム（図1）

在宅支援の基本概念は、入院担当者が入院期間中の患者の経過やリハの成果を集約した「ケアプラン案」を作成し、それを地域のケアマネジャーに提案することや、情報提供書を通して患者の住む地域での治療やリハに繋げることです。具体的な退院後の病院と地域サービスとの支援連携方法に関しては、当院から半径60kmを境にして図1のように三つのパターンに分けています。60km以上離れた地域に居住する患者で他の居宅介護支援事務所や包括支援センターに情報伝達してケアを依頼することになるA型。60km以内に居住して、初めは当院在宅総合ケアセンターでリハ・ケアして、設定した在宅生活の目標が達成した後に地域のサービス担当者に担当を移行するB型。当院のかかりつけ患者で当院の訪問・通所リハで連続的にみていくC型、の三つです。B型は、退院後も生活が安定するまで、地域の担当者と共に患者の生活を支援するシステムともいえます。

②個別支援計画の実行

利用者の状態はそれぞれ異なりますので、サービスは

一律に当てはめるのではなく，個別性を重視した支援計画を立てています。当センターの全ての事業はこの個別支援計画に則って実施されていますが，中でも当院の通所リハは，他事業所の多くが利用者を集団管理していた時期においても，個別リハサービスをモットーに事業展開してきました。

③サービスの自己選択の推進

利用者が自らサービスを選択していくことは自立支援の基本と言えます。このため当センターが提供するサービスは，利用者が一目で閲覧できる「おもしろ隊メニュー」を冊子としてまとめたり，活動プログラム一覧を掲示したり，利用者がいつでも主体的に希望するサービスを選べるようにしています。当然のことながら，サービス提供者側から，利用者に必要なサービスを助言・指導することもあります。

3）サービス内容の紹介

当センターのサービス内容を事業別に紹介しましょう。

①通所リハビリテーション事業，介護予防通所リハビリテーション事業

通所リハビリテーション（＝デイケア）とは，在宅で生活している方が，事業所に通って受けるリハサービスです。当事業所では，理学療法士，作業療法士，言語聴覚士，看護師，ケアワーカーが専従しています。

ここでは種々の実際的な生活活動の練習・指導と家族などへの介護指導などを行っています。個別主体ですが，目的に応じて小グループで調理訓練や創作，体操などを行うこともあります。できる限り利用者各人が自分の意志と行動を自覚しながら活動できるよう配慮しています。なお，当通所リハでは，リハが主体で入浴サービスは提供していません。

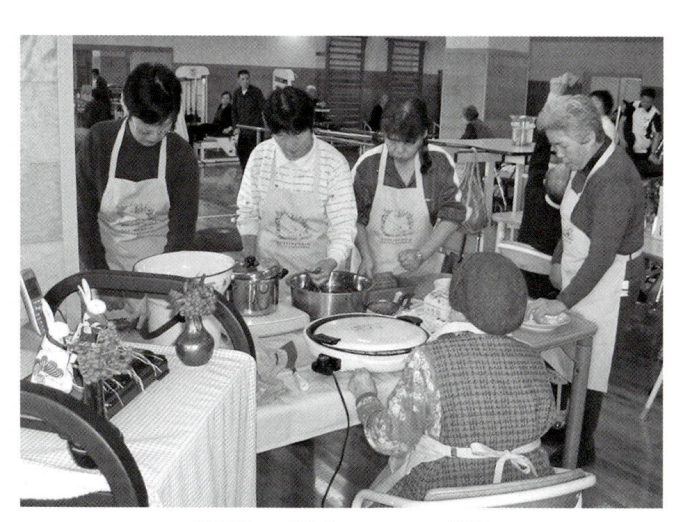

②訪問リハビリテーション事業，介護予防訪問リハビリテーション事業

訪問リハとは，在宅に伺って行うリハです。当センターでは，理学療法士，作業療法士，言語聴覚士6名が専従しています。山間部の利用者も多いため，療法士たちは1日平均約80kmの距離を移動しています。訪問リハは自宅環境を存分に活かした動作の練習・指導を行います。実際の生活場面で実用的な動作を指導することで，利用者自身が自宅での動作姿勢やタイミングを的確に獲得できます。介護指導も実践の場所で介護者を指導するため，習得も早くなります。

③訪問看護事業，介護予防訪問看護事業

訪問看護は，在宅に伺って行う看護です。最近は末期がん患者などの終末期在宅治療が求められるようになり，訪問看護の受容も高まりつつあります。病院と在宅との医療の架け橋となるサービスで，今後，需要が増えると予想されています。

④居宅介護支援事業

介護支援専門員（ケアマネジャー）が居る事業所です。当事業所は作業療法士，理学療法士，看護師，ヘルパーの職種で構成され，専門職とケアマネジャーを兼ねた職員が常駐しています。それぞれの専門職の視点から利用者に望ましい介護サービス計画（ケアプラン）を作成し，提供しています。特に当センターでは，回復期リハ病棟から自宅に退院する患者の自立支援を専門に活動してい

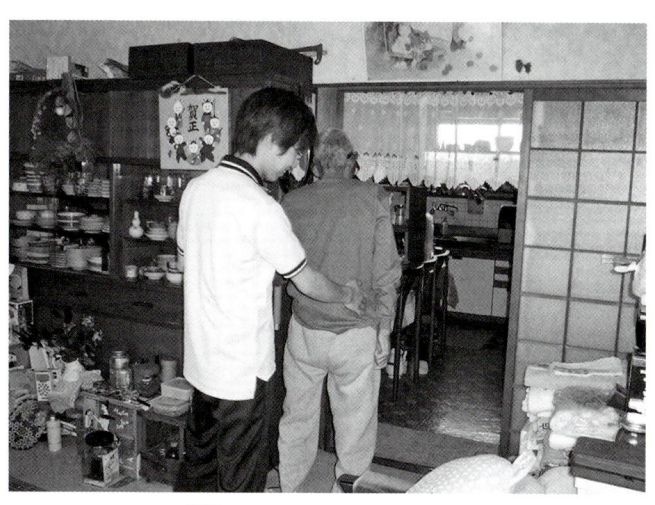

通所リハビリテーションの様子

訪問リハビリテーションの様子

ます。
⑤由布市生きがいデイサービス事業（1次予防通所系事業），由布市健康増進教室事業（2次予防通所系事業）

　これらの事業は当院が存在する大分県由布市が行っている1次，2次介護予防者を対象とした通所サービス型の介護予防事業です。

4）今後の課題

　現在，日本は少子高齢化を迎え，介護保険サービスが担う社会的役割は高まっています。ここ10年間，当センターは介護保険サービスを中心に在宅支援を展開してきましたが，いまだ在宅のリハサービスは発展途上にあると言えます。問題をいくつか挙げれば，急性期・回復期から生活期へと移行する流れがスムースではなく，患者が入院のリハビリテーションで獲得した能力を十分に在宅に繋げられていないこと，在宅生活者の生活機能が低下してきた場合の迅速な対応が不十分なこと，生活機能が低下してしまう前にくい止める介護予防事業が行き届いていないこと，終末期医療におけるリハ支援体制が構築されていないこと，などです。今後，これら様々な課題に取り組んでいくため，当センターは独自の支援システムやネットワークを構築し，先進的な在宅のリハ・ケアサービス事業を展開していきたいと考えています。

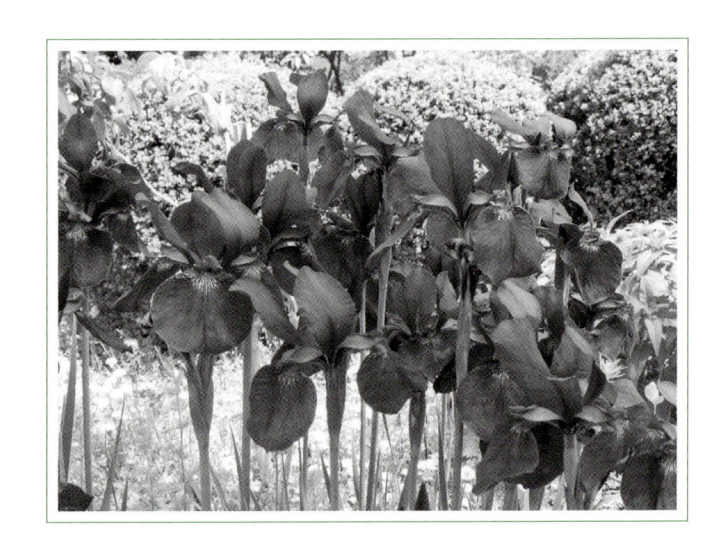

2　訪問リハビリテーション

松尾　理　理学療法主任技師

1）当院訪問リハビリテーション部とは

　当院訪問リハビリテーション（以下，訪問リハ）部は，平成16年4月より，当院回復期リハ病棟退院者を対象に，入院中獲得した能力を円滑に在宅生活へ繋げることを目的としたサービス提供を行っています。このサービスは当院独自の在宅支援システム図上に位置づけられており，当院から60km圏内の自宅へ復帰される方は訪問リハサービスが活用できるようになっています。退院直後の自宅生活へのソフトランディングに役立っています。[1]

　このような取り組みの中で，徐々に地域においても当院訪問リハの有用性が認知されてきました。現在の依頼元は当院退院者が6割，当院以外の退院者または在宅生活者が4割となり，廃用症候群を中心に地域からの依頼も増えてきています。また，職員配置は，他事業所では内務との兼務体制が多いですが，当院訪問リハ部はPT 3名，OT 2名，ST 1名の計6名が専従しており，利用者1名に対して複数の療法士が担当する複数担当制も採用しています。平成22年度上期実績は，1月当たりの平均実施件数は537件，要支援1から要介護5までの利用者をほぼ均等に取り扱っています。1日平均では21.2名となり事業規模や実績も年々拡大しています。

2）サービス開始までの流れ

a．当院から依頼の場合

　在院期間中にリハビリテーションカンファレンスが開催されますが，そこで退院後の計画案として訪問リハの利用が決定すると，在院中より入院スタッフを介して，利用者と面接し，現状の能力確認を行います。その後，退院1カ月前までに開催されるサービス担当者会議に参加し，ケアプランや訪問リハの目標を検討します。サービス担当者会議で得られた情報や入院中に作成されたリハ総合実施計画書，リハ情報提供書をもとにリハ実施計画書原案を退院までに作成し，滞りのないサービス提供に備えます。当院担当医師の指示の下，退院3日以内には初回訪問を行い，作成していたリハ実施計画書原案にて，今後の関わりや目標を説明し，同意を得て，サービス提供を開始します。

b．当院外からの依頼の場合

　かかりつけ医や介護支援専門員などから利用依頼を受けた後，かかりつけ医に診療情報の提供を依頼します。診療情報提供書受け取り後は，介護支援専門員を通して日程を調整し，初回面接を行い，生活状況の確認や介入の内容を吟味します。その後，サービス担当者会議の開催を促し，目標設定や介入期間などについて話し合い，面接後1週間以内には初回の訪問リハサービスを提供できるようにしています。

3）サービス提供の実際

　サービス提供の流れは，おおむね図1に示すリハマネジメントフローチャート：訪問版に沿って行われています。およそ3カ月の期間に計画（Plan）→実行（Do）→評価（Check）→改善（Act）の流れで進め，状態の変化に応じて常に評価と再計画を行っています。作成したリハ実施計画書を通じて，居宅介護支援専門員やかかりつけ医に現状を報告し，身体能力や心理上の変化，その変化に即した目標の変更などを確認してもらい，質の高いケアサービスに繋がる居宅介護計画作りに活用してもらっています。平成22年度上期には，全利用者142名中47名（33％）が終了となりました。訪問リハ終了の理由としては，計画の目標達成が19名，現疾患や合併症の悪化による入院が11名，施設入所が4名，通所系サービスへの移行が3名，亡くなられた方が3名，その他が7名でした。

4）管理運営に関するシステム

a．サービスの質の管理

　先述したように全利用者に対して複数担当制を採用し，生活課題や目標に応じてPT・OT・STが介入できるようにしています。この手法で均質なサービスが提供できる

図1　介護保険制度におけるリハビリテーションマネジメントのフローチャート（訪問版）

提供前
- 情報収集
  - サービス担当者会議
- 診療情報提供書　　　　　：主治の医師→訪問リハ事業所
- ケアマネジメント連絡用紙：担当介護支援専門員等→訪問リハ事業所
  - リハビリテーションに関するご本人・ご家族の希望の聴取
- 医師の指示

参考：ケアプラン原案

リハビリテーションについての情報伝達・連携

提供時
- アセスメント（評価）
- リハビリテーションカンファレンス　本人・家族
- リハビリテーション実施計画書作成
- 本人・家族への説明と同意
- サービス提供

※3カ月毎　モニタリング（サービスの質の向上）

介護支援専門員　ケアプラン　他のサービス事業所

終了時
- 情報提供
  - サービス担当者会議等　：関連スタッフ＋居宅介護支援専門員
  　　　　　　　　　　　　　サービス担当者（居宅サービス事業所）
- 診療情報提供書　　　　　：訪問リハ事業所→主治医
- ケアマネジメント連絡用紙：訪問リハ事業所→担当介護支援専門員等

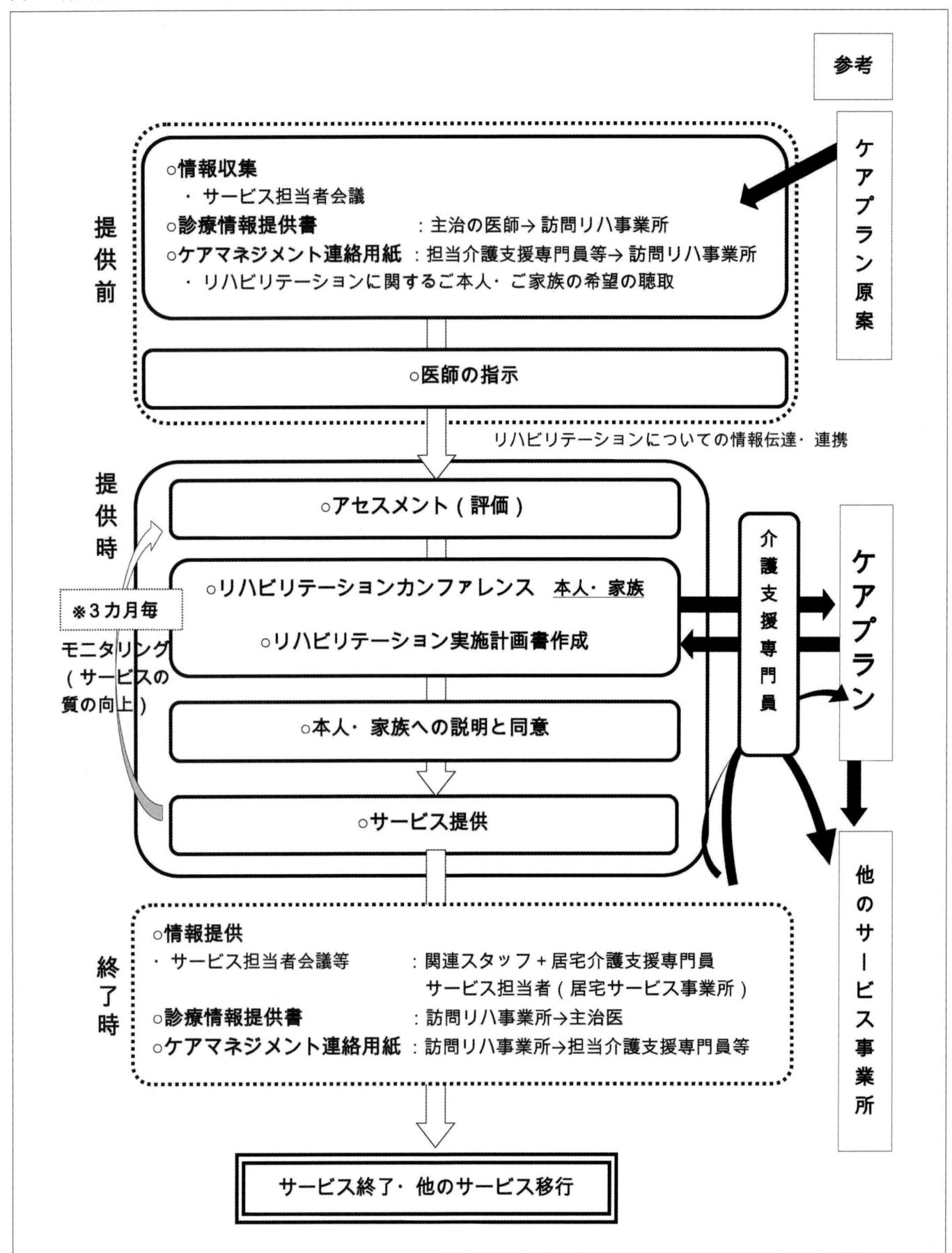

サービス終了・他のサービス移行

ように，朝夕の申し送りや日頃の療法士間の意見交換による情報共有を徹底しています。また，毎週１時間程度のケーススタディの時間を設け，リハ実施計画書を基に目標の再確認や修正，アプローチ手法，他職種との協働の在り方などを事業所内で話し合い，今後の方針を決定します。知識や技術の研鑽については，訪問特有の内容についての勉強会を毎月開催し（表1），院内外の研修会や勉強会にも積極的に参加しています。

b．人材育成

新人職員に対しては，約4カ月間の研修指導を実施しています。研修課程は，3週間の第Ⅰ期とその後3カ月間の第Ⅱ期です。第Ⅰ期の1～2週目は，業務指針に沿って，制度やサービスについてのオリエンテーションを行い，併せて先輩職員が新人職員を連れて利用者宅に訪問し，訪問リハサービスの実際を見学します。その際に利用者情報やサービス提供の在り方を指導します。3週目には，先輩職員が新人職員の訪問に同行し，実際の訓練場面を通して，ケースごとの注意点やアプローチ方法のアドバイスを行い，訪問時の接遇の仕方なども指導するようにしています。第Ⅱ期では，一人の新人職員に対して一人の先輩職員がアドバイザーとなり，日々の訪問を通して，疑問点や対処方法などの相談に対応しています。なお，この研修期間中にはサービス担当者会議や居宅介護支援事業所への訪問にも新人職員が同行し，他の介護保険サービスとの連携や情報交換の実際を学べるようにしています。

現任職員に対しては，毎年，独自の自己能力評価表を用いて自己採点し，その結果を踏まえて個別面接を行います。この面接の内容についてさらに事業所内のミーティングで話し合い，事業所の方針や業務の効率化などについて検討・決定していきます

c．リスク管理

私たちの「業務指針」の中には，訪問場面における急変や職員の体調不良，悪天候や災害，車両事故といった際の対応手順や連絡体制を設定しています。この指針は書面にしていつでも閲覧できる場所に置かれているほか，訪問車両や携帯ポーチにも交通事故対応マニュアルや緊急連絡網，救急措置マニュアルを常備しており，緊急時の対応が円滑にできるようにしています。毎月の部署勉強会にも，リスクに関する内容や緊急時を想定したシ

表1　平成22年度　部署勉強会

4月	介護保険制度における訪問リハについて 危機管理について 事例検討
5月	訪問時に必要な疾患への理解について 事例検討
6月	喀痰の吸引について 感染予防のポイント，食中毒について 事例検討
7月	検査結果・バイタルサインの見方 認知症への理解，周辺症状への対応 事例検討
8月	内服管理について 事例検討
9月	救急措置について 事例検討
10月	在宅支援に関する諸制度への理解 事例検討
11月	在宅における緊急時の対応
12月	事例検討
1月	事例検討
3月	疾患ごとの全身状態の把握について 事例検討

ミュレーショントレーニングを取り入れており，実践力も養えるようにも取り組んでいます。

5）ケース提示

症例は70歳男性です。妻，長男夫婦，孫との8人暮らし。脳出血発症後，水頭症を併発し，当院回復期リハ病棟に入院となりました。6カ月間の入院期間を経て，退院時には，経口での食事摂取や車椅子・ポータブルトイレへの移乗動作が妻の介助で可能となりました。退院前にサービス担当者会議が開催され，訪問リハの目標を，「今後3カ月間で，起き上がりや移乗動作が獲得している能力通りに妻の介助で行える。1年で車椅子にて地域行事への参加が可能となる」とチーム内で設定し，退院直後より週2回の頻度で訪問することとなりました。

退院直後は，ベッド周囲の環境整備や妻への介助方法の指導を中心としたアプローチを実施し，円滑に能力が発揮できる環境や状況が整い，予定通り3カ月で起き上がりやポータブルトイレ・車椅子への移乗が妻の軽介助で行えるようになりました。本人の生活意欲にも変化が見られ，「トイレで排泄がしたい」といった要望が聞かれ，

図2　BI得点の変化

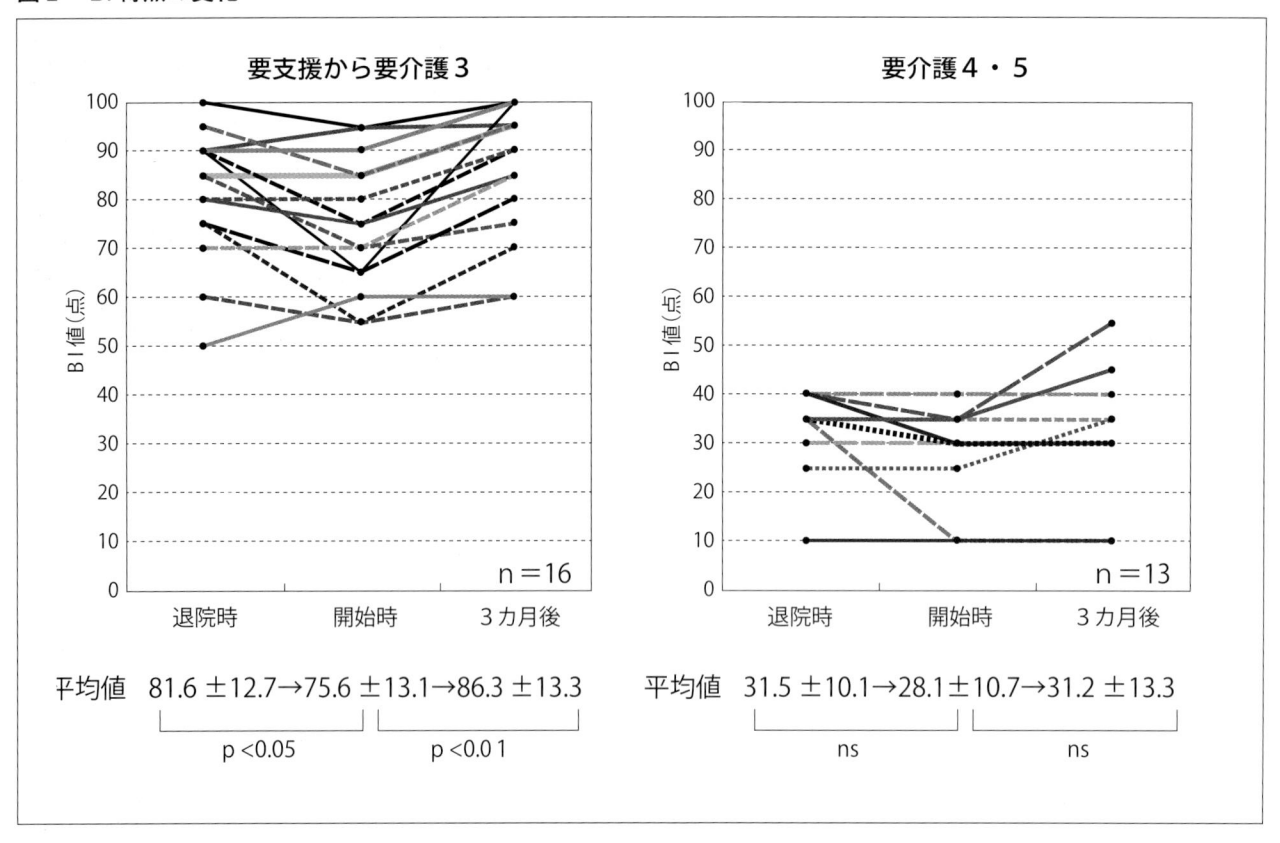

要支援から要介護3　　n＝16

要介護4・5　　n＝13

平均値　81.6±12.7→75.6±13.1→86.3±13.3
　　　　　　p<0.05　　　p<0.01

平均値　31.5±10.1→28.1±10.7→31.2±13.3
　　　　　　ns　　　　　ns

図3　生活機能の変化

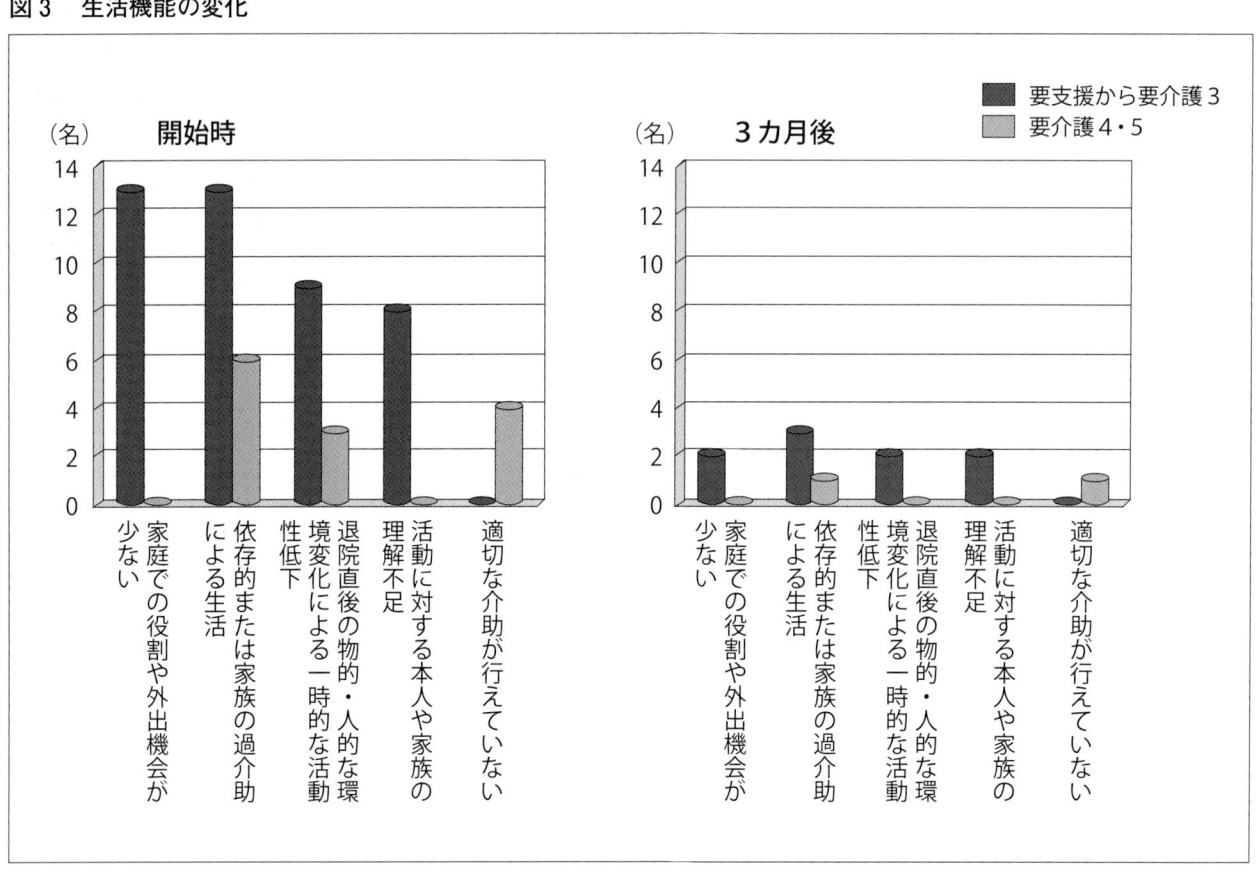

■ 要支援から要介護3
□ 要介護4・5

開始時／3カ月後

項目：
- 家庭での役割や外出機会が少ない
- 依存的または家族の過介助による生活
- 環境変化による一時的な活動性低下
- 退院直後の物的・人的な環境変化による一時的な活動性低下
- 活動に対する本人や家族の理解不足
- 適切な介助が行えていない

「3カ月で妻の介助歩行でトイレへ移動でき，排泄が行えるようになる」と訪問リハの目標を上方修正しました。

この変更した目標を，居宅介護支援専門員や他のサービス事業所にも共有してもらい，チーム目標として周知できました。その達成に向けて通所系サービスとも，歩行補助具や介助方法を統一すべく情報交換を行い，訪問リハではトイレ環境の調整と限定的な歩行介助方法を指導していきました。

これらの取り組みの結果，介助歩行と車椅子を併用することでトイレでの排泄が可能となり，ポータブルトイレの使用頻度は減少しました。その後も順調に経過し，退院1年後には，初期の目標であった地域の夏祭りにも車椅子で参加できるようになりました。

この症例では，入院による回復期リハとしっかりと連携できたことで，退院前から目標が明確化され，サービス導入が円滑に行えました。また，入院中は受け身の生活を送っていた患者が，自宅生活を送る中で生活意欲を表出できるようになり，その意欲や能力の変化に応じて目標設定の変更も行え，約3カ月でその人らしい生活を築くことができました。以上，リハの視点から他の関係職やサービスを巻き込み，在宅での実態に沿った生活目標に向けたチームアプローチを展開する訪問リハの重要性をお示ししました。

おわりに

訪問リハは，退院直後の在宅生活において必要不可欠なサービスです。図2，3に示すように退院直後の生活においては，様々な要因から生活の質と量ともに低下し，しかも介護度の低い方ほどその傾向は顕著です。従って入院中に獲得した能力を低下させることなく，在宅で有する能力を発揮してもらうためにも，退院早期より訪問リハが介入し，生活スタイルの構築に良循環をもたらすことが重要と考えます。

【参考文献】
1) 佐藤浩二：回復期リハビリテーション病棟から在宅へ―ソフトランディングのポイント．地域リハビリテーション vol 2 No.6, 2007, pp493-499.

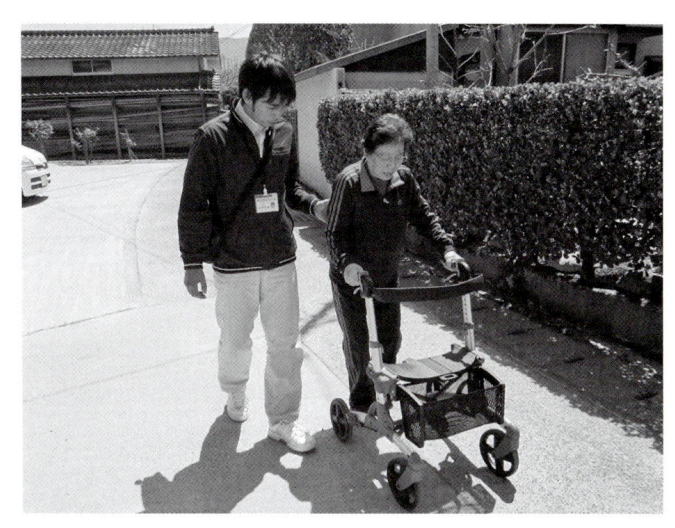

写真1　庭先での歩行練習

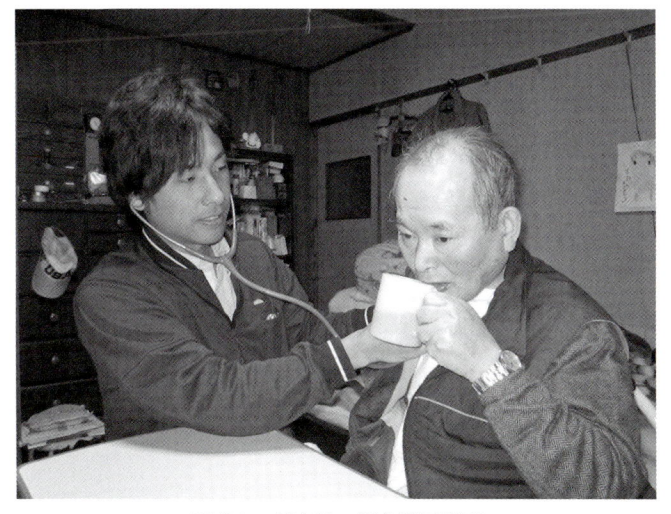

写真2　昼食時の摂食嚥下練習

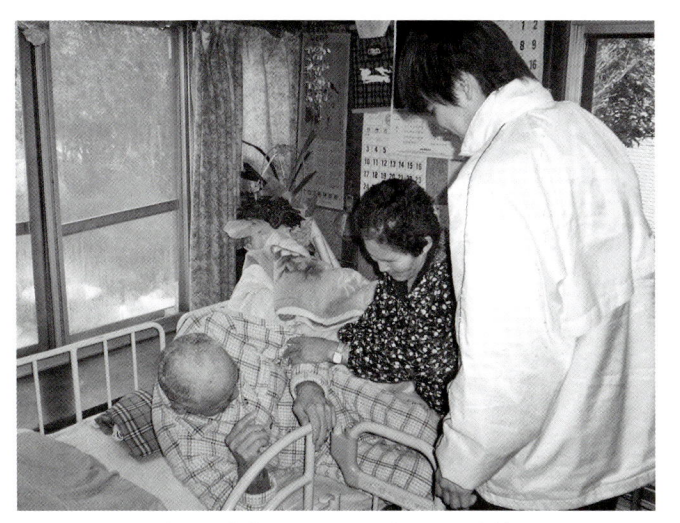

写真3　自宅ベッドからの起き上がり練習

3 通所リハビリテーション

永德 研二　理学療法主任技師

1）通所リハビリテーションとは

通所リハビリテーション（以下，通所リハ）とは「居宅要介護者について，介護老人保健施設，病院，診療所その他の厚生労働省令で定める施設に通わせ，当該施設において，その心身の機能の維持回復を図り，日常生活の自立を助けるために行われる理学療法，作業療法その他必要なリハビリテーション（介護保険法 7 条12項）」と定義されています。つまり，要介護や要支援の認定を受けた利用者が，可能な限り自宅で安心して自立した生活を営むことができるように個々の状況に応じたリハビリテーションを行い，生活機能の維持又は向上を図るサービスです。その具体的内容を「デイ・ケア実践ガイドライン」（引用文献）から引用すると，①日常の継続した健康管理（医学的管理），②心身機能の維持・改善（リハビリテーション），③閉じこもり予防（ソーシャルケア），④介護負担の軽減（レスパイトケア）の四つに整理できます。これらの点に配慮したアプローチによって"自立した生活"，"安定した生活"をサポートしていくことになります。ここでは，当院通所リハの取り組みと成果について紹介いたします。

2）通所リハサービスの実際

a．当院通所リハサービスの概要

当院「通所リハ」は介護保険が導入された平成12年に，定員20名／日で開始しました。その後，利用者の増加や要望に応えて平成19年 4 月から土曜日のサービス提供も開始しています。平成20年 2 月からは，これまで一本化していた業務を「通所リハ」と「介護予防通所リハ」の 2 事業所へ分割したことで，それぞれの利用者の状態に応じた，よりきめ細かい関わりが行えるようになりました。現在では定員総数70名／日（要介護50名，要支援20名）までの対応が可能となっています。職員は医師 1 名，理学療法士 2 名，作業療法士 2 名，言語聴覚士 1 名，看護師 2 名，介護福祉士 9 名，ヘルパーなど 2 名，運転手 2 名の計21名で運営しています。

利用時間は利用者のニーズに応じて調整しており，1 時間から 4 時間の比較的短時間の利用が約60％を占めています。利用目的は① ADL 能力の向上，②心身機能の維持，および③仲間づくりなど，全国調査と比較するとリハビリ目的の利用者が多いことが特徴です。

b．通所リハサービス導入時の関わり

当院に入院した回復期リハ患者がそのまま通所リハを用いる際には，「退院前カンファレンス」に出席し，利用者とも顔を合わせ，訓練場面での動作確認などを事前に行い，サービス開始前からの介入を行っています。一方，在宅のまま認定を受けた患者や他院退院後の利用者に対しても，「サービス担当者会議」を開催したり，可能な限り自宅訪問を行ったり，サービス開始前からの介入を徹底しています。利用者の抱えるニーズは複雑で多岐にわたるため，介護支援専門員の作成する居宅介護サービス計画（ケアプラン）を踏まえて，通所リハチームで個別性を重視した通所リハビリテーション実施計画書を作成することにより円滑なサービス提供に努めています。サービスの開始後は，情報を共有して自立支援に向けた利用者毎の関わりを継続して図れるように，通所リハ全職員で定期カンファレンスを行っています。また，3 カ月ごとに通所リハビリテーション実施計画書を修正し，サービス内容やケアプランの見直しを行っています。

c．当院通所リハの理念と手法

当事業所では，①利用者の"〜したい"の言葉を主体性の芽として見落とさないこと，②自己選択，自己決定を尊重し職員は黒子に徹すること，③利用者の希望を実現させるための実行力をもつこと，④利用者の"できる能力"を見極めた上で"している活動"へ定着させ，利用者から"できること"を奪わないこと，⑤温かい感情を込めて利用者に接することで利用者の心を動かすこと，⑥職員同士の創意工夫を現場に活かすこと，などの理念を掲げています。これに沿って利用者の主体性，活動性

の向上および"参加"に向けたサービス提供を実施しています。

活動性の向上・参加の促進を目的にした活動プログラムとして，当院ではグランドゴルフ，調理活動，転倒予防クラブ，脳カツ，書道，歌声喫茶，陶芸などを毎日開催しています。利用者に参加したいメニューを自己選択，自己決定してもらい，専用のスケジュールボードに記録していただいた上で参加してもらっています。さらに，利用者の一層の意欲や主体性の向上を図ることを目的にポイントカード制を導入しています。活動メニューへの参加に応じてポイントを貯めることができ，賞品や賞状などの報酬が獲得できるもので，学習理論でいえば正の強化子に相当します。なお，賞品は利用者が当事業所で作製した陶芸作品や手工芸などを用いているため，利用者間のコミュニケーションや交流機会も増加しています。

また，私たちは，利用者に日々の体調をチェックしてもらい，生活リズムの自己管理を促す目的で「自己管理手帳」を作成しました。この手帳には，自宅生活や通所リハ利用などその日のスケジュール，今後の生活目標，日々のバイタルチェック，運動器機能評価などを利用者自身が記入できるようになっています。手帳の活用で利用者の自己管理能力を向上させるとともに，関係職員のカンファレンスや通所リハ実施計画書の説明交付時などに，フィードバック資料として活用しています。

さらに小さな工夫としては，コーヒーやお茶などの飲み物を利用される際には，可能な限りセルフサービスで行っていただくように環境調整することで，自宅でも自分で行えるように，練習の場として活用しています。

3）介護予防通所リハ利用者におけるサービス利用効果

当事業所における介護予防通所リハ利用者におけるサービス利用効果について検証した結果を以下に示します。

調査対象は，平成21年4月から9月まで介護予防通所リハを継続して利用した40名とし，4月の調査開始時までに利用していた期間別に6カ月未満群（以下6カ月未満群）と6カ月以上群（以下6カ月以上群）の2群に分けました。評価項目はLife-Space Assessment（以下LSA），老研式活動能力指標（以下老研式），自己効力感尺度，Barthel Index（以下B.I.），握力，開眼片脚立位時間，Timed UP and Go Test（以下TUG），Functional Reach Test（以下FRT）とし，調査開始時と6カ月後に評価を行い比較検討しました。また，平均利用期間，平均利用頻度，平均利用時間についても調査しました。分析は，LSA，老研式活動能力指標，自己効力感尺度，B.I.の得点についてはWilcoxonの符号付順位検定を用いました。握力，開眼片脚立位時間，TUG，FRTの測定値は対応のあるt検定を用いて検討しました。

この調査の結果を示します。6カ月未満群の4月までの平均利用期間は4.5±1.2カ月，1日利用時間3.1±1.3時間で，4月から9月までの6カ月間でLSA，老研式，FRTのいずれの指標においても有意な改善を認めました（$P < 0.05$）。4月時点ですでに6カ月以上通所リハを受けていた群の平均利用期間は13.5±3.4カ月，1日利用時間3.2±1.2時間でしたが，4月から9月までの6カ月間でLSAに有意な改善を認めました（$P < 0.05$）。

両群共に週1～2日，平均3時間程度の利用でしたが，まだ伸びしろの大きい6カ月未満群では生活空間の広がりや活動能力を示すLSAと老研式，及び動的バランス能力指標のFRTのいずれにおいても有意差な改善を認め，通所リハにより運動機能の向上だけでなく，実生活場面での活動性や生活空間の拡大が図れたことが証明されました。調査開始時点ですでに6カ月以上経過していた利用者群においてもLSAは有意な改善を認めました。長期間通所リハに通っていても，さらに生活空間の拡大に貢献できていることが分かります。以上，通所リハによる改善度は利用初期の方が全般的に大きいと言えますが，本事業の主要な目的である地域社会への参加という観点からみると，通所リハの継続は十分役立っていると言えましょう。身体機能や活動性が頭打ちになったからといって安易にサービスを終了することには問題があると思われます。一方，利用期間を考慮したメリハリのあるサービス提供も重要になってくると考えます。

4）当通所リハビリテーション利用者の下肢装具管理から分かったこと

当通所リハビリテーション利用者（以下，通所リハ利用者）の約7割は脳卒中を既往に持つ利用者であり，多くの利用者が在宅生活で下肢装具を使用しています。ところが，回復期リハを退院した脳卒中患者の下肢装具の実

態について継続的に調査した報告はあまりありません。そこで当通所リハ利用者の下肢装具を管理しながら調査した結果を以下に述べます。

対象は平成20年4月1日から平成21年3月31日までの通所リハを利用した221名のうち，本研究の趣旨を説明し，同意が得られた脳卒中を既往に持つ151名（男性91名，女性60名，平均年齢71.9±10.0歳）としました。調査項目を，①現在所有している装具の有無と種類，②所有者の装具使用状況，③調査期間中の補修の有無と理由，補修までの期間，④調査期間中の装具作製の有無と理由，再作製までの期間とし，カルテ記録より後方視的に調査しました。

結果は，①装具使用者は151名中68名（45%）であり，装具の内訳は靴型金属支柱付短下肢装具（以下靴型）が20名，金属支柱付短下肢装具インサートタイプ（以下インサート）が11名，プラスチック短下肢装具（以下P-AFO）が12名，靴型とインサートの併用が11名，靴型とP-AFOの併用が4名，Gait Solution Design（以下GSD）が4名，その他が6名でした。②所有者の装具使用状況では，屋外利用者は100%，屋内は76.4%でした。③調査期間中に補修を行った者は25名（36.8%）であり，その理由はベルクロ，靴底，鐙部分の破損や老朽化といった内容でした。また，補修に至る平均利用期間は32.5カ月でした。④調査期間中の装具新規作製は6名(3.9%)，再作製は17名（25%）で，その理由は老朽化16名，身体機能面の変化や活動範囲の拡大に向けてが7名という状況でした。再作製例における前回作製からの平均期間は54.4カ月でした。なお，作製時の制度利用の内訳は障害者自立支援法が22名，医療保険が1名でした。

脳卒中を既往に持つ利用者の45%が下肢装具を所有し，その種類は多様で全例が外出の必需品として使用していました。所有率の高かった靴型は要支援から要介護2の比較的軽度の利用者の割合も多く，生活場面で活用することで活動量や参加機会の確保に繋がっているように考えます。しかし，屋内での使用状況は治療者からみると不十分な印象が否めず，室内での装具使用の習慣化が図れるように入院時から一貫した指導ができるような体制作りが必要と考えます。一方，活動量や参加機会の維持・向上を図るためには，下肢装具のメンテナンスや管理を継続して行う必要がありますが，年間で補修を行った利用者は約36%に上り，再作製例も25%を占めていました。このことから，私たちの装具管理は比較的良好に行えているものと判断します。なお，作製の大半は障害者自立支援法による給付でしたが，制度上の耐用年数（再作製までの期間）は3年とされています。しかし，耐用年数内に破損・不適合となった場合には作製ができないことも経験しており，生活機能低下を招かないためにも行政の柔軟な対応を望みます。

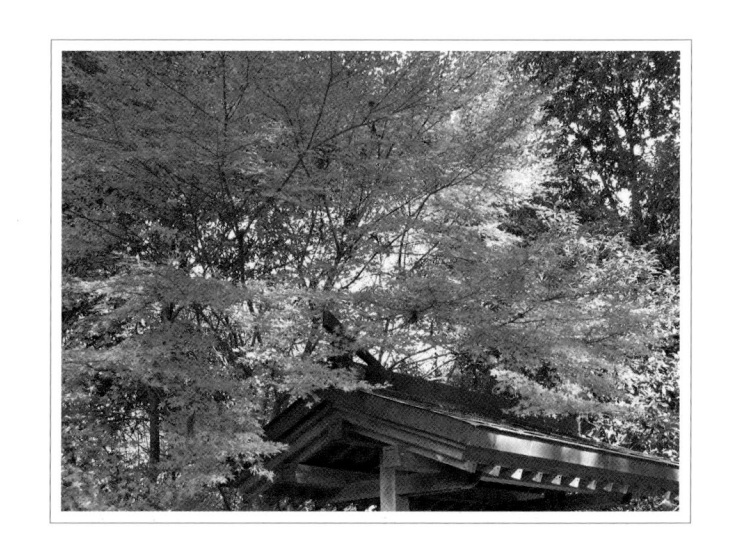

4　訪問看護

平井 豊美　主任看護師

はじめに

　訪問看護部は在宅総合ケアセンター"ムーミン"の1部門としてその事業所内に設置され，6年が経過しました。この6年間の活動を振り返るとともに，71の事例の中から1事例を選んで，訪問看護の役割について述べたいと思います。

1）当院訪問看護の現状

　平成16年11月訪問看護開始当初は利用者を，①当院の医師がかかりつけ医である，②当院の居宅の介護支援専門員が担当である，③町内在住の方，の三つの条件に該当する対象者として開始しました。平成16年11月から平成23年3月まで訪問看護6年間余の実践について報告します。当院の専従看護師は1名です。1カ月間の平均訪問看護利用者は13.6名であり，月の平均訪問回数は52.9件，1日の平均訪問件数は2.6名でした。平成23年3月現在での訪問看護対象者は男性40名，女性31名の合計71名で，年齢別では50歳代5名，60歳代7名，70歳代21名，80歳代31名，90歳以上7名となっています。地域別では町内が50名，庄内町6名，九重6名，玖珠町8名，県外1名です。疾患別では脳卒中が18名，癌が12名と多く，糖尿病5名，その他となっています。

2）症例提示

　A氏は80歳代の女性で，週1回，訪問看護でケアしていました。家族は精神疾患をもつ長男と次女の3人。前頭葉の脳梗塞に認知症，パーキンソン病を併発し，回復期リハビリテーションを経て，自宅療養となっていました。訪問看護では病状の観察，食事指導，水分量の確認や衛生指導などに加え，歩行器によるトイレへの誘導，トイレ促しを行いました。摂食面では入院中の食道造影の結果では送り込みが不良で，ベッドアップにより頷くような要領で嚥下することを指導されていました。訪問当初，主介護者である長男は，患者が仰臥位のまま食事介助をしていました。食事内容についても消化のよい食材の食事指導を受けていましたが，訪問すると前日購入して硬くなった米飯や賞味期限の切れた惣菜を食べさせていました。主食には粥を用い，きざみ食にとろみをつけるように指導しました。次女にも協力を要請しましたが，次女は日中働いており，介護は全面的に長男が行っていったため，なかなか実行できませんでした。高カロリーゼリーや主治医の指示でエンシュアリキッドなどを持参して使ってみるようにしました。2カ月経過した頃には，食事や排泄など全てを行っていた長男に，介護疲れが見えてきました。ケアマネジャーに報告して，自宅でサービス担当者会議を開催し，2週間ごとに2泊3日でショートステイを利用するように調整しました。訪問時は長男の話を十分傾聴しながら，介護面での指導を行いました。長男は，母親が自分にとってとても良い母であったと心情的に慕っており，是非自宅で自分が介護したいという強い思いがありました。訪問看護師としては，その意思を汲み，在宅療養を継続できるように支援していきました。訪問から5カ月目，患者は自宅で転倒骨折して再入院となり，その後は施設入所となりました。

おわりに

　障害や病気をかけながらも，在宅生活を希望される方は「家で過ごしたい」，「自宅での生活を大切にしたい」という強い思いをもっています。ご家族もその希望を叶えたいと思っている方が少なくありません。本人や家族が望むような療養生活を実現するために，あるいはそれが継続していけるように，個々人のケースに合わせた在宅支援チームを作り，訪問看護師として役割が果たせるように連携をとっていくことが肝要だと考えています。

5　大分県リハビリテーション支援事業を支えて

稲積幸子／佐藤浩二　大分県リハビリテーション支援センター

1）大分県リハビリテーション支援センターの活動の概要

平成14年に国の特別事業として始まった地域リハビリテーション体制整備推進事業を受け，「大分県リハビリテーション協議会」が発足しました。大分県では平成15年3月に地域リハビリテーション活動推進の中核施設として当院が「大分県リハビリテーション支援センター（以下，県リハセンター）」として指定されました。同時に県下の2次医療圏域ごとに大分県地域リハビリテーション広域支援センター（以下，広域支援センター）11施設が指定を受けました。人口に鑑みて県庁所在地の大分市は二つの広域支援センターを指定したため，当時の2次医療圏は10でしたが全体で11になりました。

県リハセンターでは，組織の体制を図1のように整えると共に，本事業を統括する大分県福祉保健部健康対策課や各広域支援センターとの連携手段として「三者会議」を設け，さらに本事業開始前から本県に組織されていた16の専門職能団体からなる「大分県地域リハビリテーション研究会（以下，地域リハ研究会）」を中心とした19の専門職能団体や健康対策課との連携手段として「拡大運営会議」を組織し，平成15年9月から本格的な活動を開始しました。

本県では，限られた医療，保健，福祉資源のネットワーク基盤の再構築・強化を推し進め，ネットワーク構築の一手段として研修会，技術講習会などを開催しました。また平成18年の介護保険の改正に拠り，地域リハビリテーション活動には不可欠な「地域包括支援センター（以下，包括支援センター）」が設立されました。包括支援センターと広域支援センターとの協力体制の構築も積極的に推し進め，現在も継続されています。具体的には，広域支援センターが主催運営する「連絡協議会」と包括支援センターが主催運営する「運営協議会」に，お互いが委員として参加すること。県リハセンターが主催する地域リハビリテーション調整者（以下，地域リハ調整者）養成研修の受講対象者を包括支援センター職員にも拡大し，委託の包括支援センター職員を地域リハ協力員として位置付けるなどの施策です。平成22年3月に地域包括ケアシステム研究会から地域包括ケアシステム構築に向けての報告書が出されましたが，大分県の取り組みはその内容を先取りするものとなっていました。

2）具体的活動の紹介
①六者合同研修会

本研修会は，平成17年度より在宅生活を支える主な六

図1　大分県リハセンターの組織体制図

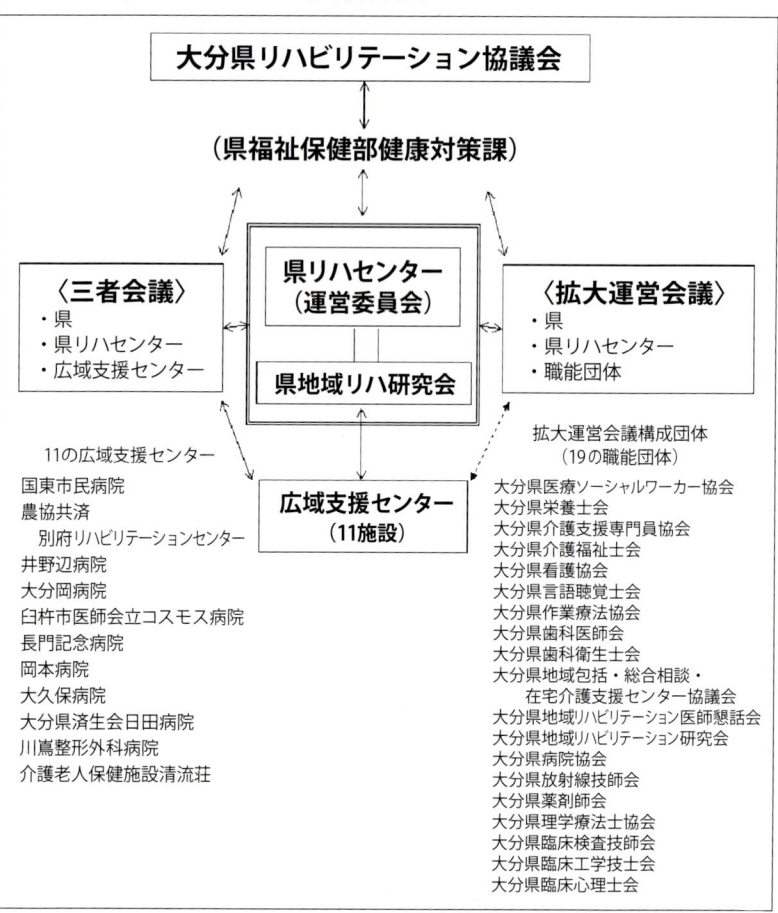

大分県リハビリテーション協議会
（県福祉保健部健康対策課）

〈三者会議〉
・県
・県リハセンター
・広域支援センター

県リハセンター
（運営委員会）
県地域リハ研究会

〈拡大運営会議〉
・県
・県リハセンター
・職能団体

11の広域支援センター
国東市民病院
農協共済
　別府リハビリテーションセンター
井野辺病院
大分岡病院
臼杵市医師会立コスモス病院
長門記念病院
岡本病院
大久保病院
大分県済生会日田病院
川嶌整形外科病院
介護老人保健施設清流荘

広域支援センター
（11施設）

拡大運営会議構成団体
（19の職能団体）
大分県医療ソーシャルワーカー協会
大分県栄養士会
大分県介護支援専門員協会
大分県介護福祉士会
大分県看護協会
大分県言語聴覚士会
大分県作業療法協会
大分県歯科医師会
大分県歯科衛生士会
大分県地域包括・総合相談・
　在宅介護支援センター協議会
大分県地域リハビリテーション医師懇話会
大分県地域リハビリテーション研究会
大分県病院協会
大分県放射線技師会
大分県薬剤師会
大分県理学療法士協会
大分県臨床検査技師会
大分県臨床工学技士会
大分県臨床心理士会

つの職種（地域リハ調整者，介護支援専門員，訪問介護従事者，通所リハ従事者，訪問リハ従事者，訪問看護従事者）が一同に集まり，利用者の生活を支えるための連携を図る上での課題を共有すると共に，解決に向けてそれぞれの職種が果たすべき役割を確認し，実践することを目的に毎年開催してきました。参加者からは，これまで複数の職種が一堂に会する機会はほとんどなく，他の職種と直接的に議論できる場がほしかった，他の職種の役割が理解でき，提供しているサービスの目的が理解できたなど，その反響は非常に大きいものがありました。また，このような研修会を是非，各圏域で開催してもらいたいとの要望を受けて，平成21年度から本研修会は県リハセンター主催から各広域支援センターが主催することになりました。

②広域支援センターと包括支援センターの相互乗り入れの試み

先述したように，広域支援センター主催の連絡協議会と包括支援センター主催の運営協議会の構成委員には，相互乗り入れ的に参加できるように，県健康対策課の理解も得ながら双方にあらゆる機会を通して強く働きかけてきました。現在，広域支援センター主催の連絡協議会には概ね包括支援センターの代表者が委員として加わっています。また，包括支援センター主催の運営協議会においても徐々に広域支援センター代表が加わるべきとの雰囲気が高まってきており，既に二つの圏域では相互に参加できるようになっています。ただし，包括支援センターの主管は市町村であり県行政が直接的に関与できない側面があり，全圏域で委員の相互乗り入れが成るまでにはもう少し時間がかかりそうです。

④技術講習会を通したネットワーク構築

平成16年度から19年度にかけて県リハセンターの主催で転倒予防教室研修会，摂食・嚥下リハビリテーション研修会，目標指向的介護・リハ研修会などを開催してきました。これらの研修会は県リハセンターの後押しにより，平成16年度発足の「大分県転倒予防教室研究会」，平成17年度発足の「大分県訪問リハ・通所リハ研究会」，平成18年度発足の「おおいた食のリハビリテーション研究会」に繋がり，それぞれの研究会は現在も活発に活動を展開しています。県リハセンターは，これらの団体を側面的に支援し，地域サービスの質向上に貢献できる体制を構築しています。

⑤公開講演会から大分県リハビリテーション・ケア研究大会へ

県リハセンター指定前から，地域リハ研究会が主催する公開講演会は開催されていました。県リハセンターが設立されて以降，同講演会は地域リハ研究会と県リハセンターとの共催形式で開催されるようになりました。開催を重ねる中で，参加者から発表の場がほしいとの声が高まり，ついに平成20年度から大分県リハビリテーション・ケア研究大会が開催されるに至っています。現在，地域リハビリテーションに関与する多くの職種に加え，一般住民も巻き込むような広がりを見せています。

⑥地域リハ調整者養成研修

本研修会の養成対象は，原則，市町村職員のうち保健福祉業務に従事する方です。大分県では，ネットワーク構築推進を目的に保健所，広域支援センター，県リハセンターをも対象に加えました。また平成19年度には包括支援センター職員も加えて，地域リハ調整者・地域リハ協力員養成研修として開催しています。平成22年度までに7回の養成研修を開催し，養成総数は256名となりました。

平成17年度には，地域リハ調整者のネットワーク構築・推進を目的に「大分県地域リハ調整者連絡協議会」が発足しましたが，現在は「大分県地域リハ調整者・地域リハ協力員連絡協議会」となっています。県リハセンターが事務局として活動を支えています。

3）今後の展望

県リハセンターが地域リハビリテーション支援体制整備推進事業における活動を開始し8年が経過しました。今後，地域包括ケアシステム構築に向けてこれまでの活動をさらに発展させてゆくことが重要です。すなわち，地域リハ調整者・地域リハ協力員の役割をより具体化させること，そして広域支援センターと包括支援センターが主催するそれぞれの協議会の連携が課題として挙げられます。

本事業の主管である県の健康対策課では，これまで構築してきたシステムに保健所の参加も想定しており，広域支援センター・包括支援センターの連携に圏域内の保健所も積極的に加わることになれば，地域のリハ・ケア

ネットワークが一層強固なものになることが期待できます。以上，当院がこれまで培ってきたリハビリテーション実績を基盤に，県のリハ・ケア行政の舵取りに尽力してきた経過を紹介してみました。

第14章
当院の人材育成・研修プログラム

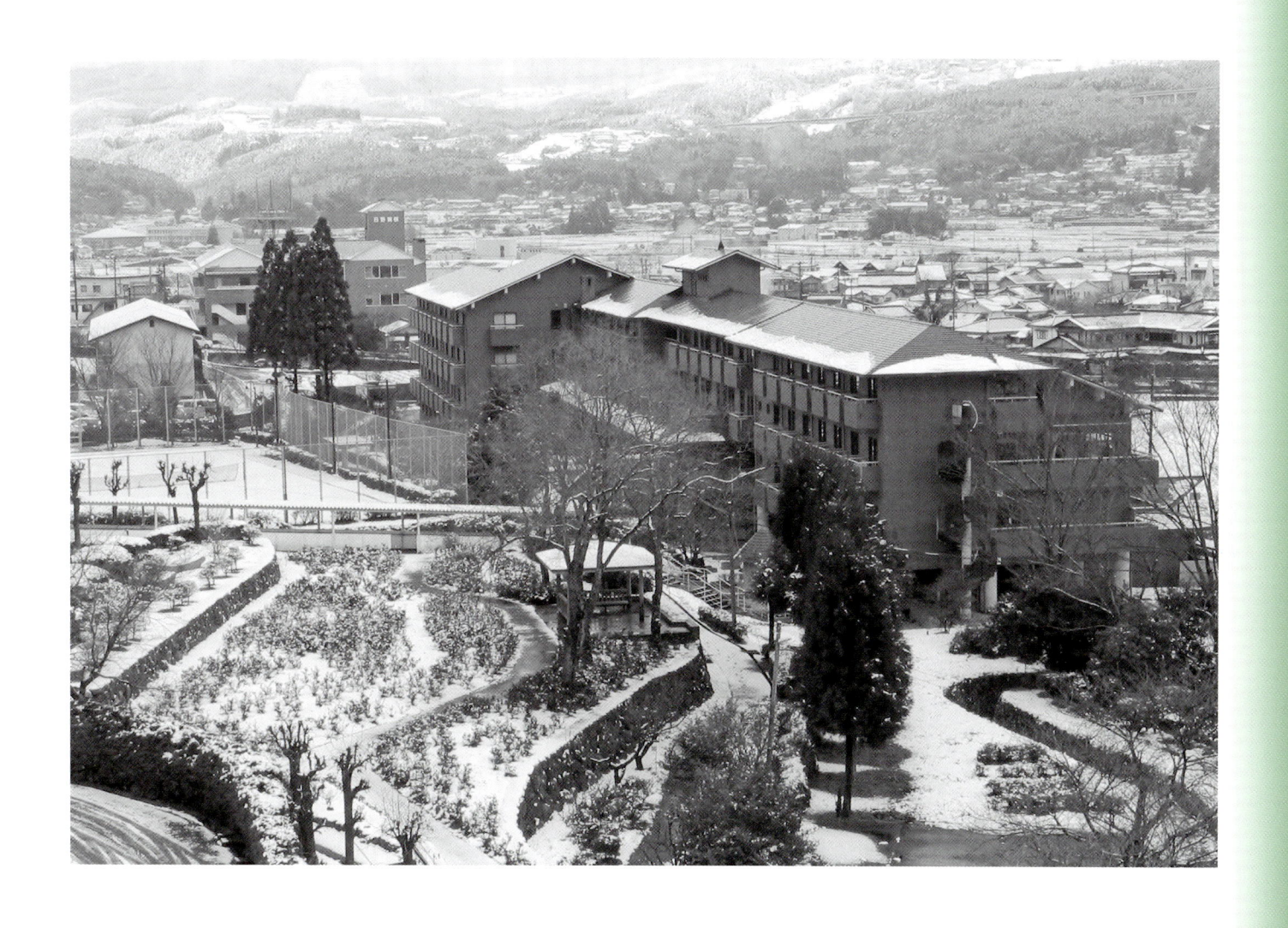

1　新人教育プログラム（オリエンテーション）

田中　克典　事務主任

　当院に就職してくる新人職員にとって最初の行事となる新人研修は，病院の医療機能の維持及び向上にとって重要な機会だと考えています。新人職員に職責や使命を強く印象づけ，これからの職務に対する動機づけを行うため，新人教育プログラムではテーマを掲げ参加型，実践形式の内容に努めてきました。

1）研修テーマの決定とその目的

　たとえばその年の研修のテーマを，「人的資源の質の向上と経営意識の獲得」と決めます。その内容としては，当院に採用された新人職員に，医療人としての動機づけを明確にすること，同時に社会人としての認識も十分にもってもらうこと，早く専門職に慣れるように病院機能を周知させること，さらに医療チームに参画し病院全体を視野に入れて行動できるよう組織の一員としての自覚を持たせる研修にすることを念頭に計画していきます。

2）研修実施要項

　緊張や疲れで大半の新人が眠くなるような講義形式ではなく，参加型・実践型の研修方式を心がけています。第1の目玉としては，当院自前で育成している模擬患者（SP）による医療コミュニケーション訓練です。適度な緊張の中で，先輩職員自らが患者となって目の前で訴えてくるのに応対する，そんな臨場感あふれる訓練は社会人としてプロとしての意識の萌芽に役立ち，新人職員にも好評です。

　一方，医療的なテーマをもとに小グループで議論し，解決を探るグループワークは，医療人としてものを考える態度の育成や他者とのチームワークの重要さを体験として習得してもらえる企画です。

　通常の講義形式の内容も，これまでの病院の沿革や種々の取り組みを明解に示し，当院の医療の方向性を明確にできるよう心がけています。

3）研修後アンケート結果から

　新人研修を終えた職員の感想をいくつか紹介します。「医療コミュニケーションを通じて具体的な患者事例による実技により，自己の対話能力を客観的に見直すことができ，自分に足りなかったことがはっきりしてきました」，「他職種間でディスカッションしたことにより，様々な考え方が聞け，チームの重要性を体感できた」。「患者に対する接し方について，良い点，悪い点を客観的に評価してもらったのがよかった」，「グループワークで多職種間で与えられたテーマをもとにディスカッションを行い，チーム医療の重要性，職員間の協力が必要不可欠であると認識した」など。

2　若いリハ・スタッフを育てる

篠原美穂 作業療法主任技師

1）若さを組織の力に

　当院のリハビリテーション部は，2000年以降，毎年二桁の新入職員を迎え，2010年には150名を超える部署となりました。増員を重ねたことで患者一人ひとりに関わる時間が十分にとれるようになり，土日・祭日にもリハビリテーションを提供できるようになりました。その一方で，職員の平均年齢は20歳代となり，半数が経験年数5年未満の若い組織として，運営を迫られてきました。こうした若手たちが，「即戦力」として業務に直結した能力を短期間で発揮できるか否かが，リハサービスの質と量を大きく左右することになります。これらの現状を踏まえ，リハ部全体で人材育成に取り組んできました。この10年の成果として人材育成システムの現状を紹介します。

2）研修体制（講義・実技）

　病院主催の「院内研修」，「心のリハ」といった研修の運営・参加を始め，部内でも以下の研修を行っています。
①新入職員研修
　4〜6月にかけて，毎日異なるテーマで1時間程度開催します。対象は新入職員です。
②症例報告会
　年度後半にかけて症例報告会を写真1のように開催しています。対象はやはり新入職員です。
③現職者研修会
　年間学習計画に沿った週1回の「リエゾン勉強会」や「CT・MR読影会」等の研修会のほか，月1回「目標指向的介護技術講座」，「研究方法論」の学習会を開催しています。2010年度からは，各種プロジェクトチーム活動も加わって研修内容も充実してきました。
④院外研修・勉強会
　院外研修会等への参加者による伝達講習や，ホットな話題をテーマとした勉強会を有志で起案し，随時開催しています。

3）指導体制（プリセプター制度と複数担当制）

　新入職員は経験者（プリセプター）とペアを組み，業務を通して指導・教育を受けます。技術面だけでなく，記録，リスク管理，書類作成，他職種との協業といったあらゆる業務内容を身につけます。こうして"独り立ちした新人"が，さらに次の"新人"を育てることで，相互に啓発しあう構図になっています。

　他章でも述べましたが，療法士の経験年数を補うとともに，交代勤務で担当者が日々入れ替わってもリハサービスの質が保てるように，当院では独自で「複数担当制」を考案しました。この制度により，効果的な方略を見出

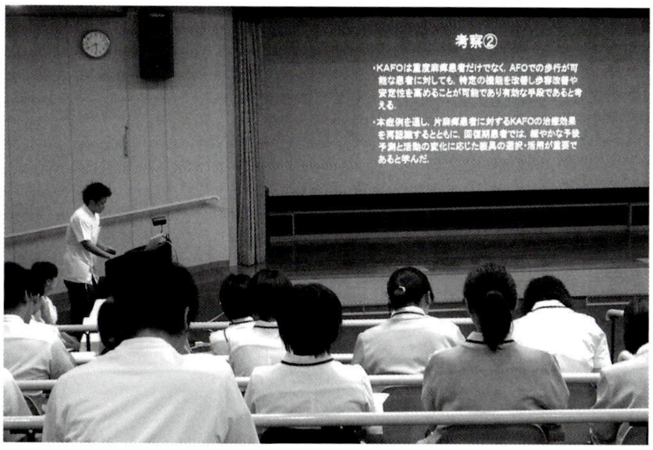

写真1　症例報告会の一場面

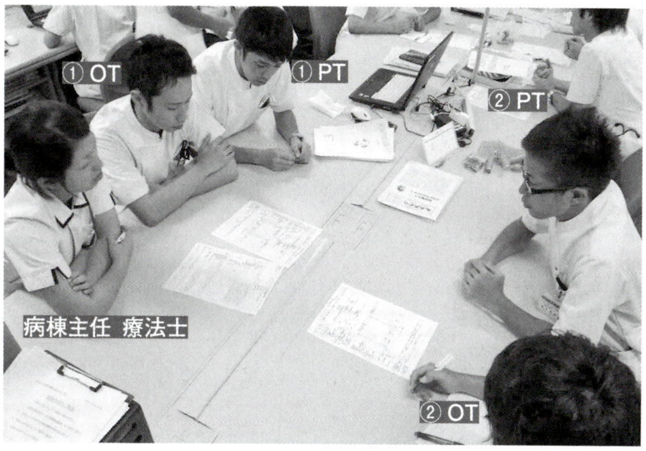

写真2　複数担当者間での熱い議論

すためのリハプログラムの検討や，カンファレンスの充実を図ることができています（写真2）。

4）職場外研修や資格取得の推進

リハ療法士は，日本理学療法士協会，日本作業療法士協会，日本言語聴覚士協会，大分県理学療法士協会，大分県作業療法協会，大分県言語聴覚士協会，全国回復期リハ病棟連絡協議会，等の催す生涯教育プログラムや研修会に積極的に参加しています。

リハ療法士が，各所属学会などが認定する認定理学療法士，専門理学療法士，認定作業療法士，専門作業療法士，福祉用具プランナー，心臓リハビリテーション指導士，福祉住環境コーディネーター，認知症ケア専門士，介護支援専門員，等の資格を取得すべく奨励・援助しています。

一方，各種大学や大学院との共同研究や修士課程就学の奨励も行うほか，他院・他設での短期技術研修等にも参加させています。

5）学術活動

当院のリハ療法士が参加する学会には，全国回復期リハ病棟連絡協議会研究大会，合同リハ・ケア研究大会，日本社会保険医学会総会，日本病院学会，日本理学療法学会，日本作業療法学会，日本言語聴覚士学会，大分県リハビリテーション医学会，大分県地域リハビリテーション学会，等があります。毎年，上記学会を中心に参加し，積極的に演題発表をしています。2010年度には70テーマ以上の発表や講演を行いました。

6）医療現場での指導の工夫

リハのプロとして接遇能力にも磨きをかけ，あるいは組織の一員としての責任感を育むために，現場での実践指導を大切にしています（写真3）。ミーティングの名物コーナー「エピソード報告」では，直近のリハ体験でなされた実際の応対について全員で点検し，協議することで，洗練されたセラピスト像を目指しています。また，仕事への動機や価値観を高めるために，チームの目標にそって各自の役割を決め，主任や班長・先輩たちと協力して，目標実現に取り組んでもらっています。厳しい中にも暖かみのあるメンバーシップの中で，社会性を身につけながら困難を乗り越える気構えを養います（写真4）。

7）「成長」から「進化」へ

リハビリテーション医療への期待は年々高くなっています。これまで当院は多くの若手セラピストを育成し多くの他医療機関に送り出してきましたが，今後は当院自体のさらなるレベルアップをはかるために，効果的かつ協調的にチーム医療に貢献できる人作りが目標になると考えます。現場の第一線で自律性をもって多様なニーズに対応でき，かつ組織として動けるスタッフが多く育つことを目標としています。

一方，少子高齢化，男女共同参画，グローバル化といった社会構造の変化により，各職員の働き方の多様化，流動化も避けられません。そのため年齢や経験に頼る「タテ」の育成だけでなく，横断的な育成システムの在り方も模索しています。

さらに当院は病院外の組織との共同研究等を通して技

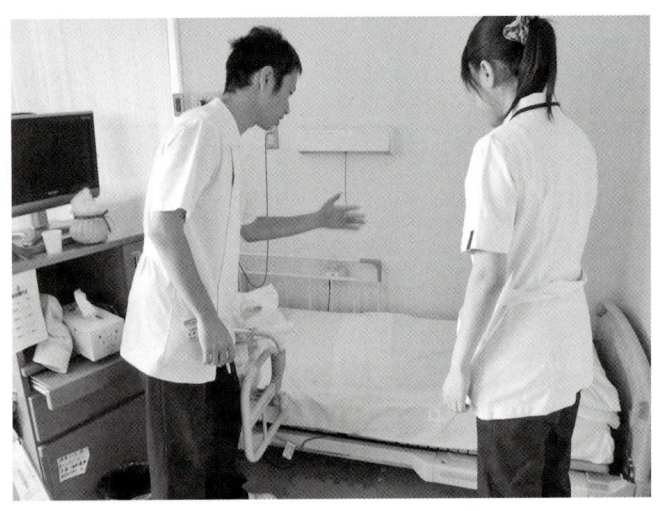

写真3　訓練場面での直接指導

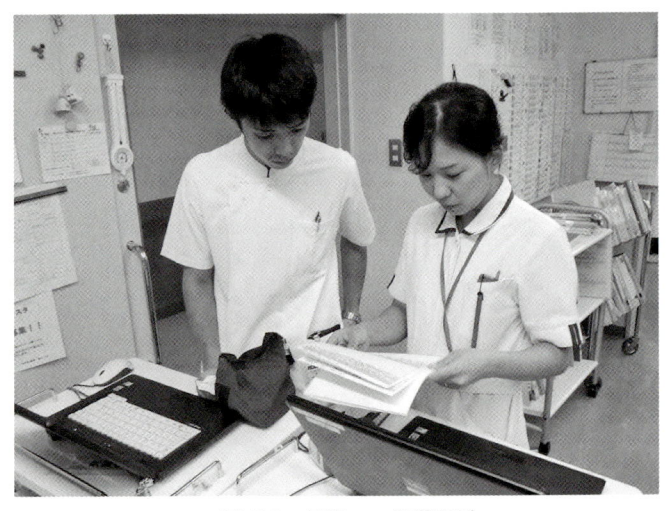

写真4　病棟での指導場面

術革新を目指し，一方で地域連携の拡充へと進んでいます。リハ療法士にも高い専門知識と技術の獲得が求められています。

おわりに

若い世代の集団ですから，言葉遣いや振る舞いについてお叱りを受けることもあります。スタッフは若輩者であるからこそ情熱を持って苦しみや悩みを理解しようと努力しています。「習った方法でできるようになってね，うれしくてね」と担当患者から電話をもらった若いスタッフは満面の笑顔を浮かべていました。私たちはリハの現場でいろいろなことを学びながら，一方で専門家として常に先進のリハビリテーションを求め続けなくてはいけません。そして「成長」から「進化」を目指したいと思っています。

【文献】
1) 高橋俊介著：人が育つ会社をつくる　キャリア創造のマネジメント（2006年）日本経済新聞出版
2) 森田慎一郎著：社会人と学生のキャリア形成における専門性—今日的課題の心理学的検討（2010年）武蔵野大学出版会

3　当院の看護教育について

麻生真紀子　看護師長

当院の看護の理念は，「専門性（知識・技術・態度）に基づいた良質で個別的な看護の提供」と謳われています。その実現に向けて，チーム医療を推進し，質の高い臨床実践能力を持つ人材の育成を行うために，①専門職として臨床実践能力の向上を目指す，②ラダー教育とキャリアアップを連動させる，③医療人として，組織人としての責務と人間性をはぐくむ，④自主的に学ぶ姿勢を育てる，と四つの教育基本方針を定めています。

1）臨床実践能力を育てる看護教育

まず，看護教育については厚生年金事業振興団の七つの病院で統一策定された「看護キャリア開発システム」に沿った教育内容を，年間計画で実施しています(図1, 2)。「キャリア開発システム」は，看護師個々人が組織の目標を前提に自己の能力や経験年数に応じて，自ら目標を立てて臨床実践の能力の向上に取り組むシステムです。"臨床実践能力"は，看護対象の健康上の問題を解決するために不可欠な要素であり，"看護"だけにとどまらず"教育"，"管理"，"研究"などの実践能力を自らが高めていきます。

2）新人教育とクリニカルラダーによる現任教育

当院の教育委員会は，副看護部長1名・師長1名・主任4名・スタッフ2名の計8名で構成されています。教育の取り組みは，新人教育と現任教育に分けて行われており，それぞれ新人教育とクリニカルラダーの段階別教育を担当制で実施しています。

このうち新人教育はプリセプター制度を導入し，日本看護協会の「新人看護職員ガイドライン」に基づいて作成されている「新人チェックリスト」に沿って実践項目の指導・評価を行っています。年間では，習得時期に合わせた教育内容を設定し　看護職員としての基本姿勢と態度・看護技術・管理の側面から必要な講義を行い，臨床実践能力の向上を図っています。一方，勤務の中で日々緊張にさらされている新人に対してや少し慣れた2年目看護師に対して，「リフレッシュ研修」と名付けたメンタルケアの会合も定期的に開催しています。この会合では，看護師同士が勤務上における各々の悩みを出し合うことでストレスを和らげ，モチベーションを維持・向上できるよう工夫しています。

現任教育は，院外教育と院内教育に大別されますが，院内教育はさらにOJT (on-the-jobtraning) と Off-OJT (off-the-jobtraning) に分けて教育を行っています。現任教育は六つの視点"当院の教育方針"，"当院の理念・看護部の理念・目指す看護・年度目標"，"教育対象者のレディネス・ニーズ"，"成人学習者の特徴"，"医療界の動きと求

図1　湯布院厚生年金病院の看護師教育システム

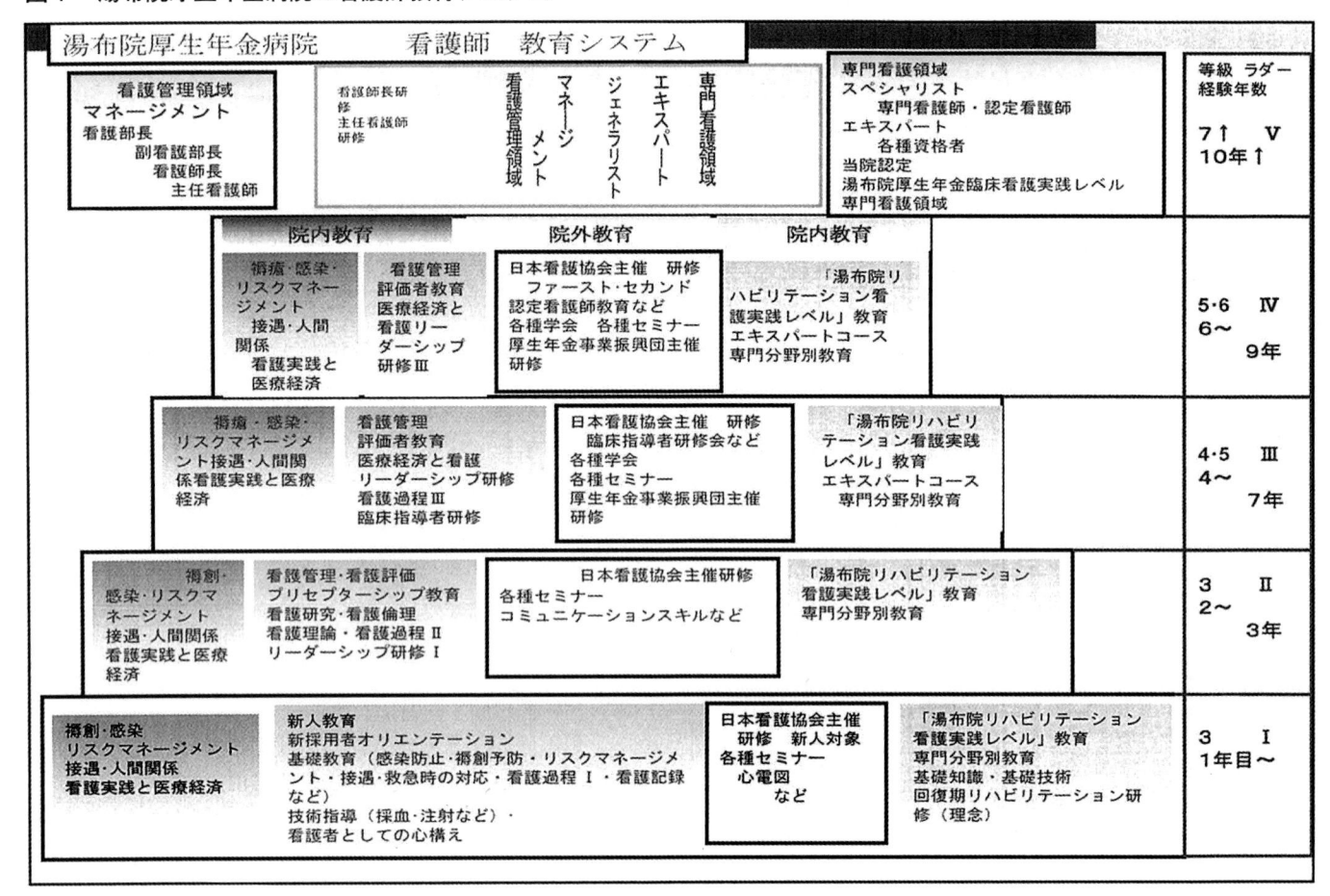

図2　湯布院厚生年金病院の看護師教育方針

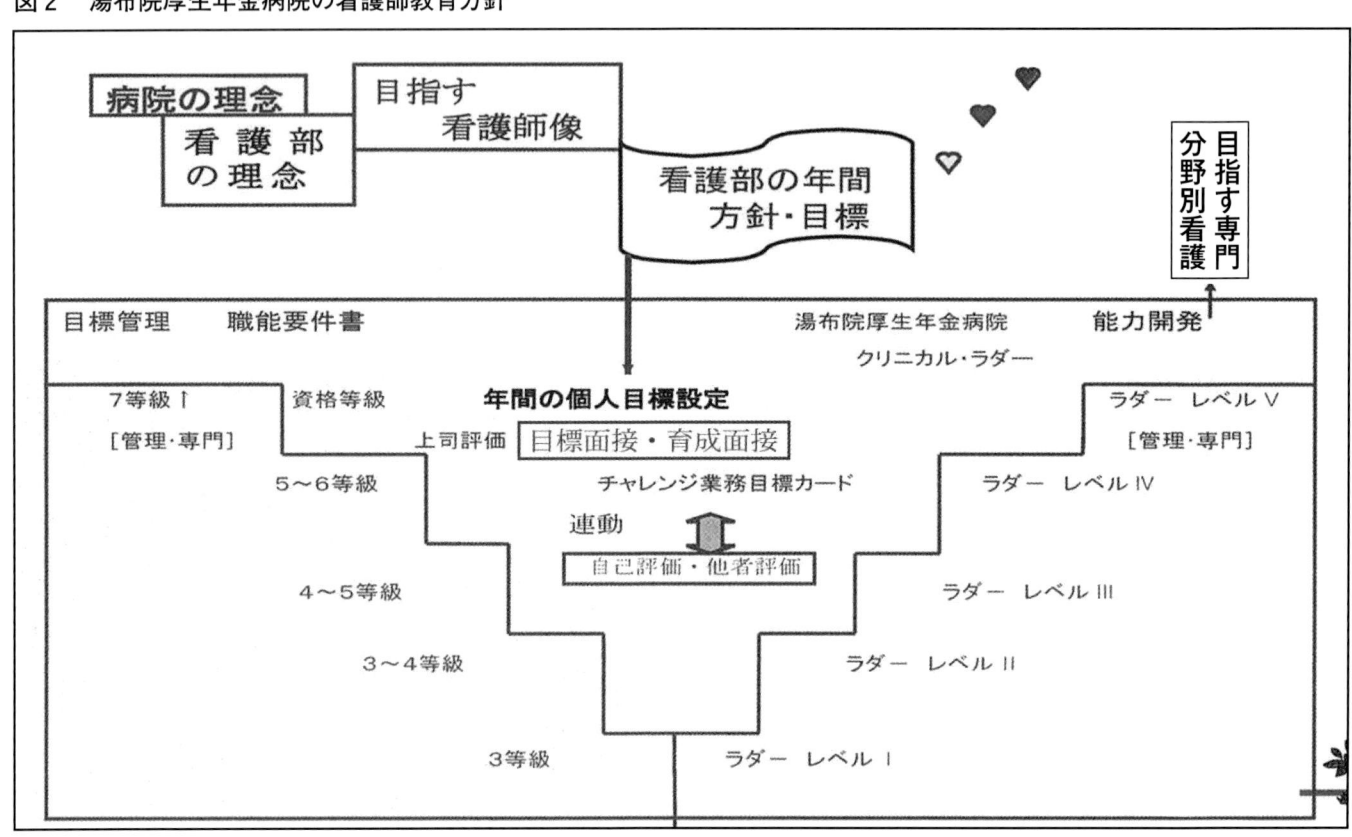

められる看護師の役割"，"看護者の倫理綱領"から基盤を構成し，プログラムを検討しています。

3）"当院版"脳血管障害リハビリテーション看護ラダーシステム

リハビリテーション病院である当院のオリジナルラダーシステムは，羽野秀子元看護部長の指導のもとで，「脳血管障害リハビリテーション看護のラダー」として平成17年に完成しました。同年からこの段階別教育プログラムにそって主任看護師が中心となって，現在に至るまで継続した教育を進めてきています。最近では，これに加えて高次脳のエキスパート・嚥下看護のエキスパート等の講義も開催し，職員のスキルアップ向上に努めてきました。

4）認定看護師の養成

また，現在は日本看護協会認定の「摂食嚥下」，「認知症」，「脳卒中」から4名の認定看護師と回復期リハ協議会「回復期リハ認定看護師」の5名認定看護師の資格者が誕生し，年間計画の中で専門分野の学習支援の講義を随時開催し，スタッフの臨床看護のスキルの向上を計画的に進めています。

このように当院は，教育システムを円滑に実践し，学習者への支援基盤も構築されている環境の中で人間性をはぐくみながら教育を行っています。

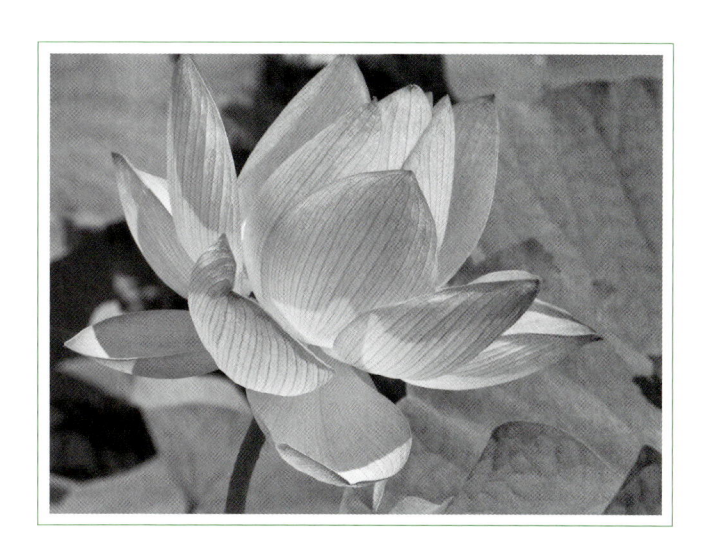

4　ケアワーカーの役割と人材育成

安部 寿美　看護部

　回復期リハ病棟に勤務する介護福祉士の役割は，①リハビリテーションの動機づけ，②二次的機能障害の予防（褥瘡予防，廃用予防），③ADLの拡大・自立に向けての援助・指導，④安全面の配慮，⑤家族への介護指導，⑥他部門との情報共有などです。その中で，介護福祉士は主に専門知識・技術を持って日常生活のケアに関わることから，病棟ADL向上に向けたケアの提供を期待されています。

　当院の介護職員の中で介護福祉士の占める割合は年々増加していますが，その背景は当院で介護職として働きながら試験を受け資格を取得した人，大学や専門学校で学び資格を取得している人と様々です。そこで介護福祉士委員会を立ち上げ，介護福祉士の専門職業人として自律した仕事を行うことを目標に育成に取り組みました。

　育成プログラムでは介護福祉士として専門性の確立と，専門技術を活かした病棟ADLの向上を目標にスタートしました。まず，良質・安全な介護を提供するための活動として「めざす介護福祉士像」を掲げ自分たちの目標像を描くことから開始しました。同時に新人介護職に介護福祉士会主催の介護技術講座を開催し専門技術の見直しを図りました。次に，介護技術マニュアルの作成と介護福祉士に許可されている医療行為の基本的知識の理解について学び，専門職としての責任と義務の共通認識を持つ動機づけを行いました。

　その後，看護師とペアで受け持ち制を導入し，入院から退院まで責任を持って関わるようにしました。結果として，回復期リハチームの中で専門職としての自覚が高まり，介護福祉士の専門的視点から他職種と意見交換・協業を行えるようになってきました。

　今後は，総合実施計画書の活用や定期カンファレンスの積極的参加，介護記録などの課題を検討し，回復期リハ病棟の質の向上に努めたいと思います。

5　院内における研修・学習企画

大隈 和喜　内科

1）"心のリハビリ"と"院内研修会"

　当院では桑原寛院長の時代から"心のリハビリ"と名付けられた院内研修会がありました。本来はその名の通り，医学知識の研修会というよりは職員個人個人の心の栄養となり明日の活力になるようにと，全職員を対象に医学はもとより宗教・哲学・文学など様々な分野の知識人に講話していただく会でした。多重喪失体験で傷ついたリハ患者を支える側の職員の心にも積もってくる心労や不全感を癒し，目的意識や就労意欲を高める意図があったと思われます。

　時代の流れと共に最近では，今この時に必要な最新の知識や情報を得るための研修会に置換されつつあります。一つは都会でなら常時どこかで研究会や勉強会・学会に参加できますが，山間辺境の当地ではなかなか難しいという問題があるからです。外部から話を聴きたい講師を招いて，聴きたい職員がいくらでも参加できるような研修会が必要になってきました。もう一つはリハビリテーションの内容が部門ごとに細分化され，新しい知識や方法論が台頭する中で，各部門が自分たちの必要とする情報を獲得するためにみずから講師を招聘する必要性が出てきたのです。

　そこで平成22年から，これまでの所謂"心のリハビリ"

とは目的を異にする院内研修会を別に設定し，各部門が企画した講演をポスター掲示や院内パソコン上で宣伝し，必要とする職員が全員参加するシステムを構築しました。研修会はどの部署からの発案で開催してもよいので，それぞれの分野で話を聞きたい先達を招聘する許可を病院に申請し，院内LANのスケジュール表上で期日が重ならないよう設定するようにしています。当院では映写機やスクリーンを常設した200名ほどの人数でも収容できる研修室から数十人規模の少人数で会合が開ける会議室などを多数有しており，会合の規模に合わせて毎週のように院内研修会が開かれています。

2）院内学術発表会

当院でも回復期リハ病棟の増設などで職員数が増加し，先進リハやリスク管理など新しい取り組みも多数登場する中で，職員が所属する様々な学会への参加も増加しています。職員が500名規模になると，職員同士で日頃から顔を見合わせる機会も減り，各部門や病棟間でも現在どんな取り組みがなされているか分かりづらいという弊害が出てきました。ある部署でせっかく良い取り組みをしていても，あるいはある病棟で価値のある症例報告をしてもその情報が全体に伝わりにくくなっているのです。

この弊害をさけ，病院全体の学術レベルの向上を目指すために，平成22年から学術委員会が主催して病院横断的に毎月一度の院内学術発表会を開催することにしました。この会では，あらゆる部署の職員が学会の発表前後でまとめた演題を持ち寄って発表しています。部門を超えたお互いの発表を視聴して質問し合うことで，相互に現在の取り組みの現況を確認でき，啓発し合っています。

この会ではスライドを用いた口演やポスターでの発表も行われており，誤字や統計，個人情報のチェックやより効果的な発表法のアドバイスなども行われ，発表の質の向上もはかられています。また，せっかく作成したポスターは会議室の一室を利用して一定期間公開することにしています。院内学術発表会の現在の課題としては，職務がなかなか時間内に終了しなかったり，各部署の会合が重なる中で参加できる職員がどうしても発表者周辺に限られてくる傾向があることです。対策としては院内LANで次回発表の演題を予告しておき，興味を持つ参加者を増やそうとしています。

6　学術委員会活動

大隈 和喜 内科

平成21年8月当院では医療の質を上げるために基盤となる学術振興を目的として学術委員会を設立しました。構成委員は医師，看護師，リハ療法士，検査部，放射線部，栄養部，事務職員など全ての領域から選出され月に一度会合を開いています。学術委員会がこれまで行ってきた主な事業は次の通りです。

1）学習室の設立と学習環境の整備

それまで病院には図書室や医学雑誌などの閲覧場所はありましたが，自由に学習・文献検索をしたり，学会発表や論文作成の準備をしたりできる場所が確保されていませんでした。そこで学術委員会は学習室を設置し，その中に学習用机，文献検索機能や統計計算ソフトを備えた学習専用パソコンやプリンター等を設置し，職員の学術活動の推進を図っています。平成22年にはリハビリテーション関連の医学図書100冊強も揃え，図書目録も置いて職員の学習の便宜に供しています。一方，院内で設置している医学雑誌の取捨選択を毎年各部署にはかる作業も行っています。

2）院内学術発表会の主催

前項で紹介した院内学術発表会は学術委員会が主催して行われています。本会の座長は毎月の学術委員会において輪番で決定されます。座長2名は当日の会場の設定や司会を行い，会の円滑な進行に努めています。

3）業績収集と業績集の出版

当院の学術業績は，以前は事務で最終的に収集して製本化していましたが，現在，この作業は学術委員会が行っています。各部門の学術委員は自分の部署で行われた学会発表や論文作成の記録を逐次学習室パソコンに登録させ，事務の出張記録と照合して業績収集に脱漏のないよう配慮しています。各部署に学術委員を配置することで，学会発表や論文執筆を常時推奨することができ，学会発表数は委員会創設以前と比較して飛躍的に増加しています。

4）学術奨励賞授与式

学術委員会では病院の認可を得た上で年度末に学術に貢献した職員の表彰を行っています。平成23年度の表彰では本年度初めて学会発表した職員と論文執筆を行った職員を対象にささやかですが副賞をつけて努力を顕彰しました。

5）学術キーワードの設定と学術テーマ登録

職員全員が常に日常業務の中に疑問や課題を見つけ，対策や研究に取り組むため，学術委員会では年度初めに学術テーマの登録を行ってもらっています。また，テーマごとにキーワードを多数選出してカテゴリー別に分け，分野ごとに記号を付けて登録時に同じ分野に興味をもつ職員同士が感知し合い協業しやすいように工夫しました。

6）回復期リハ病棟10周年誌の編纂事業

冒頭に記したように本書の企画・編纂も学術委員会が中心となって各部門の協力を得て行いました。もともとリハビリテーション専門病院だった当院が回復期リハ病棟のチーム医療をいかに創成していったのか，その道筋や工夫，成果について記録しておくこと。一方で，今後，各部門において論文執筆が増えるように自分たちの行ってきたことを分かりやすくまとめる訓練をしてもらうことも副主題でした。

第15章
整形外科疾患とリハビリテーション

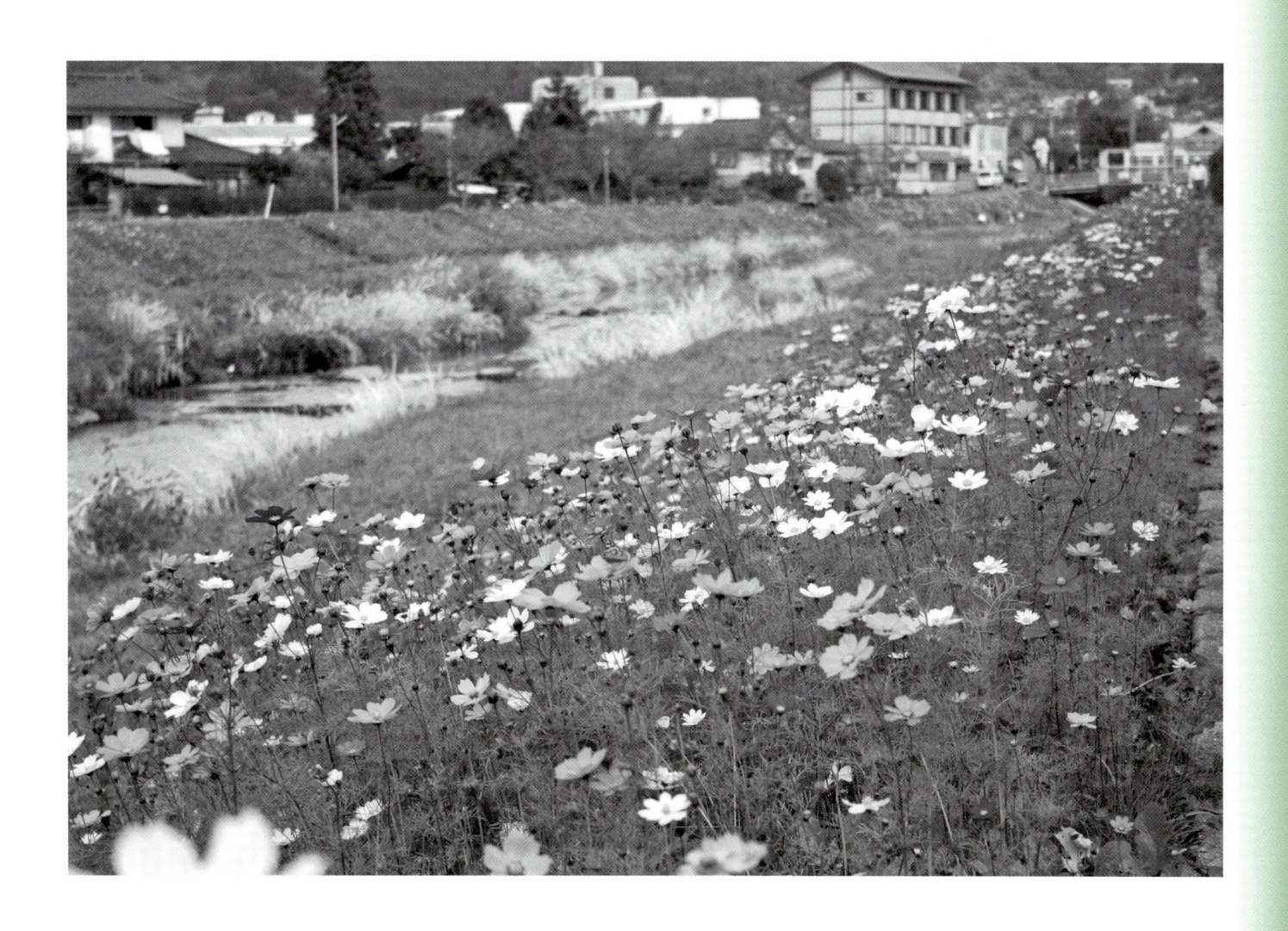

1 立てない，歩けないを回避するために

針 秀太 整形外科

近年日本人の平均寿命は80歳を超えましたが，介護が必要ではない寿命（健康寿命）は72歳程度と言われています。そのため，約8年間は介護が必要である期間と考えられます。この期間を短くするために，日本整形外科学会は平成20年に，ロコモーティブシンドローム（以下ロコモ）という新しい疾患概念を提唱しました。これは運動器の障害によって支援や介護が必要になる状態，またはその危険性が高くなる状態の総称名です。ロコモの概念を理解することは，その予防や治療にもつながります。

由布市の人口分布において，65歳以上の占める割合は27.8%で，全国の割合より4.7%も多く，"超高齢社会"の基準である21%を超えています（表1）。このような地域性により入院症例の平均年齢は高く，昭和60年以降大分大学附属病院（旧大分医科大学附属病院）整形外科医局より当院へ派遣された医師は，継続してロコモという疾患に対応すべく努力してきました。

図1 主な運動器の障害

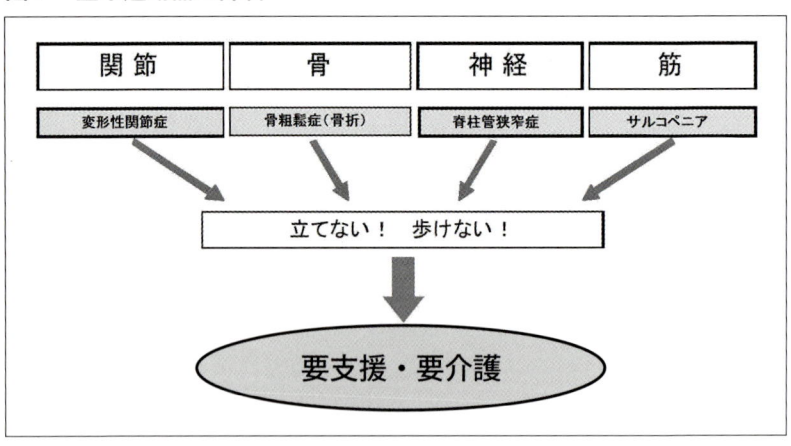

図2 変形性膝関節症の治療

表1 由布市の人口分布 （2011年由布市公式ホームページ調べ）

	全国平均	由布市	
15歳未満の年少人口率	13.2%	13.0%	(0.2%↓)
15〜65歳の生産年齢人口率	63.7%	59.2%	(4.5%↓)
65歳以上の高齢人口率	23.1%	27.8%	(4.7%↑)

ロコモの原因となる運動器疾患は，移動能力を低下させる疾患です。関節，骨，神経，筋のいずれの部位にも関係します。主な疾患として，変形性関節症，骨粗鬆症，脊柱管狭窄症，サルコペニアなどがあります（図1）。

特に変形性関節症は頻度が高く，股関節，膝関節，足関節に発生します。治療法は保存療法と手術療法に大別され，まずは外来で薬物療法，物理療法などの保存療法を行います（図2）。保存療法で痛みが取れず，立てなかったり，歩けなかったりする場合は手術療法を行います。予防法は，日頃から脚の筋力を鍛えること，肥満にならないことが主体で，これは進行の予防にもつながります（図3）。

骨粗鬆症は高齢者の骨折の原因になる疾患です。現在，60歳代の女性の3人に一人が骨粗鬆症と報告されています。症状がなくても定期的に病院で検査や，それに伴う治療を受けること，また予防のために転倒しにくい環境を整えることが重要だと考えます。

腰部脊柱管狭窄症は腰椎の変形により脊柱管内の馬尾

図3 変形性膝関節症進行予防のため自分でできること

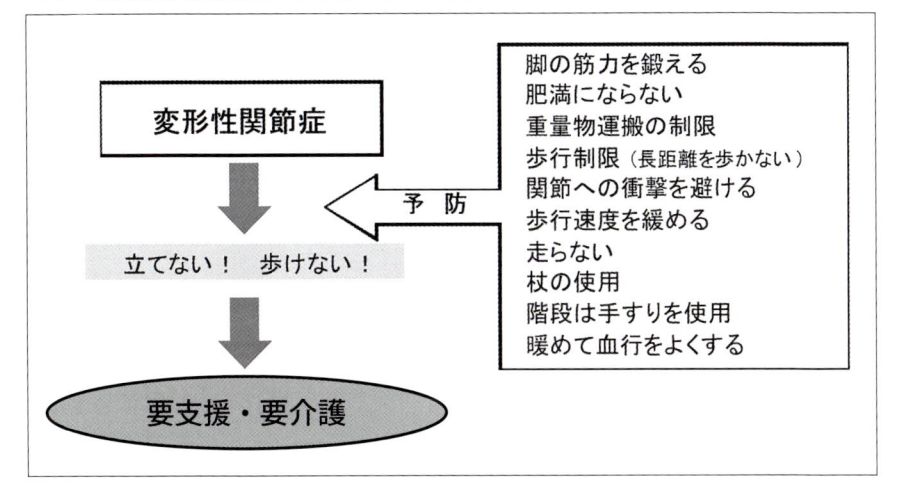

```
変形性関節症
    ↓
 立てない！ 歩けない！   ← 予防 ─ 脚の筋力を鍛える
    ↓                        肥満にならない
 要支援・要介護               重量物運搬の制限
                             歩行制限（長距離を歩かない）
                             関節への衝撃を避ける
                             歩行速度を緩める
                             走らない
                             杖の使用
                             階段は手すりを使用
                             暖めて血行をよくする
```

神経の通過障害により発生し，下肢の痺れ，痛み，脱力が生じて歩行障害の原因になる疾患です。また，サルコペニアは筋肉の老化による筋重量の減少をきたします。特に下肢の筋力が衰え転倒しやすくなります。

移動能力を維持し，元気に立ったり歩いたりするためには，その原因となるロコモ対策，治療および運動が必要になります。今後も当院の施設を最大限に利用して治療を行っていきたいと思います。

2 整形外科看護の10年

日野 幸子 師長

当院の整形外科の手術は，年間300件余り行われています。現在，整形外科の病床数は51床で，手術対象としては大腿骨や上肢・下肢の骨折，脊椎や股関節・膝関節の変性疾患，ばね指や腫瘍などがあります。

整形外科看護の実践レベルを確立することをめざして，当院では2002年に湯布院厚生年金整形外科看護クリニカルラダーを導入しました。整形外科看護に必要な能力を，ベナーが分類した七つの看護実践の領域に対応させてその枠組みを設定し，個々人の実践能力をⅠ～Ⅳのレベルとして段階的に設定し，どの看護実践がどのレベルに相当するかを定めたものです。当院のクリニカルラダーは，日々の看護活動をはじめ，学習会や異動してきた看護師や新採用の看護師の教育にも活用されています。

一方，全人工膝関節置換術（TKA）・全人工股関節置換術（THA）・大腿骨骨折骨接合術などのクリティカルパスを他職種と共同で作成し，手術前後の円滑なケアやリハの進行に役立てています（後述）。パスにそって看護を展開することで医療の質の均一化をはかっています。

当院では地域柄，患者は小児から高齢者まで年齢層が幅広く，またそれに対応して施行される手術の種類や術式も多彩です。手術前から手術後に至る周術期看護を展開していく中で特に留意していることを以下に挙げます。

手術前は，患者が少しでも良い状態で手術が受けられるように不安や悩みを聞いたり，手術後をイメージしやすいように装具装着の体験をしていただいています。手術後は，疼痛の管理を行い，深部静脈血栓症や術後感染症など術後合併症の予防と早期発見に努めています。また，高齢者では他科的な合併症をもっている場合も少なくなく，手術前・後における疾病管理も大切な看護目標になります。患者の全体像を把握，評価して，医師やセラピストと可及的速やかに情報共有ができるよう心がけています。これからも患者が手術前の状態よりも良くなり，一日でも早く家庭復帰できるように看護していきたいと思っています。

3 大腿骨頸部骨折に対する人工骨頭置換術後のリハビリテーション

篠原香代美 理学療法士

はじめに

大腿骨頭置換術を施行される患者の多くは，大腿骨頸部骨折を発症した患者です。大腿骨頸部骨折とは大腿骨頸部に転倒などにより強い外力が加わることで生じる骨折で高齢の女性に多いのが特徴です。発症以前にすでに骨粗鬆症に罹患していることが多く，受傷機転は転倒や転落が主です。当院では，地域特性として高齢者が多いことから大腿骨頸部骨折の患者さんは少なくありません。大腿骨頸部骨折のもうひとつの特徴は，関節内で生じる骨折であり，骨折の際に大腿骨頭への栄養血管が破綻し，骨頭側の血流が遮断されることで癒合や骨頭壊死が生じます。このように他部位の骨折では自然に癒合する場合もあるのに比べて，自然治癒が期待できないため大腿骨頸部骨折では人工の骨と関節に換えてしまう手術（大腿骨頭置換術）が必要になります。また，大腿骨頭置換術では関節の動かし方によって脱臼する危険性が高まります。手術方式により脱臼しやすい運動は異なりますが，一般的には過度に股関節を曲げることや，膝を内側に向けること，捻ることによって脱臼することがあります。

1）一般的な大腿骨頭置換術後のリハビリテーション（以下リハ）

一般に，大腿骨頭置換術後のリハは手術後早期より開始します。手術直後からベッド上にて深部静脈血栓症予防目的に足関節底背屈運動を開始します。痛みに応じて膝・股関節の他動的屈伸運動も開始します。ベッドアップ座位から開始し，離床後は端座位，車椅子座位と徐々に進めていきます。また，股関節周囲の筋力訓練や関節可動域訓練，ストレッチを実施していきます。荷重は手術の翌日から5日以内には全荷重可能となり，疼痛の具合を見ながら起立訓練や歩行訓練を開始していきます。また，脱臼予防を含めた日常生活動作の指導も併せて行っていきます。

2）当院のパス紹介（図1参照）

当院では人工骨頭置換術後の患者は，リハの進行に支障を来すことがない限り，術後クリティカルパス（以下パス）に沿ってリハを展開していきます。以下に当院のパスの紹介をします。

人工骨頭置換術のパスは7週間で目標達成されるように設定されています。

療法士の介入は術前から始まります。廃用症候群予防を目的に，健側下肢の筋力訓練，関節可動域訓練（以下ROM訓練），両手の運動を行います。深部静脈血栓症予防目的には，足関節底背屈運動を実施します。一方で，神経麻痺を予防し，患部に負担がかからないようにベッド臥床時の姿勢確認も行います。また，そもそも転倒がきっかけで発症している場合が多いので，その患者の転倒時の状況や転倒前の生活状況の確認を行い，解析結果も加味して術後のリハの説明を行います。

手術当日はリハを行いませんが，術後1日目から療法士が居室に訪室し，評価と運動療法を開始します。感覚障害の有無を調べながら，股関節のROM訓練，足関節底背屈運動の指導を実施します。また，起居動作パンフレットを使用して脱臼防止のための動作指導を行います。術後2日目からベッドから離れ，立ち上がりの練習を開始します。基本的に本手術では術側の足への荷重制限は無いので，車椅子からベッドなどの移乗動作の確認を行います。それから訓練室へも出室し，股関節周囲の機能訓練や起立動作訓練を実施します。術後2週目までは訓練室を中心に練習しますが，この間は股関節の機能訓練が中心となります。術後2週経過した時点で整形外科医により抜糸が行われます。抜糸の後からは行動範囲も拡大して，階段昇降や床上動作，屋外歩行訓練などが始まります。同時に当院の目玉である温水プール浴も開始します。さらに術後6週目からは，退院に向けた自己訓練の指導を行います。必要性が高いと判断すれば，この時期に在宅訪問による家庭での動作指導や環境調整も実施

chap. 15

図1 人工骨頭置換術後のクリニカルパス

人工骨頭置換術

ID：　　　　氏名：　　　　　　　　　主治医（　　　　　）

	術後1日	術後2日	術後3日	術後1週目	術後2週目	術後3週目	術後4週目	術後5週目	術後6週	術後7週	退院
月／日	／	／	／	／	／	／	／	／	／	／	／
リスク 問題点や精神面など											
荷重制限	□免荷 □PWB(Kg・%) □FWB	□免荷 □PWB(Kg・%) □FWB	□免荷 □PWB(Kg・%) □FWB	□免荷 □PWB(Kg・%) □FWB(～)	□免荷 □PWB(Kg・%) □FWB(～)	□免荷 □PWB(Kg・%) □FWB(～)	□免荷 □PWB(Kg・%) □FWB(～)	□免荷 □PWB(Kg・%) □FWB(～)	□免荷 □PWB(Kg・%) □FWB(～)	□免荷 □PWB(Kg・%) □FWB(～)	□免荷 □PWB(Kg・%) □FWB(～)
痛み	術部 □重□中□軽 □無し	術部 □重□中□軽 □無し	術部 □重□中□軽 □無し	術部 □重□中□軽 □無し	術部 □重□中□軽 □無し	術部 □重□中□軽 □無し	術部 □重□中□軽 □無し	術部 □重□中□軽 □無し	術部 □重□中□軽 □無し	術部 □重□中□軽 □無し	術部 □重□中□軽 □無し
股関節屈曲(MMT)、(°)	( )( )°	( )( )°	( )( )°	( )( )°	( )( )°	( )( )°	( )( )°	( )( )°	( )( )°	( )( )°	( )( )°
股関節外転(MMT)、(°)	( )( )°	( )( )°	( )( )°	( )( )°	( )( )°	( )( )°	( )( )°	( )( )°	( )( )°	( )( )°	( )( )°
股関節伸展(MMT)、(°)	( )( )°	( )( )°	( )( )°	( )( )°	( )( )°	( )( )°	( )( )°	( )( )°	( )( )°	( )( )°	( )( )°
膝伸展(MMT)、(°)	( )( )°	( )( )°	( )( )°	( )( )°	( )( )°	( )( )°	( )( )°	( )( )°	( )( )°	( )( )°	( )( )°
脚長差(cm)	右　　　左	右　　　左	右　　　左	右　　　左	右　　　左	右　　　左	右　　　左	右　　　左	右　　　左	右　　　左	右　　　左
訓練プログラム （✓印が実施プログラム）	□ROMex(徒手) □筋力増強ex(徒手) □脱臼肢位の指導	□術後評価 □ROMex(徒手) □筋力増強(□徒 □自) □起居・移乗ex □歩行訓練 　□平行棒 　□歩行器 □脱臼肢位の確認	□ROMex(徒手) □筋力増強(□徒 □自) □起居・移乗ex □歩行訓練 　□平行棒 　□歩行器 □脱臼肢位の確認	□ROMex(徒手) □筋力増強(□徒 □自) □起居・移乗ex □歩行訓練 　□平行棒 　□歩行器 □脱臼肢位の確認	□ROMex(徒手) □筋力増強(□徒 □自) □起居・移乗ex □歩行訓練 　□平行棒 　□歩行器 　□杖 □プール(～) □物理療法 　部位( )	□ROMex(徒手) □筋力増強(□徒 □自) □起居・移乗ex □歩行訓練 　□平行棒 　□歩行器 　□杖 □応用歩行訓練 　□階段昇降 　□スロープ 　□屋外 □プール(～) □ADL動作指導 　□入浴動作 　□床上動作 □物理療法 　部位( )	□定期評価 □ROMex(徒手) □筋力増強(□徒 □自) □起居・移乗ex □歩行訓練 　□平行棒 　□歩行器 　□杖 □応用歩行訓練 　□階段昇降 　□スロープ 　□屋外 □プール(～) □ADL動作指導 　□入浴動作 　□床上動作 　□爪切り 　□靴下の着脱 □物理療法 　部位( ) □IADL訓練	□ROMex(徒手) □筋力増強(□徒 □自) □歩行訓練 　□平行棒 　□歩行器 　□杖 □応用歩行訓練 　□階段昇降 　□スロープ 　□屋外 □プール(～) □ADL動作指導 　□入浴動作 　□床上動作 　□爪切り 　□靴下の着脱 □物理療法 　部位( ) □IADL訓練	□ROMex(徒手) □筋力増強(□徒 □自) □歩行訓練 　□平行棒 　□歩行器 　□杖 □応用歩行訓練 　□階段昇降 　□スロープ 　□屋外 □プール(～) □ADL動作指導 　□入浴動作 　□床上動作 □物理療法 　部位( ) □IADL訓練	□ROMex(徒手) □筋力増強(□徒 □自) □歩行訓練 　□平行棒 　□歩行器 　□杖 □応用歩行訓練 　□階段昇降 　□スロープ 　□屋外 □プール(～) □ADL動作指導 　□入浴動作 　□床上動作 □物理療法 　部位( ) □IADL訓練	□最終評価 □ROMex(徒手) □筋力増強(□徒 □自) □歩行訓練 　□平行棒 　□歩行器 　□杖 □応用歩行訓練 　□階段昇降 　□スロープ 　□屋外 □プール(～) □ADL動作指導 　□入浴動作 　□床上動作 □物理療法 　部位( ) □IADL訓練 □ホームプログラムの指導
アウトカム	□脱臼肢位に配慮した背臥位を獲得	脱臼肢位に配慮した背臥位、起き上がり動作を獲得	□股関節屈曲90°獲得			□歩行器歩行を獲得	□脱臼肢位を配慮した靴下の着脱・足爪切り動作の獲得 □在宅での日常生活に自信がつく □T-caneでの歩行を獲得	□T-caneでの院内歩行自立	□退院後の自己管理能力を獲得		
バリアンス											

しています。

3）症例提示

以下に当院の大腿骨頭置換術後のクリティカルパスによって自宅退院に至った患者を紹介します。

患者は80代の女性で診断名は大腿骨頸部骨折，術式は人工骨頭置換術です。受傷前の生活状況としては，家の中では独歩にて身の回りのことは自立しており，近所の散歩や自宅周囲の移動はT字杖にて自立歩行していました。しかし，問診により自宅内外で転倒を繰り返していて外出する機会も減少していることが分かりました。そこでリハ目標として，手術後1カ月半で自宅内独歩または伝い歩きにより，身の回りのこと及び家事動作を自立すること。シルバーカーを使用しての庭での花の手入れや近所への散歩，買い物が自立すること，などを設定しました。

術後，主治医よりパス通りに訓練可能と許可が出され，パスにそって訓練を進めることにしました。ところが前述のように受傷前から転倒を繰り返していて外出機会が減少していたことから，退院後の転倒や生活不活発病の再燃が危惧されました。そこで，再発予防を目的に，退院後に活気ある生活が獲得できるよう，リハサービスを工夫することにしました。

術後2週目までは，疾患管理を行いながら訓練室中心に訓練を実施し，股関節機能の改善や基本動作の練習を行いました。術後2週経過した時点で，回復期リハ病棟に転棟することになりました。そこからは実生活場面で歩行が導入され，"在宅自立学習室"を利用して入浴動作，床上動作，家事動作などの訓練が実施されました。

本患者では，入院前から近所の散歩や庭の花の手入れを趣味としていたことから，シルバーカーでの屋外歩行，"在宅自立学習室"の庭に設置したプランターの手入れ等も訓練に導入しました。1カ月後には，退院前在宅訪問指導を実施し住宅改修のアドバイスも行いました。約1カ月半にて目標は達成され自宅に退院されました。

退院後は転倒もなくなり，身の回りのことや家事も自立して行え，近所へも散歩できるようになりました。友達とお茶に出かけることや季節ごとの花の手入れが日課になるなど，活き活きとした生活を送っていらっしゃいます。

おわりに

当院整形外科リハの特徴は，地域がら高齢者の患者が多いこと，急性期から回復期，維持期を通して一貫性のあるリハサービスを提供できることです。今後も独自のクリティカルパスを軸に，股関節機能や歩行能力の向上に留まらず，再発を予防し，個々の患者がその方らしい活気ある生活を獲得できるように，退院後の生活を見据えたリハに取り組んでいきたいと思います。

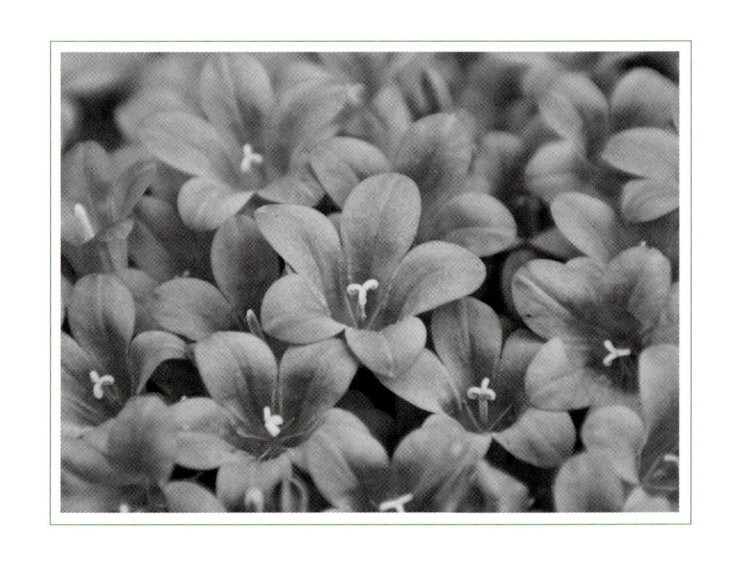

4　人工膝関節置換術後のリハビリテーション　当院版クリニカルパスを活用した活動向上訓練

高嶋 一慶　理学療法士

はじめに

　変形性膝関節症（以下，膝OA）は"病態学的に関節軟骨の変性，摩耗による荒廃と，軟骨および骨の新生と増殖，つまり摩耗相と増殖相の混在（変形性変化）によって特徴づけられる慢性，進行性の変性性の関節疾患"と定義されます。

　原因が明らかでない一次性のものと，先天的な形態異常や後天的な外傷などが原因で生ずる二次性のものとに分類されます。立ち上がり時や歩行開始時，階段昇降の際に"運動時の疼痛"として自覚症状を認めます。他にも，関節液貯留による関節の腫脹や変形による関節可動域の制限が挙げられます。

　高齢化に伴い，退行性変性疾患の治療が増加しており，整形外科領域において最も一般的なのが膝OAです。そのため人工膝関節置換術（以下，TKA）は日常的に行われており，高齢者の増加とともに今後もさらに増加すると予測されます。逆にTKAの適応疾患としては末期の膝OA以外では関節リウマチが多く，特発性骨壊死や骨腫瘍などが稀にみられます。

1）人工膝関節置換術後（TKA）後のリハビリテーション

　膝OAは中高年の女性に好発する疾患であり，肥満との関係が強いことから最近では生活習慣病との認識がもたれています。そこで手術的治療の成果を向上させるだけでなく，予防的リハや生活指導の重要性が強調されており，リハ的アプローチが極めて有効とされています。当院でも術前後より理学療法士が介入し，リハを実施しています。

2）当院版クリニカルパスの紹介　（図1）

　主治医からリハ処方が出た後，術前からあらかじめリハを開始します。術後を想定した関節可動域訓練（以下，ROMex）や筋力増強訓練，歩行訓練および車椅子移乗練習を施行します。加えて深部静脈血栓症予防のための足関節底背屈運動の指導も行います。

　術後翌日からリハを開始しますが，術直後は術部の疼痛が大きく関与するため，疼痛自制内の範囲でROMexや筋力増強訓練，足関節底背屈自動運動を実施します。歩行訓練は基本的に全荷重より開始しますが，疼痛を考慮して平行棒内歩行や歩行器歩行から行います。

　退院前には日常生活動作（以下，ADL）に対する指導が必要であり，入浴動作や寝返りなどの動作訓練を指導します。必要に応じて福祉用具の紹介や使用時の動作指導，さらに介護保険利用の解説なども行います。

3）症例提示

　ここでは，当院にて右膝OAのためTKAを施行した70代女性のリハ経過を提示します。

　症例はもともとT字杖を使って外出し，スーパーでの買い物や畑仕事，炊事や洗濯を行っていましたが，1年ほど前から右膝関節の疼痛が出現し，次第に疼痛が増強していきました。その結果，入浴や畳からの起き上がりなど，日常生活に支障をきたすようになりました。外出機会も減少し，活動量が減少することで筋力や体力，抑うつといった心身機能が低下する"生活不活発病"の状態になりました。

　そこで入院して治療を検討した結果，TKAを施行することに決まりました。

a．整形パスとリハサービスモデル図の活用

　症例は重篤な既往症や認知レベルの低下などバリアンスを認めなかったこともあり，術後は当院版パスに沿った経過が予測されました。しかし，生活機能を聴取していく中で，本患者らしい生活を再構築して生活不活発病から脱却するためには，OAによる心身機能の低下へのアプローチだけではなく，活動や参加へのアプローチが欠かせないことが分かってきました。そこで，当院版パスと整形疾患におけるリハサービスのモデル図（図2）を

図１　人工膝関節置換術後（TKA）後のクリニカルパス

人 工 膝 関 節 全 置 換 術

氏名：　　　　　　　　ID：　　　　　　　　　　担当医（　　　　　　　　）

	術前	術後1日	術後2日	術後3日	術後1週目	術後2週目	術後3週目	術後4週目	術後5週目	術後6週	術後7週	退院
月 ／ 日	／	／	／	／	／	／	／	／	／	／	／	／
リスク												
痛　み	術部 □重 □中 □軽 □無し	術部 □重 □中 □軽 □無し	術部 □重 □中 □軽 □無し	術部 □重 □中 □軽 □無し	術部 □重 □中 □軽 □無し	術部 □重 □中 □軽 □無し	術部 □重 □中 □軽 □無し	術部 □重 □中 □軽 □無し	術部 □重 □中 □軽 □無し	術部 □重 □中 □軽 □無し	術部 □重 □中 □軽 □無し	術部 □重 □中 □軽 □無し
膝関節屈曲(°，MMT)	(　、　)	(　、　)	(　、　)	(　、　)	(　、　)	(　、　)	(　、　)	(　、　)	(　、　)	(　、　)	(　、　)	(　、　)
膝関節伸展(°，MMT)	(　、　)	(　、　)	(　、　)	(　、　)	(　、　)	(　、　)	(　、　)	(　、　)	(　、　)	(　、　)	(　、　)	(　、　)
訓練プログラム (✔印が実施プログラム)	□術前評価 □日常生活で制限をきたしてい 動作内容の確認 □術直後の自己訓練指導 パンピング セッティング 足趾運動 □物理療法 機種（　） 部位（　）	□ROMex(徒手) □筋力増強ex(徒手) □術後の自己訓練の確認 □物理療法 機種（　） 部位（　）	□ROMex(徒手) □筋力増強ex(徒手) □歩行ex □平行棒 □歩行器 □物理療法 機種（　） 部位（　）	□ROMex(徒手) □筋力増強ex（□徒 □自） □歩行ex □平行棒 □歩行器 □T-cane □運動器協調ex □物理療法 機種（　） 部位（　）	□ROMex(徒手) □筋力増強ex(□徒 □自) □歩行ex □平行棒 □歩行器 □T-cane □運動器協調ex □物理療法 機種（　） 部位（　）	□ROMex(徒手) □筋力増強ex(□徒 □自) □歩行ex □平行棒 □歩行器 □T-cane □独歩 □運動器協調ex □プール(　／　～) □動作指導 □入浴動作 □床上動作 □応用歩行ex □屋外歩行(T-cane 独歩) □階段昇降(T-cane 手摺り) □物理療法 機種（　） 部位（　）	□ROMex(徒手) □筋力増強ex(□徒 □自) □歩行ex □平行棒 □歩行器 □T-cane □独歩 □運動器協調ex □プール(　／　～) □動作指導 □入浴動作 □床上動作 □応用歩行ex □屋外歩行(T-cane 独歩) □階段昇降(T-cane 手摺り) □物理療法 機種（　） 部位（　） □IADL訓練	□定期評価 □ROMex(徒手) □筋力増強ex(□徒 □自) □歩行ex □平行棒 □歩行器 □T-cane □独歩 □運動器協調ex □プール(　／　～) □動作指導 □入浴動作 □床上動作 □応用歩行ex □屋外歩行(T-cane 独歩) □階段昇降(T-cane 手摺り) □物理療法 機種（　） 部位（　） □IADL訓練 □ホームプログラムの指導	□ROMex(徒手) □筋力増強ex（□徒 □自） □歩行ex □平行棒 □歩行器 □T-cane □独歩 □運動器協調ex □プール(　／　～) □動作指導 □入浴動作 □床上動作 □応用歩行ex □屋外歩行(T-cane 独歩) □階段昇降(T-cane 手摺り) □物理療法 機種（　） 部位（　） □IADL訓練 □ホームプログラムの指導	□ROMex（□徒 □自） □筋力増強ex(□徒 □自) □歩行ex □平行棒 □歩行器 □T-cane □独歩 □運動器協調ex □プール(　／　～) □動作指導 □入浴動作 □床上動作 □応用歩行ex □屋外歩行(T-cane 独歩) □階段昇降(T-cane 手摺り) □物理療法 機種（　） 部位（　） □IADL訓練 □ホームプログラムの指導	□ROMex（□徒 □自） □筋力増強ex(□徒 □自) □歩行ex □平行棒 □歩行器 □T-cane □独歩 □運動器協調ex □プール(　／　～) □動作指導 □入浴動作 □床上動作 □応用歩行ex □屋外歩行(T-cane 独歩) □階段昇降(T-cane 手摺り) □物理療法 機種（　） 部位（　） □IADL訓練 □ホームプログラムの指導	□最終評価 □ROMex（□徒 □自） □筋力増強ex（□徒 □自） □歩行ex □平行棒 □歩行器 □T-cane □独歩 □運動器協調ex □プール(　／　～) □動作指導 □入浴動作 □床上動作 □応用歩行ex □屋外歩行(T-cane 独歩) □階段昇降(T-cane 手摺り) □物理療法 機種（　） 部位（　） □IADL訓練 □ホームプログラムの指導
アウトカム	□術後のベッド上での自己訓練内容を理解する		□動作に合わせた荷重が可能 □起居・移乗動作が自立	□膝関節屈曲90°を獲得 □歩行器歩行を獲得	□FWBが開始できる	□膝関節屈曲110°を獲得 □T-cane歩行を獲得		□在宅での日常生活に自信がつく □膝関節屈曲120°を獲得 □術部に配慮した床上動作を獲得 □ADL動作が自立	□退院後の自己管理能力を獲得 □屋外歩行を獲得			
バリアンス												

活用し，活動や参加に対するアプローチも随時導入していくことにしました。

b．本症例の治療経過

疾患管理が重要とされる術後2週目までの急性期は，当院版パスに則した訓練を実施しました。術後2週目の回復期からは，訓練室における心身機能へのアプローチに加え，在宅自立学習室やADL室にて活動や参加の準備に関するアプローチを開始しました。まずは，布団での就寝と浴槽埋め込み式の共同温泉利用を想定し，床上動作といざり動作の訓練を行いました。併せて，手摺りを使用し階段昇降訓練も行いました。術後4週目から，炊事や洗濯，布団の収納を想定した訓練を始めました。独歩・伝い歩きにて食器の持ち運びや掃除機の操作訓練を実施し，動作の安定化に伴い洗濯カゴの持ち運びや布団の収納動作へと進みました。術後6週目からは，スーパーマーケットでの買い物や畑仕事を想定し，屋外歩行訓練や菜園での動作指導を実施しました。右TKA後の関節負担，買い物袋や野菜の持ち運びなどの実践を想定し，歩行補助具としてシルバーカーを導入しました。試験外泊前には，シルバーカーに加えて共同温泉での洗体や洗髪を想定してシャワーチェアーも購入しました。術後7週目にはついに試験外泊が実施され，独歩でのセルフケア，共同温泉の利用，炊事や洗濯などの家事動作，シルバーカー歩行での買い物，畑仕事など，これまで練習してきた動作が安全に実践できることが確認されました。こうして術後8週目，当院版パスに沿った心身機能の獲得はもちろん，参加や活動につながる諸活動目標を達成して退院されました。

考察とまとめ

最近は，高齢者が増加する時代を背景にして，脳血管障害の既往や認知能力の低下など併発症も重篤化し，複数のバリアンスをもった患者が増えてきました。一方，活動の量や質の低下と参加制約から，"生活不活発病"の悪循環に陥っている患者も少なくありません。そのため，活き活きとした生活の再構築のためには，心身機能の低下に対するアプローチだけでなく，術後の疾患管理を担保した上で，患者が暮らしている地域の特性も考慮して生活機能を底上げするアプローチが重要です。

図2　当院の整形疾患（外傷）におけるリハサービスのモデル図

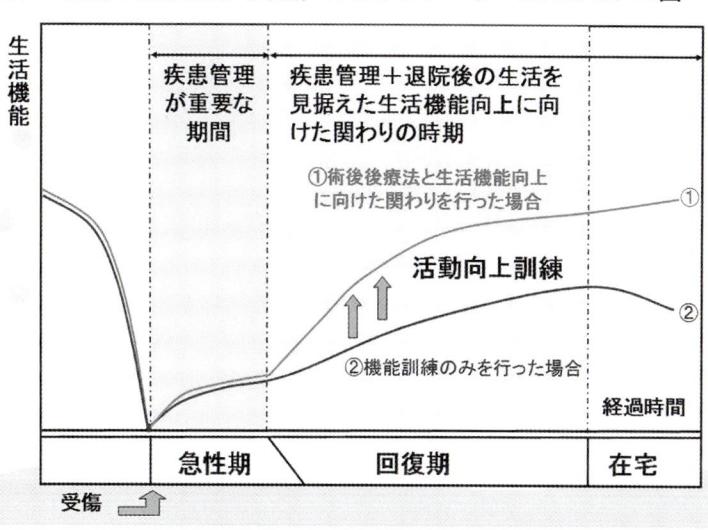

当院では，回復期リハビリテーションの目的である，自宅復帰や介護予防に向け，整形外科手術前後より理学療法士が介入し，入院から退院まで一貫したアプローチを行っています。今後さらに，当院の特徴を生かして回復期リハビリテーション病棟における整形疾患患者への関わりを体系化し，当院版パスの改定などを進めていく予定です。

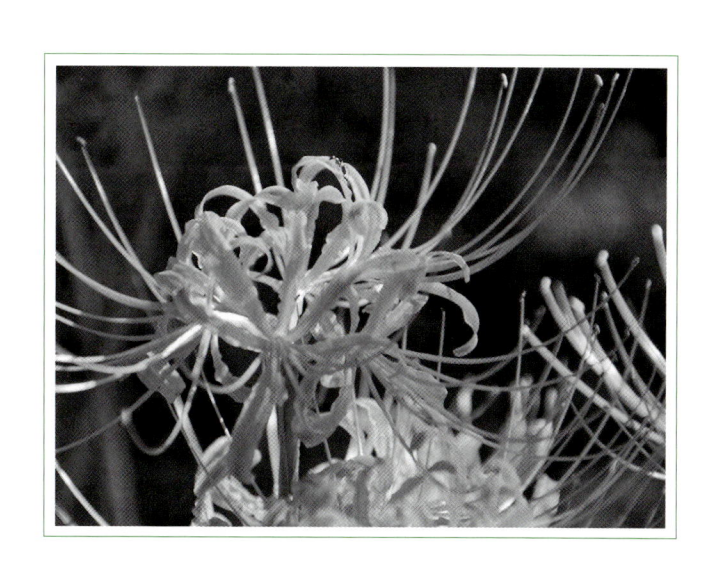

5 肩関節手術後のリハビリテーション

野下 博司 理学療法士

はじめに

ここでは当院で行われている肩関節に関わる手術で，比較的割合が高い腱板損傷のリハビリテーションを紹介しましょう。

腱板損傷とは，肩の深部にある"腱板"と総称される棘上筋・棘下筋・肩甲下筋・小円の四つの筋または腱が断裂した状態のことを言います。治療方法には保存療法と手術療法がありますが，本項では当院で行われている手術療法と術後リハビリテーションについて症例をもとに提示します。

1) 一般的なリハビリテーションの経過

損傷された腱板は主に腕を上げるための筋肉です。手術は，①切れている部分を縫い直す，②切れて短くなった筋肉を骨に固定し直す，③余分に出来た骨の出っ張りを削って滑らかにする，といった手技を病態に応じて選択します。

前述した通り，腱板は腕を挙げる作用がもつため，腕を下ろした状態では腱が伸ばされます。そこで術後は，腱への負担を軽減するために装具を使用して腕を上げた状態で固定しなくてはなりません。手術後約3週間は肩関節を固定するので，リハは肩関節が固まることを予防する目的で行われます。それ以降は，大・中・小3段階の大きさに分けた枕を脇の下に挟むことで，腱板に急激な負担が加わらないよう腕を徐々に下ろしながら，腕の動作を練習します。1週ごとに枕を小さくし，装具と合せて計約6週間―患部の状態によって個人差がありますが―で，腕を完全に下ろした状態を目指します。また，腱板は腕を上げるだけでなく，それぞれの高さで腕が自由に使えるように練習しなくてはなりません。患部の痛みがなく，両手での日常生活動作が可能となること，患者自身で患部の管理が行えること，などを退院時の目標としています。

2) 腱板再腱後のクリティカルパス（図1）――実際の症例を通して

当院では，手術後のリハの進行は当院のクリティカルパスに沿って実施します。ここでは，当院で実際にリハを受けられた鍵盤断裂の患者を提示することで当院のパスを紹介したいと思います。

症例は70歳代の男性。約2年前より右肩痛が出現していました。なんとか日常生活や農作業も可能であったため様子をみていました。疼痛が出現して1年半ほど経過したある日，突然，右腕が上がらなくなって当院を受診されました。精査の結果，四つの筋肉の内三つが断裂しているとの診断になり，手術目的にて入院されました。

症例は，断裂が広範囲であったため，術後2週間の固定期間を必要としました。しかし，完全な固定で全く肩が動かせない状況になれば，患部周辺の血液循環が滞り，肩周囲の筋肉がこわばって，2次的な痛みを生じてしまいます。肘・手関節のストレッチと併せて，切断されていない肩関節の筋肉に対しては直接マッサージやストレッチを行い，疼痛の緩和を図りました。

手術後2週目から肩関節の運動が許可されました。しかし，この時期にはまだ切れた筋肉の進展や収縮を伴う運動は行えません。そのため，手術部位への負担をかけないよう，肩を下ろす動きと内側に捻る動きが硬くならないよう，肩関節周囲の柔軟性改善をめざしてリハを行いました。

手術後4週目からは，装具にて固定した後に腋の下に専用の枕を挟むようにしました。この時期から腕を上げる動作や切れていた筋肉のストレッチを開始しました。1週ごとに腋下の枕を小さくし，3週間（装具と合せて7週の固定）でようやく枕が外せました。

さて，腕を真横に上げてみるとイメージしやすいと思いますが，そのとき上半身は反対に倒れる動きをします。肩関節の受け皿である肩甲骨は上半身と繋がっているため，この姿勢の崩れが腕を上げる動きにさらに影響しま

図1 腱板再建後のクリティカルパス

肩関節形成術

ID：　　　　氏名：　　　　　　　　　　主治医：
OT開始日（　年　月　日）

	術前	術後1日	術後2日	術後1週目	術後2週目	術後3週目	術後4週目	術後5週目	術後6週目	退院日
月／日	／	／	／	／	／	／	／	／	／	／
装具の使用状況		□外転装具 □外転枕	□外転装具 □外転枕	□外転装具 □外転枕	□外転装具 □外転枕	□外転装具 □外転枕 □枕除去（　／　）	□外転装具 □大→□中→□小 □外転枕（　／　） □枕除去（　／　）	□外転装具 □大→□中→□小 □外転枕（　／　） □枕除去	□外転装具 □大→□中→□小 □外転枕（　／　） □枕除去	
痛み	受傷部痛 □重 □中 □軽 □無し	術部 □重 □中 □軽 □無し	術部 □重 □中 □軽 □無し	術部 □重 □中 □軽 □無し	術部 □重 □中 □軽 □無し	術部 □重 □中 □軽 □無し	術部 □重 □中 □軽 □無し	術部 □重 □中 □軽 □無し	術部 □重 □中 □軽 □無し	
屈曲（Passive°, Active°）	（P　°, A　°）	（P　°, A　°）	（P　°, A　°）	（P　°, A　°）	（P　°, A　°）	（P　°, A　°）	（P　°, A　°）	（P　°, A　°）	（P　°, A　°）	
外転（Passive°, Active°）	（P　°, A　°）	（P　°, A　°）	（P　°, A　°）	（P　°, A　°）	（P　°, A　°）	（P　°, A　°）	（P　°, A　°）	（P　°, A　°）	（P　°, A　°）	
外旋（Passive°, Active°）	（P　°, A　°）	（P　°, A　°）	（P　°, A　°）	（P　°, A　°）	（P　°, A　°）	（P　°, A　°）	（P　°, A　°）	（P　°, A　°）	（P　°, A　°）	
内旋（Passive°, Active°）	（P　°, A　°）	（P　°, A　°）	（P　°, A　°）	（P　°, A　°）	（P　°, A　°）	（P　°, A　°）	（P　°, A　°）	（P　°, A　°）	（P　°, A　°）	
MMT：肩屈曲筋										
外転筋										
訓練プログラム （✓印が実施プログラム）	□術前評価 □術後の自己訓練指導 （手指・手関節の屈伸運動） □術後肢位の確認・指導	□PassiveROMex （ベッドサイド） □肩甲帯のリラクゼーション	□PassiveROMex □肩甲帯のリラクゼーション	□PassiveROMex □肩甲帯のリラクゼーション	□PassiveROMex □肩甲帯のリラクゼーション □物理療法 機種（　　） 部位（　　）	□PassiveROMex （肩甲骨内転、内旋追加） □物理療法 機種（　　） 部位（　　） □Active ROMex assistive拳上訓練 □自己訓練 棒体操 コッドマン体操 肩甲帯自動運動 □プール（　／　～）	□PassiveROMex （肩甲骨内転、内旋追加） □物理療法 機種（　　） 部位（　　） □Active ROMex □自己訓練 棒体操 コッドマン体操 肩甲帯自動運動 重錘 セラバンド □プール（　／　）（枕除去後）	□PassiveROMex （肩甲骨内転、内旋追加） □物理療法 機種（　　） 部位（　　） □Active ROMex assistive外旋運動の追加 □自己訓練 棒体操 コッドマン体操 肩甲帯自動運動 重錘 セラバンド（内外旋の追加） □プール（　／　～）	□PassiveROMex □物理療法 機種（　　） 部位（　　） □Active ROMex assistive外旋運動の追加 □自己訓練 棒体操 コッドマン体操 肩甲帯自動運動 重錘 セラバンド（内外旋の追加） □プール（　／　～）	□PassiveROMex □物理療法 機種（　　） 部位（　　） □Active ROMex assistive外旋運動の追加 □自己訓練 棒体操 コッドマン体操 肩甲帯自動運動 重錘 セラバンド（内外旋の追加） □プール（　／　～）
アウトカム	□術後の自己訓練内容を理解する □外転装具の必要性を理解する		□片手での食事・整容・排泄動作を獲得	□プール内での自己訓練内容を理解する	□プール内での自己訓練方法の指導	□外転枕の必要性を理解する	□痛みの管理方法が行える	□ADL動作の指導 □ワイピング・サンディング使用しての筋力強化訓練 □ホームプログラムの指導	□身の回り動作の指導 □ワイピング・サンディング使用しての筋力強化訓練 □ホームプログラムの指導	□ワイピング・サンディング使用しての筋力強化訓練 □ホームプログラムの指導
						□OT追加（枕除去後より）	□下重力が保てる □外転枕除去後より更衣・入浴などの身の回り動作が行える	□両手動作での洗身・洗体動作の獲得 □退院後の自己管理能力の獲得 □術部に対しての日常生活上の注意点を理解する □在宅での日常生活に自信がつく	
バリアンス										

chap. 15

す。つまり，肩と上半身は相互に影響し合います。言い換えると，腕を上げた状態を保持・固定することが，上半身にも影響して姿勢を崩してしまうのです。そこで枕を外した後は，肩関節の動きだけでなく，姿勢の改善に向けた訓練も積極的に取り組む必要が出てきます。

本患者は手術から2カ月半にわたってリハを行い，身の回りの動作は両手にて可能となり，手を上げるバンザイの動きも両手で差がなくなり，自宅に退院されました。

おわりに

当院の近隣では農業を営んでいる方が多いため，70～80歳代の方でも現役で働いている方はめずらしくありません。作業内容は作物の種類によって必要な動きが違ってくるので，実際の作業内容や腕の運動方向を確認して動作訓練や管理指導を行っています。肩関節のリハは手術前から始まり，患者さん個々の生活機能，環境状況に見合った訓練・指導を行っていくことが肝要であると考えます。

第 16 章
当院の心臓リハビリテーション

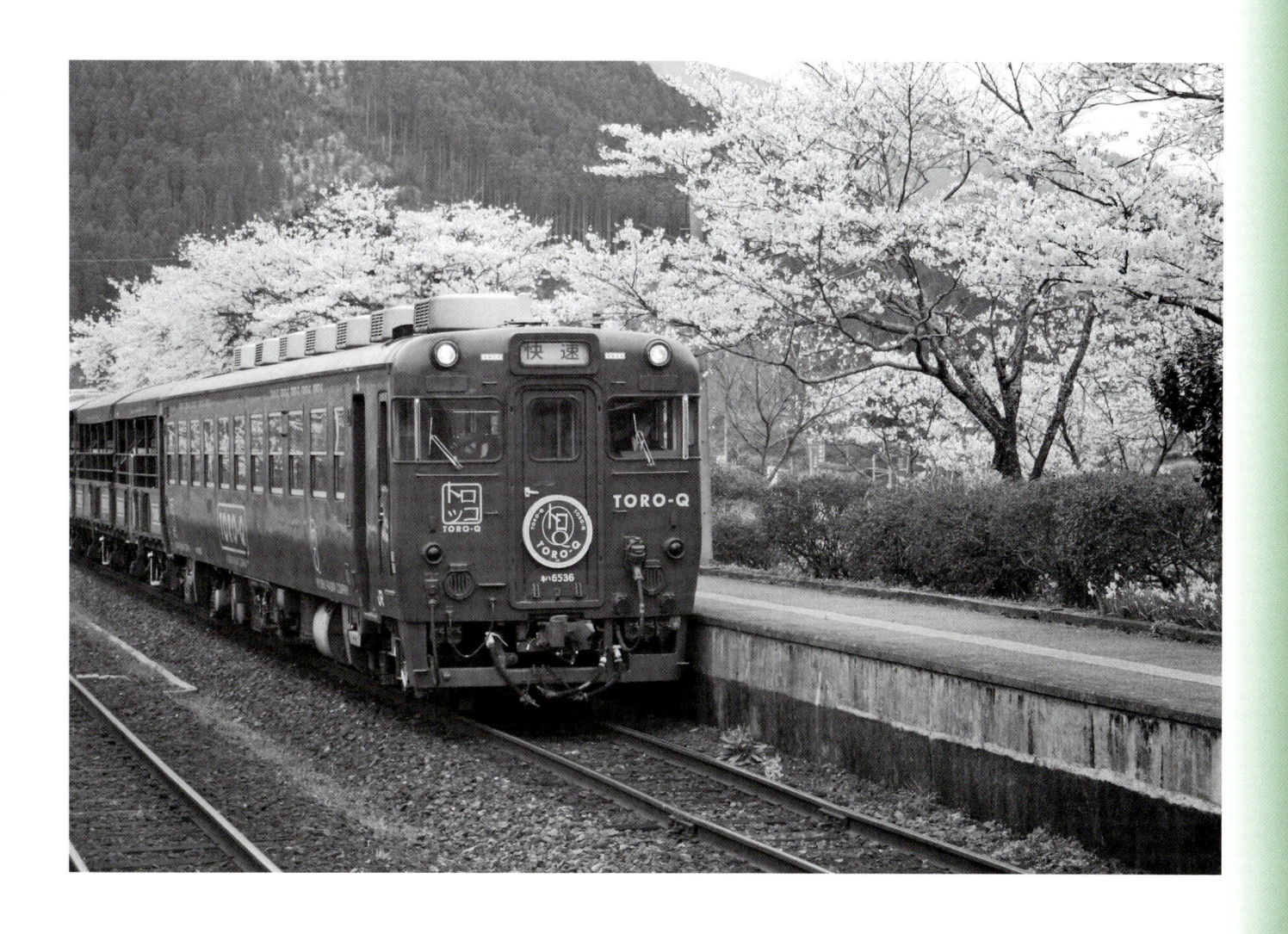

1　当院における心臓リハビリテーションの展開

村上　仁　循環器内科部長

　当院にて心臓リハビリテーションは，前副院長の平松先生が中心となって設立されました。平松先生自身は循環器専門医であり，急性期施設で冠動脈疾患を中心に臨床経験を積まれ，渡米した留学先で心臓リハビリテーションの基礎的修練を受けた経験を持っていました。

　平松先生は当院に赴任した後，当時，脳卒中や整形外科疾患術後のリハビリテーション専門病院だった当院にさらに心臓リハビリテーション（以下心リハ）の導入をはかりました。それまで当院は一般的なリハビリの経験は豊富にあるものの，心リハについては実績を持ちませんでした。心リハの立ち上げのため，まず院内での心リハ・スタッフ養成を行い，国内各地の心リハ施設見学などを精力的に行いました。

　平成11年から急性心筋梗塞ならび心臓手術後患者を対象に九州各地の急性期病院への訪問を繰り返し，心リハの受け入れを開始しました。

　平成12年からは大分県下における急性期病院との連携ならび心リハの情報共有を目的に当院を事務局として「大分心臓リハビリテーションセミナー」が発足しました。日本心臓リハビリテーション学会認定の心リハ指導士の単位取得も可能となり，毎年春秋2回のセミナー参加者も毎回100名に達しています。

　この流れと並行して当院の心リハ・スタッフと九州厚生年金病院のスタッフが共同で心リハ・キャンプの構想を練りました。この会の趣旨は，九州各地ですでに心リハを行っている施設や心リハに関心を寄せている施設などが一同に会して自由に討論を行い，親睦を深める目的であり，2日間にわたる内容になっています。初回の心リハキャンプは会場を由布院の旅館に置き，九州はもとより日本各地の大学から招聘した教授陣に特別講演などで参加を引き受けていただきました。各地の施設へも参加を呼びかけ，一般口演，ディベート，シンポジウムなど，熱心な討論を行うことができました。夕食やアトラクションでも盛り上がり，2日間の開催で延べ360名が参加する大盛会となりました。

　この取り組みを基にして九州心臓リハビリテーション研究会が立ち上がり，平成18年に小倉，19年熊本，20年長崎，21年佐賀，23年宮崎と各地の特色を生かした研究会が開催されました。毎回300名を超える参加者を数えています。

　平成25年には大分での開催が決定しており，由布院の心リハキャンプを起源に求めると事実上の2巡目となります。目下，大分県下の心リハ関連施設のスタッフが中心となって開催準備を進めている最中です。

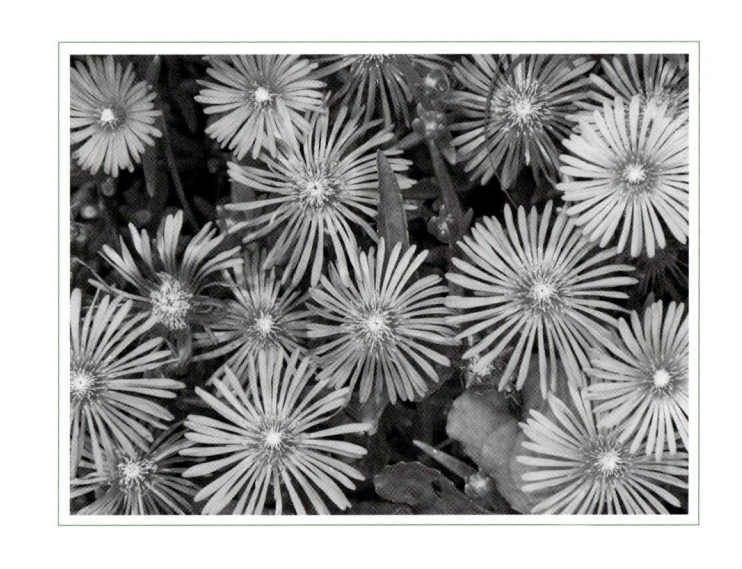

2 心臓リハビリテーションの実際

安部 隆子 内科

　米国医療政策研究局（AHCPR）の臨床診療ガイドラインによる心臓リハビリテーションの定義は「心臓リハビリテーションとは，医学的な評価，運動処方，冠危険因子の是正，教育およびカウンセリングからなる長期にわたる包括的なプログラムである。このプログラムは，個々の患者の心疾患に基づく身体的・精神的影響をできるだけ軽減し，突然死や再梗塞のリスクを是正し，症状を調整し，動脈硬化の過程を抑制あるいは逆転させ，心理社会的ならびに職業的状況を改善することを目標とする」となっています。心臓リハビリテーションが退院後の生活をより豊かなものとするための手段であるために，当院では開設当初より多職種が協働し，多方面からアプローチを行う包括的リハビリテーションに取り組んでいます。チームは医師，看護師，理学療法士，栄養士，薬剤師，治療体操訓練士，臨床心理士，検査技師，医療ソーシャルワーカーにより組織されています。
心臓リハビリテーション入院はクリティカルパスに沿って進みます（図1）。

　まず入院時評価を行います。一般的な入院時検査に加え，6分間歩行テスト，心エコー，24時間心電図検査で心機能の評価を，さらに心肺運動負荷試験（CPX検査）で運動耐用能の評価が行われます。さらに心理テスト，A型行動パターンの評価を行います。これらの結果に基づき運動処方が処方され，体育館で基本的には自転車エルゴメーターを用いた運動が始まります。高齢で自転車がこげない場合は，体育館内の歩行を行うこともあります。また，心理テストの結果，うつ傾向がみられたり，A型気質が見られた場合は，臨床心理士が介入します。

　多職種による心臓病の講義も心臓リハビリテーションにおける重要な要素です。内容は，心臓の働き，心臓リハビリテーションとは，禁煙についてなどの医師の講義，日常生活での注意事項を看護師より講義し，食事について（栄養士），運動について（治療体操訓練士），薬の説明（薬剤師），検査結果の見方（検査技師），リラクゼーションについて（臨床心理士），社会保障について（医療ソーシャルワーカー）等の講義を集団で行います。さらに，個別で栄養指導，服薬指導を行います。

　退院前に再度，CPX検査を行い，結果をもとに退院後の生活指導，運動処方を行います。自宅にエルゴメーターがある，または近くのスポーツジムでエルゴメー

図1　心リハ（クリティカルパス）

	入院前日	入院日	2日目	……	退院前
書類確認	当日の検査予約の確認 ・X-p ・ECG ・エントリーテスト	SDSテスト A型テスト POMSテスト ストレスチェック 服薬指導箋 栄養指導箋 食生活問診票 臨床心理士依頼箋 アセスメント用紙の記入		3日目より心リハ開始	SDSテスト A型テスト POMSテスト ストレスチェック 退院連絡票 退院薬
検査説明		X-p EKG 13：15〜 エントリーテスト 　　　　体育館にて	採血・検尿 心エコー CPX 24hr ECG		採血・検尿 心エコー CPX
ケア		入浴方法の指導 安静度の説明			

ターによる運動が可能である場合は良いのですが，ほとんどの場合は自宅での運動は散歩です。脈拍数，自覚症状をメルクマールに一日30分程度の散歩を週に3回以上行うよう指導しています。心疾患に罹患する患者さんはA型気質の方が多く，きっちり運動を続けている患者さんも多くおられます。平成18年に行った追跡調査ではおよそ60％の人が運動を続けていました。

平成11年に心臓リハビリテーションを開始してから，平成23年末までに当院で心臓リハビリテーションを行った症例数は279例で，内訳は急性心筋梗塞後が111例，ついで心不全が75例，狭心症（PCI後）が63例，開胸術後（CABG，胸部大動脈瘤術後など）が30例でした。心リハを開始した当初は急性心筋梗塞後の症例が多かったのですが，心不全が心臓リハビリテーションの適応となってからは高齢者心不全の症例数が増えています。

今後も社会の高齢化につれて，心不全の心臓リハビリテーション入院が増えるものと考えられます。

第17章
より質の高い脳卒中リハビリテーション病院をめざして

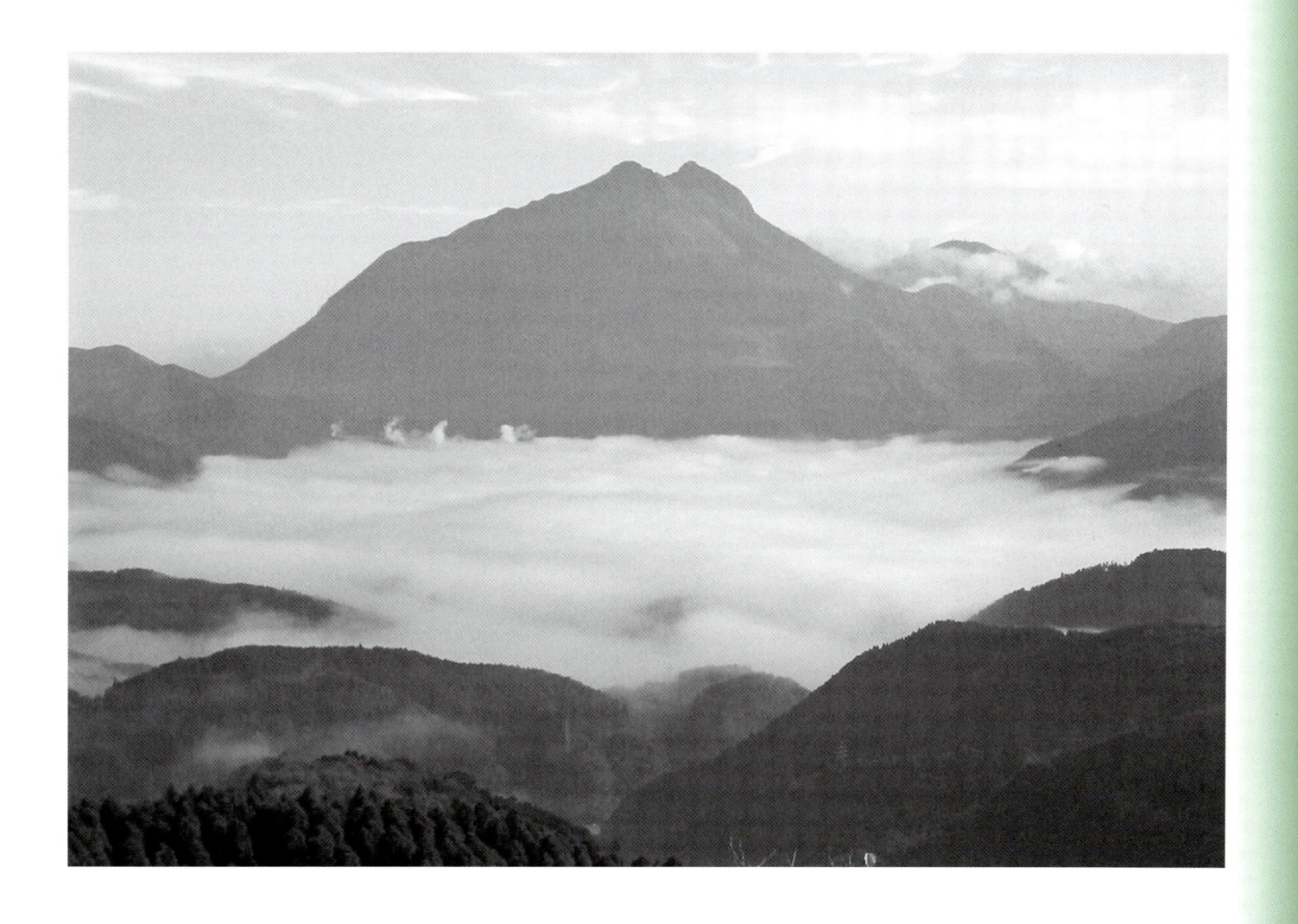

1　365日リハの導入

佐藤 浩二　リハビリテーション部

1）はじめに

　本来リハビリテーションは日々の生活と密接に関わる作業であり，リハビリテーションに休日があることには矛盾がありました。しかし，長い間リハビリテーションには十分な人員と時間が与えられず，患者は自主トレーニング以外にすることもなく茫然と過ごす時間が続きました。毎日十分なリハビリテーションを受けられ，大切な回復期に可能な限りのアプローチをしたい。そんな夢を後押しする医療制度の改革が診療報酬の裏付けを持って最近可能になりました。平成20年4月の診療報酬改定により，回復期リハ病棟に休日リハビリテーション提供加算（※1）と，リハビリテーション充実加算（※2）が導入されました。当院ではそれまでにも土曜日のリハの充実には力を入れてきましたが，これを機会に365日リハ体制の拡充を目指すことにしました。その結果，リハビリテーション充実加算を5月より，また休日リハビリテーション提供加算を8月よりそれぞれ算定することができました。本項では，当院における365日リハの開始までの経緯と併せて他施設の動向を紹介し，今後の当院における回復期リハ病棟の一層のサービス向上に向けた取り組みを提言したいと思います。

　　※1：リハビリテーション充実加算（60点）条件；回復期リハビリテーションを要する状態の患者に対する一日当たりのリハビリテーション提供単位数は平均6単位以上であること（指定の計算式あり）。

　　※2：休日リハビリテーション提供加算（40点）条件；回復期リハビリテーションが提供される患者に対し，休日の一日当たりリハビリテーション提供単位数は2単位以上であり，曜日により著しい提供単位数の差がないような体制であること。当該病棟に配置されている専従の常勤PTまたはOTの内，1名以上がいずれの日においても配置されていること。

2）当院における365日リハ体制確立までの経緯

　当院での土曜日，祝日のリハサービスの取り組みをまとめると以下のようになります。

- 平成11年4月より土曜日リハと称して1病棟あたりPT・OT・ST合わせて10名程度が交代で出勤し，病棟でのリハ指導を実施。
- 平成14年11月より月曜日が祝日の場合も土曜日リハに準じた対応を開始。
- 平成15年1月より年末年始（12月29日，30日，1月3日）のリハ開始。
- 平成17年5月より，"リハビリを目的として入院した患者に対して2日以上の連休はつくらない"との基本方針を立て，可能な限り充実した人員配置を試み，土曜日，祝日も平常勤務化。
- 平成18年11月より週中の祝日もサービス開始。これによりリハサービスがない日は，日曜日と年末31日，年始1日と2日だけとなる。
- 平成20年5月より従来の訓練室外でのサービス提供に加えて訓練室も開場してのサービス提供とする。

　このような土曜日，祝日のリハサービスの提供理由は，リハ目的で入院した患者が，月曜日から金曜日にかけて向上させた機能・能力を，土・日2日間の間に低下させてしまい，効果的なリハサービスに繋がらないこと。先進的ないくつかのリハビリテーション専門病院ではすでに365日リハを実施し，一定の効果を上げていたことによります。平成16年までは人員不足から限られた人員での対応となり，結果的には内容も自己訓練や家族への指導などを主眼にしたサービスとなっていましたが，平成17年からはPT・OT・STの補充により土曜日を平常勤務化できました。この休日も平常化した勤務体験をとおして，リハ職員全員が365日リハの必要性を実感できたと思います。また365日リハの推進のためには，従来の1療法士担当制ではなく，複数担当制を推進しなくてはいけない必然性に関しても共通認識が持てたと思います。

なお，平成18年10月からはPT・OT・STによる当院版の"早出・遅出勤務"を開始しました。これによって早朝，或いは就寝前の動作の評価と動作指導が可能になり，取扱い件数も年々増加傾向にあります。

3）当院外の回復期リハ病棟の動向

徐々にリハ体制を拡充してきた我々の取り組みから得られた気づきは，残念ながら回復期リハ病棟を先進的に行っているいくつかの施設ではすでに当然の事実になっており，365日リハの実践により早期の在宅復帰が果たされていました。そこでは患者一人当たりに対して連日6単位以上のリハが担保され，恒常的かつ集中的にリハが提供される体制が組まれていました。このような先駆的取り組みの有用性が評価されて，平成20年4月の診療報酬改定につながったものと思われます。

全国回復期リハビリテーション病棟連絡協議会の調査では，平成22年10月現在，回復期リハ病棟を運営している施設数は1089施設（会員施設844，非会員施設245）に達しています。この中で回復期リハビリテーション入院基本料Iを算定している939施設のうち，重症者加算（※3）を取得している施設は211施設（22.5%）に上りますが，休日リハビリテーション提供加算とリハビリテーション充実加算の両方を算定している施設はまだ8施設（0.9%）に過ぎません。これらの実現にはPT・OT・STの人員確保が必須ですが，平成23年度以降は取得施設数が増加することを協議会では予測しています。

※3：重症者加算；日常生活機能評価にて入院時重症患者が退院時に3点以上の改善をしている割合が30%以上であること。

4）今後の当院の展開

365日リハの意義は，当然ながら加算料取得が目的なわけではなく，あくまでも患者にとって大切な回復期になるべく集中的・効果的にリハを導入しようとする試みです。しかし，そのためには従前の業務体制を大幅に改革し，人員を増強し，職員の意識改革を行う必要がありました。

具体的な数字を挙げますと，充実加算を取得するためには，規定により6単位以上のサービス提供が必須となっていることから，週5日勤務のPT・OT・ST数をベースに考えると最低1.4倍の職員数を確保する必要性が出てきます。全国回復期リハビリテーション病棟連絡協議会では，職員の休暇などを考慮に入れた上で安定した単位提供を実現するためには，1.5倍のスタッフ数の確保が必要と推計しています。当院ではこれまで，病院長の英断により規定の定員枠を超えて多めの人員を配置し，土曜日・祝日リハに対応してきました。平成22年から開始した365日リハですが，残念ながらPT・OT・STの数は依然理想的な数値にまでは達していません。

最近，医療の質はP4P（Pay for Performance）として，構造指標，プロセス指標，アウトカム指標の三つの要素で語られています。構造指標とは病院のハード，組織の充実度を測る指標です。プロセス指標は，治療などのサービス提供のプロセスが患者にとって望ましいものか，EBMに従っているか，などを測る指標です。アウトカム指標はその名の通り治療の成果を測る指標です。平成18年4月の診療報酬改定によって回復期リハ病棟に新設された重症者加算は，プロセス指標に当たります。平成22年に登場したリハビリテーション充実加算と休日リハビリテーション提供加算もプロセス指標と言えましょう。つまり，良い結果を出すためにはプロセスが必要であり，この二つの要素を兼ね備えた施設に一定のインセンティブが与えられたことになります。換言すれば，回復期リハ病棟では重症の患者をしっかりと受け入れ，6単位以上のPT・OT・STを365日提供して，早期に在宅復帰させることが求められているのです。そしてこの傾向は今後もっと強まるものと考えています。

当院はリハ専門病院として培ってきた信用をもとに多くのリハ対象患者が県内全域，県外から入院しています。患者は「きっと，湯布院厚生年金病院なら何とか良くしてくれるだろう」との期待を込めて入院して下さっていると思います。私たちはその期待に応えるため，リハサービスの質的・量的充足を常に追求しなくてはいけません。病院の理念や基本方針，さらにはリハ部の理念や基本方針を職員一人ひとりが再確認して，これからもリハビリテーションに取り組んでいく必要があると考えています。

2　先進リハ・ケアセンター構想

大隈 和喜　内科

　当院では，設立50周年を迎えるにあたり，平成23年2月に"先進リハビリテーション・ケアセンター湯布院"を開設しました。センター設立の趣旨としては，地域のリハビリテーション拠点病院として，様々な視点からチーム医療を推進し，evidenceを積み重ねながら複数の最先端リハ医療を導入して，治療効率を高めリハビリテーション医学に貢献することです。一方，これらの取り組みの中で病院職員に技術革新への動機づけや新たな目標設定を促すことで，当院で働く意義を高め，優秀な人材の育成も目指しています。

　先進センターは病院内に本部を置き，センター長は院長，2人の副センター長が補佐し，そのもとに20余の臨床研究チームを結成しました。以下に紹介しますが，それぞれのチームは自主的に希望して集まった10名から40名ほどの職員で構成され，チーフ1名，サブチーフ数名が主導しています。全てのチームがそれぞれ研究テーマや目標設定を行い，自らのチームを運営することで様々な病院機能の底上げを図っていこうとしています。

　最先端の五つの技術については次項で詳細に述べますが，他のチームの現在の目標について紹介しておきます。

a. **画像評価チーム**：光トポグラフィー（NIRS）やfMRIを用いて脳の活動性を観察することで，脳卒中患者の脳機能障害の把握やリハビリテーションの効果などを評価し，適切なリハビリテーションを行う上での手助けをします。

b. **摂食・嚥下チーム「食べる」**："食"は楽しみであり，喜びであり，"生きる"ことそのものです。如何に食べ，如何に生きるか，食べることを追求していきます。これまでの方法論に，さらにより良い手法を付け加えられるよう摂食・嚥下のメカニズムに迫ります。

c. **メタボチーム「ビッセラーズ」**：ビッセラーズはvisceral fat，つまり内臓脂肪から取った名称です。その名の通り，種々の代謝上の悪循環を形成し動脈硬化をもたらす内臓脂肪の役割を研究するために結成されました。まずはメタボリックシンドロームと脳血管障害の関連やその予防について研究を進めていきます。

d. **排泄リハケアチーム「ゆーりん」**：脳卒中や運動器疾患などのリハ患者では何らかの排尿機能障害を併発している方を多く見受けます。この問題は，患者の精神状態，生活機能，退院後の方針に大きく影響してきます。今後，リハ患者の排尿障害の実態調査，生活機能との関係，リハビリテーション経過との関連などについて調べ，排泄管理に向けたリハやケアの在り方を考えます。

e. **ゆふ医科歯科チーム**：当院では地元歯科医師会との「ゆふ医科歯科連携システム」の構築により平成23年度，厚生労働省チーム医療実証事業の指定を受けました。今後，口腔ケア・リハと身体機能，ADLとの関係，さらには摂食・嚥下や精神機能への影響などについて研究していきたいと思っています。また，歯周病と脳卒中，糖尿病，心筋梗塞などとの関係についても調査します。

f. **転倒防止チーム「ころばん隊」**：リハビリテーション病院で最も大きなリスクである"転倒"のないリハ・ケア体制のあり方の模索，転倒に繋がる動作分析と防止策の策定，転倒防止器具開発の3点を柱に実践活動と研究を展開しています。ころばん隊の主要な活動である転倒転落予防の輝かしい成果についてはすでに第9章2項で紹介しています。この活動は，平成23年度に「多種協業による患者参加型の転倒転落防止チーム」活動で厚生労働省のチーム医療実践事業にも選ばれました。最近，大分大学工学部福祉環境工学科今戸啓二教授との共同研究で，車椅子座位から立ち上がる際に生じやすい転倒を防止する特殊な車椅子の開発にも取り組んでおり，すでに三つの試作機が誕生し，患者にも好評です。

g. **高次脳機能チーム**：脳機能，それも認知や判断，記憶，遂行など大脳皮質が関与する高次脳機能は長年ブ

ラックボックスとされてきましたが，最近の脳科学，大脳生理学，脳機能画像，神経心理学などの進歩とともに膨大な新知見が集積されつつあります。これらの情報を紹介するとともに病状診断や治療応用を模索していきます。また，高次脳機能障害でお困りの方やご家族との医療福祉ネットワークを構築していきたいと思います。

h. **医療安全チーム「セーフ」**：医療安全の要素は数多く，インシデントも多種多様です。当院で頻度の高い，転倒転落や誤投薬への対応を強化し，安全文化の定着に必須なコミュニケーション力，そして注意や判断力などの向上に関わる研究・実践を行っていきたいと思っています。すでに実行している内容については第10章に触れています。

i. **心のケアチーム**：脳卒中リハビリテーション病棟で生じる様々な心理的問題を解析し，治療介入することを目標に活動しています。現在のテーマは，①脳卒中後の多重喪失体験の克服への援助，②高次脳機能障害や失語の混乱，不安への対処，③せん妄や認知症の進行への対処，④身内の脳卒中発症による家族の混乱と不安への対処，⑤治療スタッフの心理的負担や疲労への対策，などです。心のケアチームはこれらの問題に多角的に取り組み，治療介入を行うとともに研究成果もまとめていきたいと思っています。

j. **医療コミュニケーションチーム「ゆふ響きあい」**：言語非言語によるコミュニケーションが，患者の心をどのようにして動かしているのかを，医療者自身が知るための手段として，模擬患者とのロールプレイを行っています。第9章でも述べましたが，現在56名の職員が所属して模擬患者研修を受けています。全国のネットワーク組織と協力しながら，職員や実習生を対象としたコミュニケーション教育を行い，併せて教育効果に関する研究を行っていきたいと思っています。

k. **リハ生き生きメニューチーム「おもしろ隊」**：リハビリテーションでは入院直後から患者の主体的な活動・参加向上が望ましいと考えます。私たちは，患者アンケートから退院後の役割や趣味を選抜し，関連する諸活動を「生き生きメニュー」として冊子にまとめて常に照会できるようにしており，患者自身に選んでもらってリハに取り入れています。研究テーマとしては，これらの活動種目による脳の活性状態の違いや，その結果を受けた新しいメニューの創造，さらに退院後の継続状況の確認などを行っていきます。

l. **健康増進アスリートチーム「メッツ」**：呼気ガス分析による体力評価とDEXAを用いた体組成解析を手段として，生活習慣を運動・栄養の観点から科学的に検証し，障害者からアスリートまでを対象とした安全で効果的な健康つくりを提案していくことを目標にしています。

m. **温泉治療チーム**：現在，由布市の行政，医療，観光のメンバーで由布市クアオルト研究会を立ち上げ，主に公衆衛生の視点から地域住民の健康増進への取り組みを行っています。また，病院内では脳卒中と整形外科疾患への利用に加えて，緩和医療での温泉利用について準備を進めています。健常高齢者と終末期双方で温泉を如何に利用していくか考えています。

n. **家族ピアサポート（家族看護）チーム**：患者を支えている家族のサポートを行い，家族が患者を支えていくための力を養っていただくのが主旨です。家族の不安や喪失感を家族同士の語らいの中で表出してもらい，意見を出し合い，共感していただく中でそれぞれの家庭での危機的状況を乗り越える一助になればと考えています。

o. **患者の生き甲斐サポートチーム**：患者が発病前に取り組んでおられた諸活動―お花教室，お茶，絵手紙など―を入院中から再開し，患者の回復に役立てると同時に，他患者の参加の場を提供することで，脳血管障害の発症により低下した自己効力感がどう変化するか，心理測定尺度を用いて検証していきます。

p. **カミング（噛みんぐ）チーム**：生活習慣病や認知症にも影響を与える咀嚼効果を追求し，咬合や義歯などのオーラルマネージメントのあり方を探っています。

q. **パロ（メンタルコミットロボット）チーム**：豊かな感情表現や愛らしい仕草で和みや癒しをもたらすアザラシの赤ちゃんロボット「パロ」を用いて，回復期リハ病棟を中心にメンタルケアを実践・探究します。

r. **胃管挿入ガイド装置開発チーム**：誤って気管などに挿入されると重大な事故になりかねない胃管を，電磁気学の技術を使ったガイド装置で安全に挿入する方法について，大分大学工学部後藤雄治准教授と協同開発中です。

以上のように回復期リハ病棟の種々の要素を各チームが担当し，より良いリハ・ケアや病棟生活の実践，研究を通じた検証活動に努めていきます。次項にはこれらのチームのうち，特に最近導入された新しいリハビリテーション技術に取り組んでいるチーム活動を紹介したいと思います。

3 新しいリハビリテーション技術の導入

宮崎吉孝 内科／針 秀太 整形外科／森 敏雄 神経内科

1）ホンダリズム歩行アシスト

　脳卒中などで歩けなくなった人を歩けるようにしてあげたいというのが湯布院厚生年金病院の願いです。また，人の生活を豊かにする機械を作りたいというのが本田技研の創業以来の願いだそうです。平成23年4月，湯布院厚生年金病院と本田技術研究所ではお互いの願いをひとつにして，ホンダリズム歩行アシストの共同研究を始めましたのでご紹介します。

　人には2本足で立って歩く能力が備わっています。2足歩行によって人は両手の自由度を高め，高度な活動を行うことができるようになりました。しかし，脳卒中や運動器疾患を患うと，2足歩行の能力が障害されます。それは移動の困難を生じるだけでなく，人間らしい生活活動の多くにも制限をもたらします。

　2足歩行の障害が比較的軽度である場合は，2足で立つことはできても，身体を推進することが難しくなります。身体を推進する機関車としては，股関節の機能が重要です。

　健常人では立脚側股関節の伸展と遊脚側股関節の屈曲を振り子運動のように繰り返して身体を推進します。この振り子運動は，2気筒エンジンに例えられます。二つのピストンは互いに逆の位相を進みながら，各々の行程は1：1でバランスが取れています。

　しかし，片側のピストンの動きが滞ると，エンジンの滑らかな回転は得られなくなります。2足歩行のエンジンである股関節機能を改善する目的で作られたのが，リズム歩行アシストです（写真1）。リズム歩行アシストでは，関節角度センサーで左右の股関節の位相をモニターし，各々の股関節に対して適切なトルクをかけてアシストするようになっています。モーターのアシストにより推進力が得られるほか，互いの股関節の周期が1：1に近づくように調整しますので歩容や歩行効率も改善します。

　この装置を装着すれば，歩行スピード，歩幅，歩容などが改善し，歩行の効率化により酸素需要が減少します。さらに装置を外した後も，改善効果が持続しますので，リハビリの早期に導入することによりリハビリの効果を高めることができるのではないかと期待されています。平成24年4月からは京都大学大学院人間健康科学系の大畑光司先生との共同研究も開始しました。当院，本田

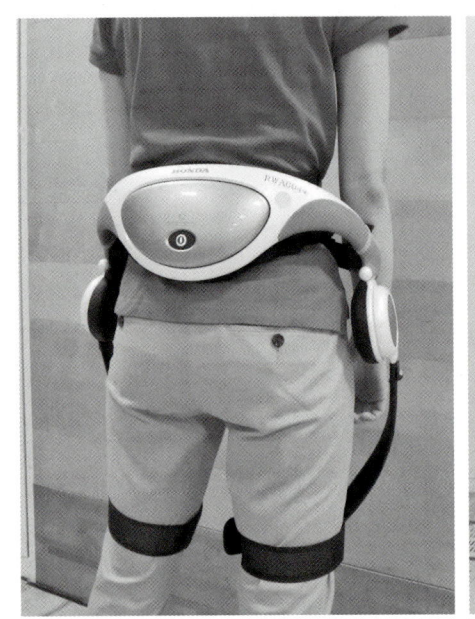

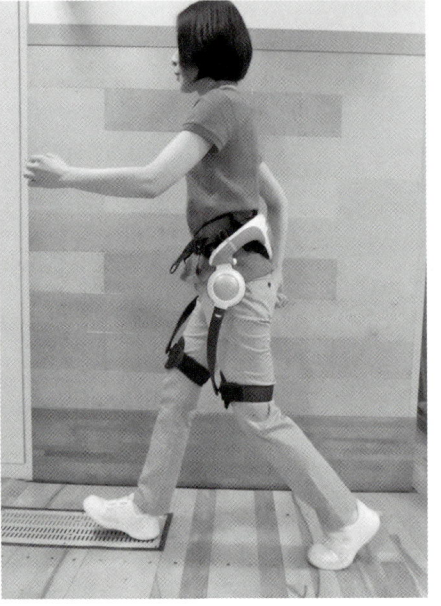

写真1　リズム歩行アシスト

技研，京都大学の三者でスクラムを組み，数年後には市販化できるように頑張りたいと思います。

[内科　宮崎吉孝]

2）三次元動作解析

平成24年2月，湯布院厚生年金病院に三次元動作解析装置 VICON MX が設置されました(写真2)。ここではまず三次元動作解析装置とはどのような装置なのかについて説明したいと思います。

我々は，歩行，着替え，入浴，スポーツ，趣味，仕事など，様々な活動を行っています。

それらの活動は，すべて三次元空間内の動作で成り立っています。ビデオカメラで撮影すれば，動作を記録し再現することができます。ビデオの映像があれば，肉眼で見るよりも多くの情報を取り出すことが可能になります。たとえばプロゴルファーのスイングをコマ送りやスロー再生で分析することができます。

三次元動作解析装置は，ビデオカメラを飛躍的に高性能化させたものだと考えることができます。三次元動作解析装置では，身体や道具につけられたマーカーの位置を三次元空間内のデータとして記録することができます。VICON MX の誤差は10ミクロン（100分の1ミリ）ときわめて高性能です。また，VICON MX のシャッタースピードは2000分の1秒もあるので，ハイスピード撮影も可能です。

スイング中のゴルフクラブは高速で動くので目では捉えられませんが，VICON MX ならば正確に記録することができます。また，VICON MX では足が床から受けている力の向きと強さも測定できます。スイング中の身体とゴルフクラブの動き，両足間の重心移動など，動作のすべてを映像やグラフにして解析することができます。

湯布院厚生年金病院の三次元動作解析室にはノラクソン社テレマイオG2も常備されており，筋電図を測定することができます。VICON MX とテレマイオG2を組み合わせれば，動作に用いられる筋肉の活動も見ることができます。さらに，MOTEK社製筋シミュレーションソフトを導入する予定です。これが入れば，各筋肉の活動をリアルタイムでディスプレー上に表示することができます。

ゴルフを例にとって説明しましたが，これらは歩行や

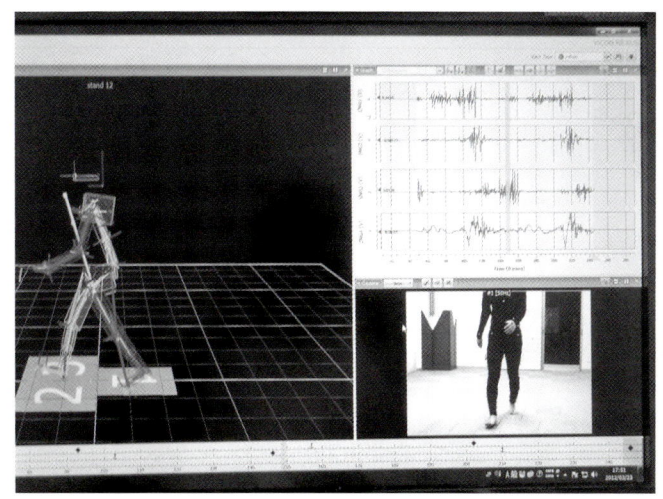

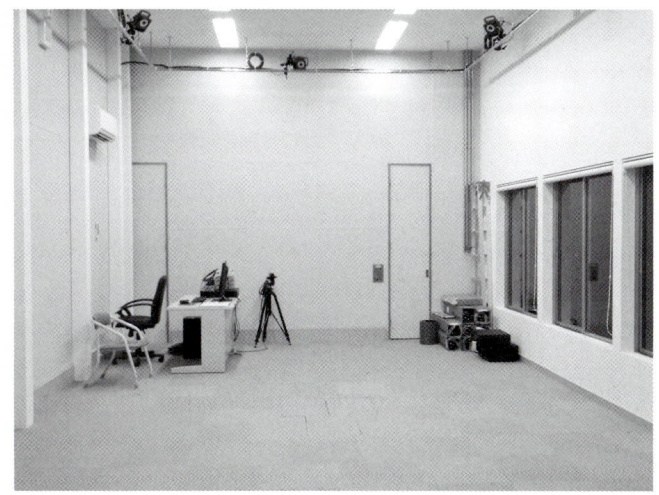

写真2　三次元動作解析装置画面（上）と解析室（下）

ADLなど，人間の動作解析のすべてに使用することができます。湯布院厚生年金病院では，ホンダリズム歩行アシスト，ロボットスーツHAL，電気刺激，磁気刺激などの先進リハビリに取り組んでいますが，VIXCON MX，テレマイオG2，MOTEK筋シミュレーションソフトを用いて厳密な評価を行うことにしております。

[内科　宮崎吉孝]

3）ロボットスーツ HAL®

近年，脳卒中や脊髄損傷後の歩行リハビリテーションに対してロボット技術が応用されるようになってきました。ロボットスーツHAL®も医療・福祉分野での活用や研究が進んでいます。当院でも，先進リハビリテーション・ケアセンター湯布院の開設に伴い，HAL®を導入し，実際に訓練で使用しています。

a. ロボットスーツ HAL®の概要

HAL®（Hybrid Assistive Limb）は，筑波大学の山海嘉之

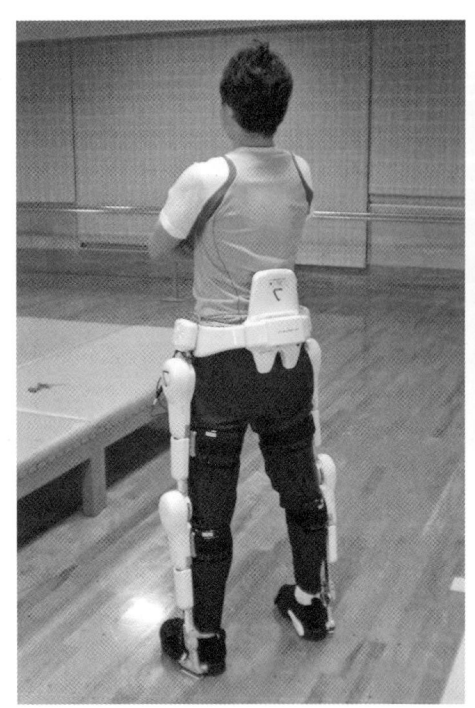

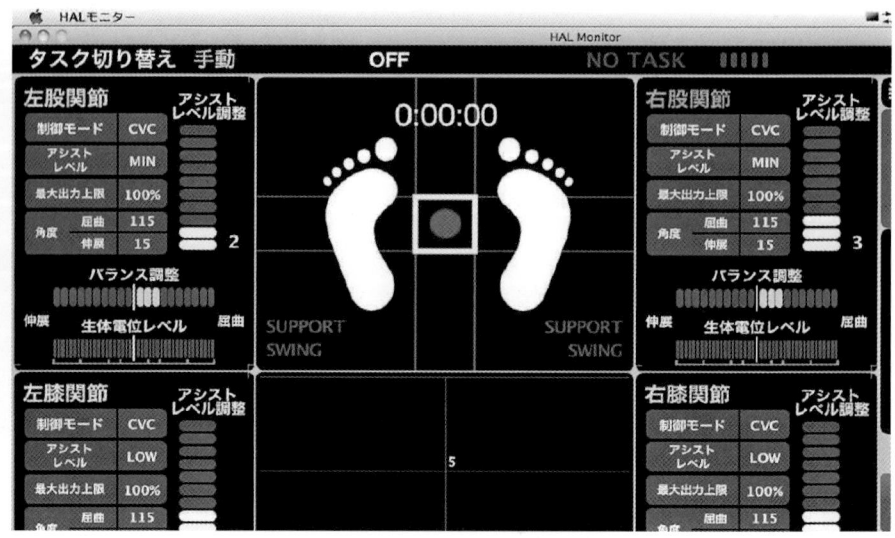

写真4　HAL®制御画面

写真3　ロボットスーツHAL®

教授によって開発されたロボットスーツで，装着した本人の筋肉の動きによりコントロールするのが特徴です。HAL®の動作原理は，脳から筋肉に指令信号が伝わる際に筋肉で生じる微弱な生体電位信号を皮膚表面に貼り付けられたセンサーで読み取り，搭載されたコンピュータによって信号を解析し装着者がどのような動作をしようとしているのか解析して，搭載したモーターの出力を制御しつつ立ち上がりや歩行などの動作をサポートするものです。山海教授はこの技術を，サイバニクス随意制御と名付けています（写真3, 4）。

b．ロボットスーツHAL®チーム

当院では，HAL®導入に伴いロボットスーツHAL®チームを結成しました。チームは，整形外科医1名，内科医1名，理学療法士10名，作業療法士6名（平成24年3月現在）で構成され，16名の療法士は全て安全使用講習Ⅰを受講しており，日々のリハビリテーションにおいてHAL®を用いた立位・歩行訓練を行っています。

c．当院におけるロボットスーツHAL®使用実績

平成23年3月から平成24年3月までのHAL®使用者は32名であり，延べ使用回数は204回でした。性別は男性22名，女性10名であり，平均年齢は54.5歳，入院から使用までの日数は平均で77日でした。使用者の疾患分類では，脳出血，脳梗塞患者が21名と最も多く，全体の2/3を占めていました（表1）。導入時移動レベルは杖・装具を用いて自立していた者が15名，歩行介助者14名，歩行不能者3名でした（図1）。

平成24年2月には，免荷機能付歩行器「オールインワ

表1　使用者の疾患分類（32名）

疾患名	人数
脳出血後遺症	11名
脳梗塞後遺症	10名
頭部外傷	3名
末梢神経障害	4名
廃用症候群	1名
脳腫瘍術後	1名
多発性硬化症	1名
胸髄損傷	1名

図1　使用者の移動レベル

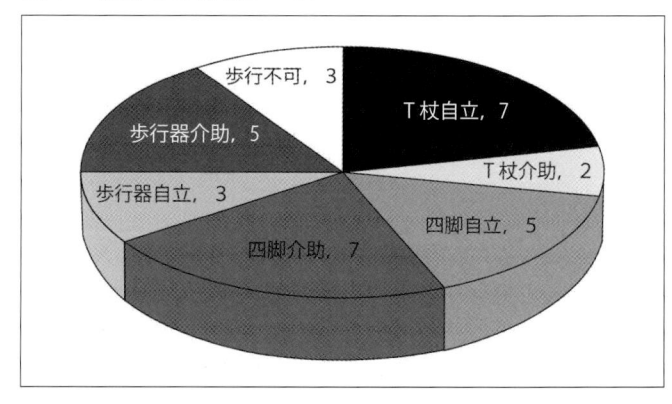

歩行不可, 3
歩行器介助, 5
歩行器自立, 3
四脚介助, 7
四脚自立, 5
T杖介助, 2
T杖自立, 7

ン」(写真5) も導入されたため，これまで歩行訓練が難しかった方にも今後は積極的に HAL®を使用できると考えています。

使用後の利用者・スタッフからのコメントでは，延べ28名が使用後に歩行改善の感想を述べましたが，14名では「重たい，疲れる」と言った課題となる意見も聞かれました (表2)。また，HAL®使用者32名において10m歩行時間，重心動揺検査が行えた16名では，14名が歩行時間の短縮，12名が重心動揺検査における総軌跡長で軽減を認めました。

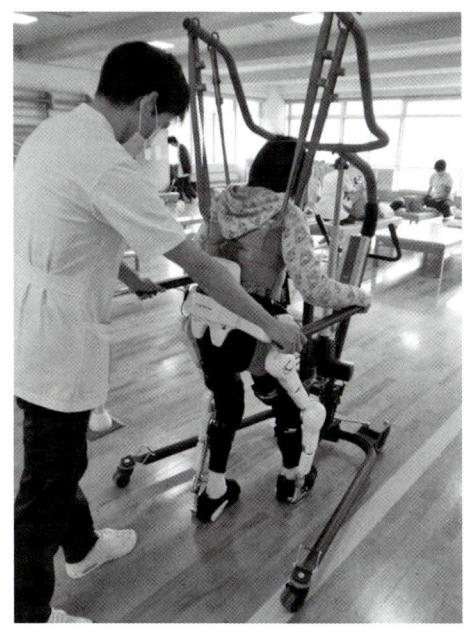

写真5　HAL®とオールインワン

表2　使用後の変化・コメント

歩幅，下肢の挙上が増大した	12名
股関節内外旋，内転位が改善した	7名
膝のロッキングが改善した	3名
下肢の支持性が向上した	4名
HAL®により歩行訓練が導入できた	3名
重たい・歩きにくい	6名
疲れる	3名
足部筋緊張コントロールが難しい	5名

d．今後の HAL® 活用と課題

早期の立位・歩行が推奨されるリハビリテーション医療において，今後更に HAL®使用の早期化を図る必要があると考えています。そのためにも，スタッフの活用技術を高めるとともにプロトコルや操作マニュアルを準備していく予定です。また，三次元動作解析装置，表面筋電計，光トポグラフィーなどを用いて使用前後の効果だけでなく使用中の運動学的，神経学的な客観的評価を実施し，使用効果を検証したいと思います。

[整形外科　針　秀太]

4) 経皮的電気刺激

経皮的電気刺激装置とは脳卒中や脊髄障害などの中枢性運動麻痺の患者さんの手足に装着し末梢の神経・筋肉を刺激して関節を動かす装置で，リハビリで使用することによって関節の可動性亢進，痙縮の予防，局部の血流促進，非活動性の筋萎縮の予防・遅延などの効果が見込まれています。

a．装置の概要

当院では上肢用の NESS H200TM（以下 H200と略）と下肢用の NESS L300TM（以下 L300と略）を使用しています。

H200（写真6）は，5個の刺激電極（内3個は着脱式の装具型）がセットされており前腕・手掌の筋肉上で電気刺激を行い筋肉の収縮を引き起こします。特徴は二つあり，一つは電極装着が一般的な皮膚上への貼りかえ式ではなく，電極の位置が自由に変えられる装具型電極（図1の右側が装具型電極）を使用する方式を採用していることです。装具型電極は本体一つに対して10セット用意され本人専用にするので，初回使用時にきちんと装具の電極の位置決めを行っていれば，2回目以降は本人専用の装具型電極を本体にセットするだけで簡単に最適の位置

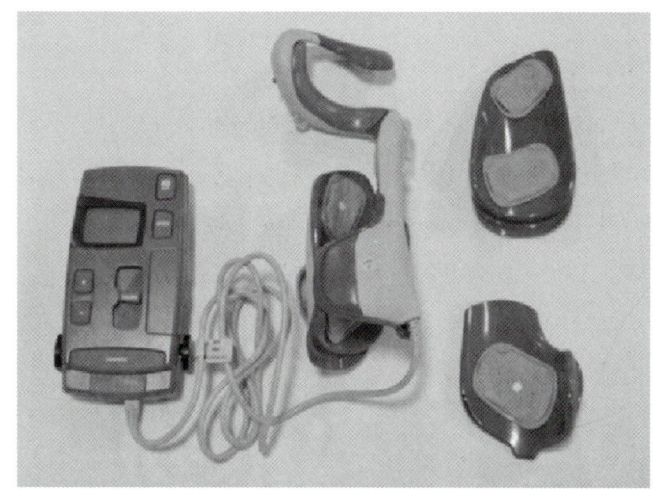

写真6　H200（上肢用）
左より，コントローラ，本体，装具型電極

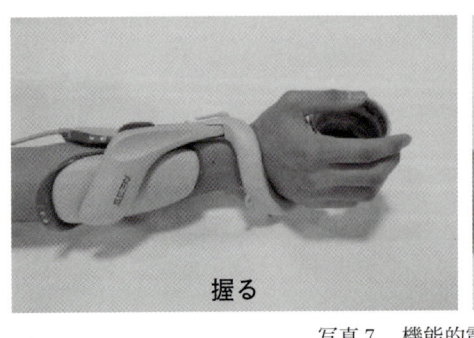

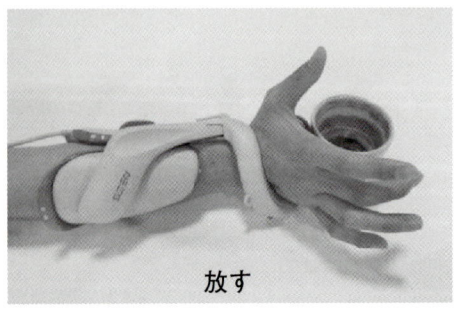

写真7　機能的電気刺激モード（握る／放す）

で刺激ができ，準備時間の大幅な短縮につながっています。もう一つの特徴は単純な手指の屈曲・伸展を行う「治療的電気刺激モード」のみでなく，ものをつかむ・放す動作をプログラムされた「機能的電気刺激モード」が組み込まれており，目的とする動作の習熟を早めることができることです（写真7）。

L300（写真8）は，腓骨神経を膝関節下部で刺激して前脛骨筋を収縮させ足関節を背屈させ尖足の改善をはかるもので（写真9），デザインはコンパクトであり，片麻痺患者でも一人で装着可能です。コントロールユニットが別になっているので軽量です。単純に足関節を動かす「治療的電気刺激モード」のみでなく，足裏センサーと組み合わせて歩行時に使用できる「歩行モード」があり，歩行機能が改善するため行動性と自律性が高められます。

b．電気刺激の適応基準と使用禁忌

基本的には Brunnstrom stage Ⅲ～Ⅳ（上肢は手の指を屈曲・伸展が可能であるが，各指をばらばらに動かせないレベル，下肢は膝と足首の曲げ伸ばしはできるが，別々に動かせないレベル）を適応としていますが，より重度の麻痺の患者でも希望により行っています。使用上禁忌となるのは，感覚障害が強い者，心臓ペースメーカー植え込み者，脳深部刺激などの機械装置植え込み者，金属インプラントを施行している者，刺激部位の皮膚病変・悪性病変が存在する者，刺激肢の骨折・脱臼，妊娠している者などです。

c．電気刺激の治療スケジュール

H200 は一日1回の訓練（グラスプ，ホールド。リリース動作）を約10～20分間行います。L300は装着しての歩行訓練を15～20分行います。両者共に必要に応じて施行前後にストレッチなどの運動を行っています。

d．導入後1年の結果

平成23年9月末に刺激装置を導入して約半年で H200 は20名に施行しました。Brunnstrom stage，STEF などのスケールで客観的に麻痺の改善を認めた者が9名，麻痺の改善はないが痙性が緩和した者が1名，客観的なスケール上の改善はないが柔軟性の向上，可動域の拡大が見られた者が3名でした。L300は16名に導入しました。4名で FIM などのスケールの改善が認められました。その他，歩行速度の向上や足先のひっかかりの減少が4名で認められました。

今後は発病早期を含めた導入時期の検討や他の訓練・技法との組み合わせ効果の検討も行い，症例数を増やしていきたいと思います。

[神経内科　森　敏雄]

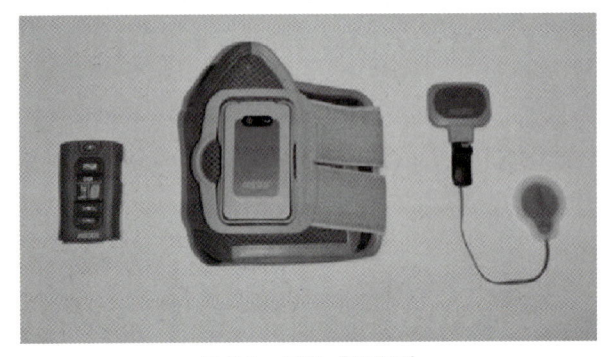

写真8　L300（下肢用）
左より，コントローラ，本体，足裏センサー

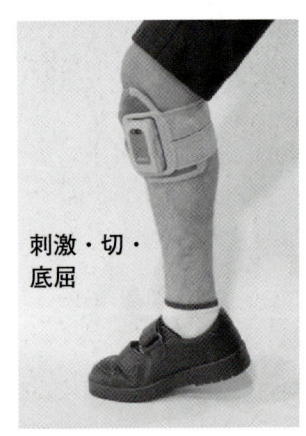

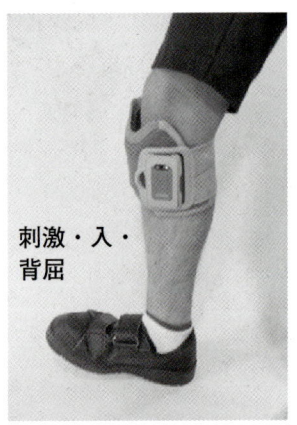

写真9　足関節の背屈（刺激・切・底屈／刺激・入・背屈）

5）磁気刺激

脳卒中（脳出血・脳梗塞）発症後の麻痺は徐々に回復することが多いですが，発症3カ月後には90％の人で回復が頭打ちになると言われています。このように一般的には症状が固定した慢性期でも，反復経頭蓋磁気刺激

（repepitive-Transcranial Magnetic Stimulation；以下 r-TMS と略）により大脳を刺激することで脳の回復力が向上することが最近知られてきました。当院でも経頭蓋磁気刺激装置を導入し使用を始めています。

a. 経頭蓋磁気刺激の歴史

経頭蓋磁気刺激は頭皮上に置いた磁気刺激装置を利用して，ほとんど痛みなく脳内に誘導電流を発生させる装置で，1980年代に中枢神経の運動神経線維の状態を調べるために開発されました。1990年代に入り r-TMS を行うと，刺激強度・刺激頻度・刺激回数を変えることにより大脳皮質機能を興奮させたり，抑制させたりできることが分かってきました。基本的には 1 Hz 以下の低頻度 r-TMS は刺激部位に抑制的に働き，5 Hz 以上の高頻度 r-TMS では興奮性に働くと考えられています。

b. 経頭蓋磁気刺激（TMS）の原理（図2）

TMS のメカニズムは，頭蓋上に浮かして置いた円形のコイルに高圧の電流を流すと，それによりコイル平面より垂直に生ずる磁束が頭蓋骨を通過して大脳皮質に達し，コイルと反対向きの誘導渦電流を発生させ，頭蓋に平行に走行する脳細胞（介在ニューロン）を刺激し，間接的に皮質の運動神経（皮質脊髄ニューロン）を刺激するというものです。重要なのは，磁力が直接神経に影響しているのではなく頭蓋内では電気刺激であるという点です。

c. 脳の左右の関係性

人間の左右の脳は独立しておらず，脳梁という部位で連結しており，互いに抑制しあっていると言われています。脳卒中後には，患側の脳の機能が低下すると反対側（健側）の脳機能が過剰に興奮することも知られています。健側の過剰な興奮状態は，脳の左右を繋ぐ脳梁を通して患側を抑制します。そのため過剰な健側の脳機能の興奮状態を抑制できれば 2 次的に患側の脳機能を興奮させることができることになります。

d. 磁気刺激の安全性

磁気刺激の副作用としてはてんかん，聴力障害，熱傷などが報告されています。当院では日本臨床神経生理学会の「磁気刺激法の安全使用のガイドライン」に沿って施行しています。使用上の禁忌は，てんかんの既往のある人（抗てんかん薬内服中は脳波検査が必要），心臓ペースメーカー，脳深部刺激などの機械装置を体内に埋め込んでいる人，妊娠中，幼児，口以外の頭部金属（コイルに近い金属製の物体は加熱されるために脳動脈クリッピングなど）を入れている人があげられます。

e. 磁気刺激装置（写真10）

当院で使用している磁気刺激を行うコイルと機械本体を示します。この機械にはコイルの冷却装置（中段に水冷装置）がついており，連続刺激が無理なく行えるようになっています。以前，磁気刺激は円形のコイルを使っていましたが，今のコイルは 8 の字型でこの形が交差部で二つの渦電流が重なり合い，強い磁力が得られます。

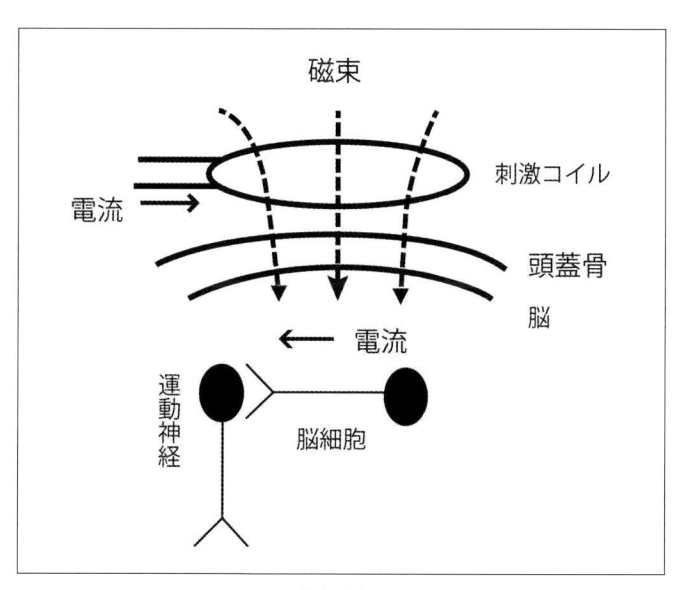

図2　磁気刺激の原理

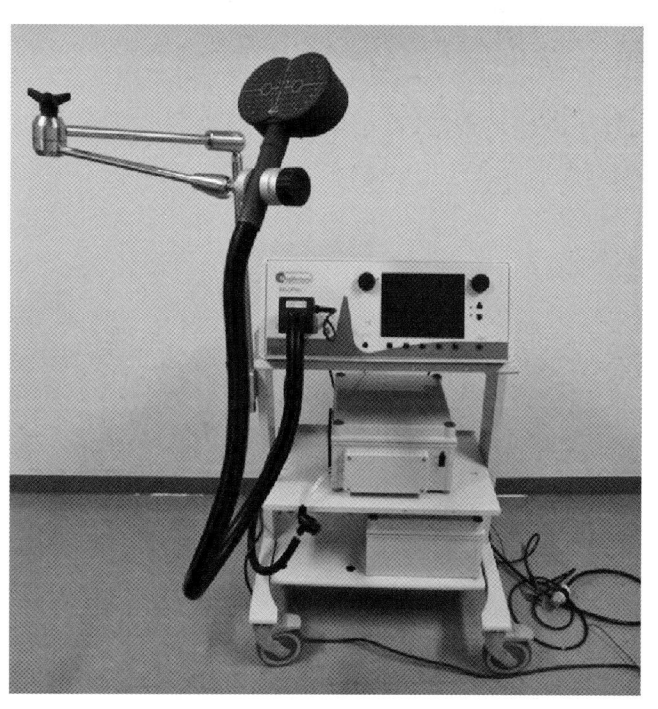

写真10　磁気刺激装置（冷却装置付き）
コードのついた 8 の字型の物が刺激コイル

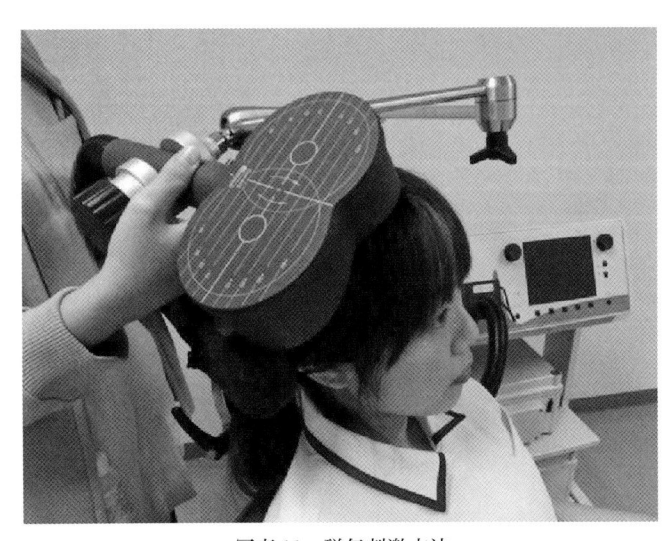

写真11　磁気刺激方法
右運動野への磁気刺激

〈r-TMS の適応基準〉

基本的には上肢の Brunnstrom stage Ⅲ～Ⅳを適応としているが，Ⅲに達さない患者でも希望により行っています。明らかな認知機能障害や両側性障害がある人は適応外としています。

f．TMS を利用したリハビリの実際

患者さんにはリラックスして椅子に座ってもらい，健側（障害側の反対側）の脳にコイルをあて単発刺激を加え（写真11），反対側の手の拇指球筋の収縮がみられる場所（大脳の上肢の運動野）を特定します。その位置で一日1回 1 HZ，1200回の連続刺激を健側に行います。刺激直後に上肢のリハビリを20分間行います。この磁気刺激とリハビリの組み合わせを週5回，3週間で計15回施行します。

g．磁気刺激の効果と今後の抱負

機械を導入してからまだ間がないため，リハビリへの応用はまだ手探りの状態ですが，脳卒中発症後6年で食事中に茶碗を持つことができなかったのが，持てるようになった方や自覚的に指の動かしやすさが改善した方などが出てきています。磁気刺激を使用できる資格を持ったスタッフも徐々に増加しており，脳卒中患者はもちろん，今後はパーキンソン病・小脳変性症など脳卒中以外の疾患にも使用する予定にしています。

［神経内科　森　敏雄］

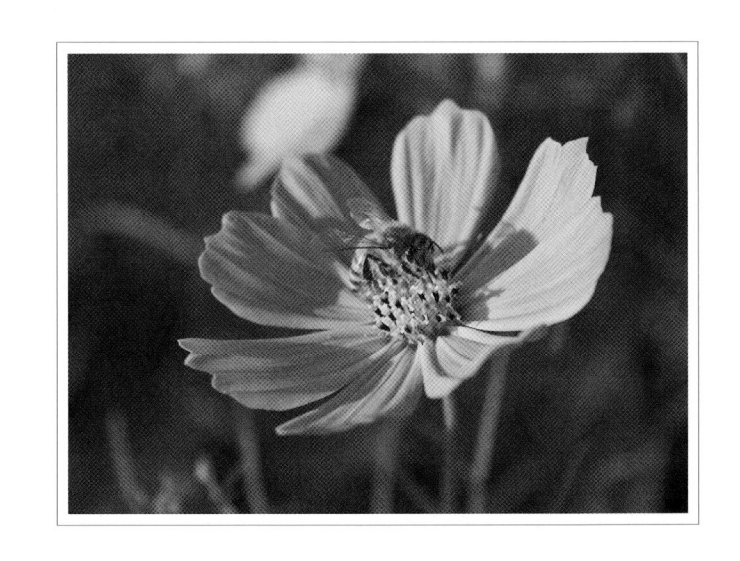

4　湯布院厚生年金病院のこれから

森　照明　院長

1）地域医療機能推進機構へ

　現在，当院は財団法人厚生年金病院事業団に属しており，事業団は独立行政法人年金・健康保険福祉施設整理機構（RFO）に所属しております。

　平成26年4月にはRFOから独立行政法人地域医療機能推進機構（推進機構と略す）に移行することが決定しております。推進機構には全国の年金病院と社会保険病院が合併参入し，合計63施設の大きな病院群が誕生することになります。現在そこに向けてあらゆる準備がされています。

　この推進機構の理念は「地域医療，地域包括ケア連携の『要』として，超高齢社会に於ける地域住民の多様なニーズに応え，人々の生活を支える」とされています。機構全体の使命としては総合医の養成や地域包括ケア実現に向けての積極的寄与等があげられ，個々の病院の使命としては「全国の病院は地域のニーズ，病院の実績・特色を踏まえ，地域における連携を強化し，5疾病5事業，在宅医療，リハビリテーションをはじめ地域住民の多様なニーズに応え，地域医療，地域包括ケアの充実に一層貢献する」とされました。

　当院のこれからの使命はこの推進機構の使命そのものです。特に地域包括ケアへの貢献とリハビリテーションの発展は当院が歩んできた50年の軌跡そのものであり，これからも自信と誇りを持って歩んでゆきたいと考えています。

2）地域包括ケアへの貢献

　地域包括ケアシステムとは「ニーズに応じた住宅が提供されることを基本とした上で，生活上の安全・安心・健康を確保するために，医療や介護のみならず，福祉サービスを含めた様々な生活支援サービスが日常生活の場（日常生活圏域）で適切に提供できるような地域での体制」と定義されており，これは私たち地域リハビリテーションの定義「障害のある人々や高齢者およびその家族が住み慣れたところで，そこに住む人々とともに，一生安全に，いきいきとした生活が送れるよう，医療や保健，福祉及び生活にかかわるあらゆる人々や機関・組織がリハビリテーションの立場から協力し合って行う活動のすべてを言う」とほぼ同じです。目指すところは尊厳を守る地域づくりです。

　従来の医療，介護，生活支援，健診・予防，住まいに関するバリアフリーのシステムをさらに効率的，効果的に構築することはもちろん，当院としてはこれからは特に在宅医療，訪問看護，訪問リハビリテーション，通所リハビリテーション，居宅介護支援事業などにも一層力を入れて展開してゆきたいと考えています。これからも地元はもちろん，さらに広範囲の地域医療と広い視野を持って，地域住民，患者のために貢献したいと考えています。

3）大分県リハビリテーション支援センターの展開

　大分県では平成14年に厚労省が開始した「地域リハビリテーション支援体制整備推進事業」は現在も県の事業として引き継がれ，当院は県リハビリテーション支援センターとして，地域包括ケア研修会や調整者・協力員養成など，活発な活動を展開してきました。さらに県行政や関係各位と緊密な連携をとりながら，今後も大分県の中核として地域リハビリテーションの情報を公開し，医療関係者はもちろん地域包括ケア住民とも情報を共有して，普及と啓もうに努めたいと考えています。

　今後の方針の2大柱としては，これまでに培ってきたネットワークを駆使して，①地域包括ケアの推進と，②災害に対するリハビリテーション支援を重点項目に挙げて進めたいと考えています。

　地域包括ケアの推進では24年度内に「大分県地域包括ケア研究会」を立ち上げ，当院の支援センターが事務局を務め推進したいと考えています。

　一方，災害支援は災害時の生活不活発病や廃用症候群

に対するリハビリテーション支援になります。平成24年7月の大分県の水害では地元の広域支援センターと共に活動いたしました。

4）先進リハビリテーション・ケアセンター湯布院の充実

リハビリテーションを希望される患者さんは脳卒中であれ，整形外科疾患であれ，疾患を問わず，また急性期であれ，回復期であれ，維持期・生活期であれ，時期を問わず常に良くなりたい，機能を回復し社会に参加したいという強い希望をお持ちです。当然の事と思います。私たちが今後目指すのは，まさにこれらの要望にいかに応えるかだと考えています。

そのために平成23年2月に「先進リハビリテーション・ケアセンター湯布院」(先進センターと略す)を開設いたしました。

従来の方法で改善が期待出来なかった患者さんにエビデンスに基づくリハビリテーション治療を実施し，患者さんの治療の向上に貢献したいと考えています。この先進センターの24臨床チームの活動は，患者さんにはもちろんですが，私たち職員にとっても明るい夢と希望をもたらしてくれると確信し，職員一同燃えております。日本に誇れるものを発信してゆきたいと考えています。

5）湯布院厚生年金病院号の発進

私が病院長に就任した平成21年に，患者さんを安心，安全に在宅にお送りするには下図のように，湯布院名物の辻馬車の4輪に擬えて①医療の質の向上，②経営基盤の安定確保，③地域医療に貢献，④職員が安心出来る環境整備　が重要であることを掲げました。

この歩みはゆっくりであっても，確実に将来に向けて前進し続けると考えております。

今後ともなにとぞよろしくお願いいたします。

ありがとうございました。

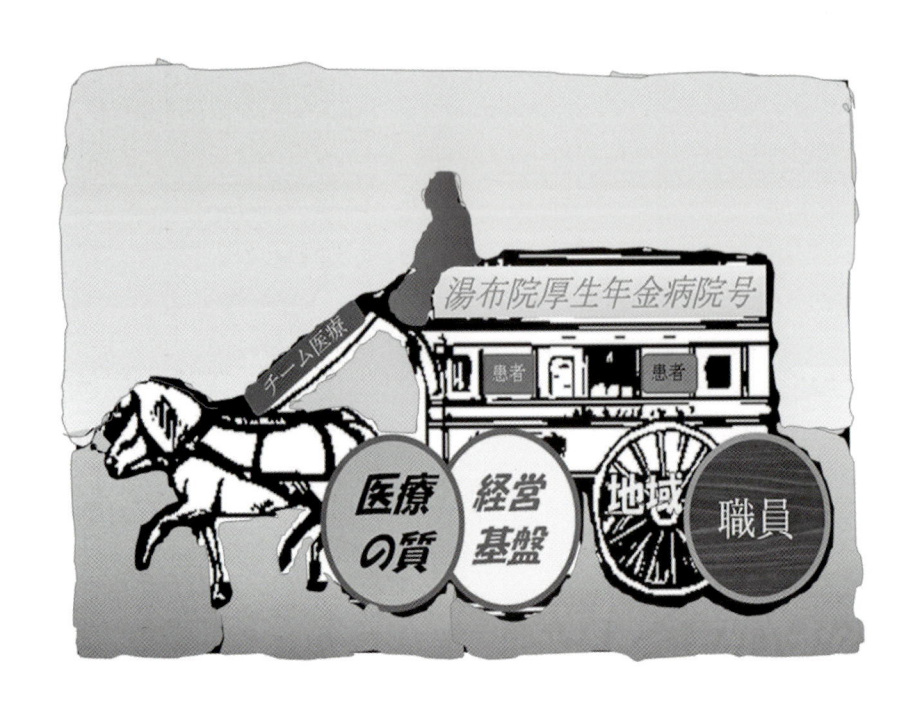

【付表】湯布院厚生年金病院沿革略年表

昭和36年3月	九州厚生年金病院別府分院として発足
昭和37年10月	厚生年金湯布院病院として50床の病院となる
昭和42年3月	34室150床に増床
昭和44年3月	リハビリ訓練棟増設，200床へ増床
昭和46年3月	西病棟竣工300床に増床
昭和47年9月	湯布院厚生年金病院に名称変更
昭和49年3月	教育室増設
昭和52年1月	治療訓練体育館増設
昭和55年3月	治療庭園完成
昭和58年3月	保健学習棟（現在のリハビリテーション・ケアセンター）増設
平成6年3月	東病棟増築工事完工
平成11年3月	リハビリ棟竣工，訓練プール増改築
平成12年3月	通所リハビリテーション開設
平成12年5月	東3階病棟回復期病棟新設
平成13年8月	居宅介護支援センター開設
平成14年2月	東4階病棟回復期病棟開設
平成14年7月	297病床に病床数変更
平成14年8月	日本医療機能評価機構認定
平成15年3月	大分県リハビリテーション支援センターに指定
平成16年4月	訪問リハビリテーション開設
平成16年11月	訪問看護開設
平成17年10月	亜急性病床11床開設
平成17年10月	保健文化賞受賞
平成18年6月	291床へ病床数変更。東2病棟回復期病棟開設（回復期4病棟となる）
平成18年7月	日本医療機能評価機構，リハ付加機能認定
平成19年10月	健康増進センター「げんき」開設
平成22年2月	電子カルテ全面導入
平成22年9月	光トポグラフィー装置導入
平成22年10月	療養病床48床，一般病床243床に変更（回復期3病棟180床となる）
平成22年12月	亜急性病床24床に増床
平成23年2月	先進リハビリテーション・ケアセンター湯布院開設
平成23年6月	療養病床60床，一般病床231床（亜急性病床40床）に変更
平成23年7月	亜急性病床60床に増床

おわりに

学術委員長　大隈和喜

　湯布院厚生年金病院は昭和37年にリハビリテーションのための病院として，当時はまだ山間の温泉秘境であった湯布院の地に誕生しました。まだリハビリテーションの概念すら世上に周知されていない時期に，交通の便も今ほど良くない場所に忽然と現れた病院でしたので，開院当初は患者数も少なかったと聞いています。

　しかし，その後の年月の中で，リハビリテーション病院として湯布院厚生年金病院の名は少しずつ患者さんの中に知られるようになっていったと思います。多くのリハビリテーション病院が，戦傷者の治療から始まった経緯を背負って整形外科疾患中心に発足してきたのに対し，当院では最初から脳卒中後遺症のリハビリテーションを取り上げてきたのも特徴と言えましょう。

　初代壇昌徳院長，2代桑原寛院長のもとで，患者さんに寄りそい，いつも笑顔で真心こめてという病院の気風が培われてきました。医師も看護師もリハ療法士も家族のように心を寄せ合い，患者さんの笑顔の絶えない病院づくりに励んでいました。当時は，回復期・維持期の区別もなく，入院期間の設定も現在と比較すると緩やかだったので，患者さんにとって居心地の良い病院であった半面，急性期病院から見ると名声は聞くけれどなかなか入院できない病院として有名でした。

　ところが3代目の有田眞院長の時代，平成12年に本邦でもついにリハビリテーションが在宅復帰のための重要な医療の要素と認知されることになり，回復期リハ病棟の概念のもと成果主義のリハへの転換を迫られることになりました。これまで優しさや思いやりではひけを取らなかった一方，のんびりと穏やかに患者さんたちと過ごしてきた当院職員にとって，回復期リハ病棟設立の開始は同じリハ病院とは思えないほど激しく"闘うリハ時代"の幕開けとなりました。

　本書は，その回復期リハ病棟が始まって10周年を迎え，老舗のリハ病院のメンツにかけて行ってきた県リハ指導も一段落ついて，県下に回復期リハ病院が拡充したのを見届けたのを契機に，当院学術委員会が主体となって企画したものです。診療報酬によるincentiveに従わざるを得ない経済状況もありましたが，これまで積み上げてきたリハマインドから，その意図を最大限患者さんの回復に活かすため，各部署の職員たち各々が最大の努力を積み重ねていきました。

　リハビリテーションはチーム医療のモデルと言われますが，本書は目的に沿ってチーム医療をいかに効果的かつ安全に行えるか，当院の努力の軌跡です。大発見もコロンブスの卵も記述されていないかもしれませんが，各々の職種が理想の回復期リハ病棟作りに向けてどんな工夫や仕組み作りを積み重ねてきたのか，ご一読願えば幸甚です。

　最後になりましたが，当院回復期リハビリテーション病棟の設立や県リハビリテーション支援センターの発展に尽力なさいました前リハビリテーション部長衛藤宏先生に篤く御礼申し上げます。

　　平成24年　初秋

■湯布院厚生年金病院 学術委員 （50音順）

麻生真紀子	安部寿美
梅尾さやか	江口志穂
大隈和喜	大隈まり
大久保通子	大野加代子
柿山原みつよ	河野寿々代
河野大吾	黒瀬一郎
佐藤 史	志賀 徹
外山 稔	羽坂雄介
日隈武治	日野幸子
日和慶二	福永 充
福山晶子	牧野秀昭
松尾美穂	割石高史

回復期リハビリテーションへの挑戦
よりよいチーム医療と質の向上をめざして

2012年10月21日　初版発行

編　集　　湯布院厚生年金病院 学術委員会
カット写真撮影　麻生孝義
発　行　　湯布院厚生年金病院
　　　　　由布市湯布院町川南 252-1
　　　　　電話 0977 (84) 3171
制作・発売　合同会社花乱社
　　　　　福岡市中央区舞鶴 1-6-13-405
　　　　　電話 092 (781) 7550　FAX 092 (781) 7555
印刷・製本　有限会社九州コンピュータ印刷
ISBN978-4-905327-21-9